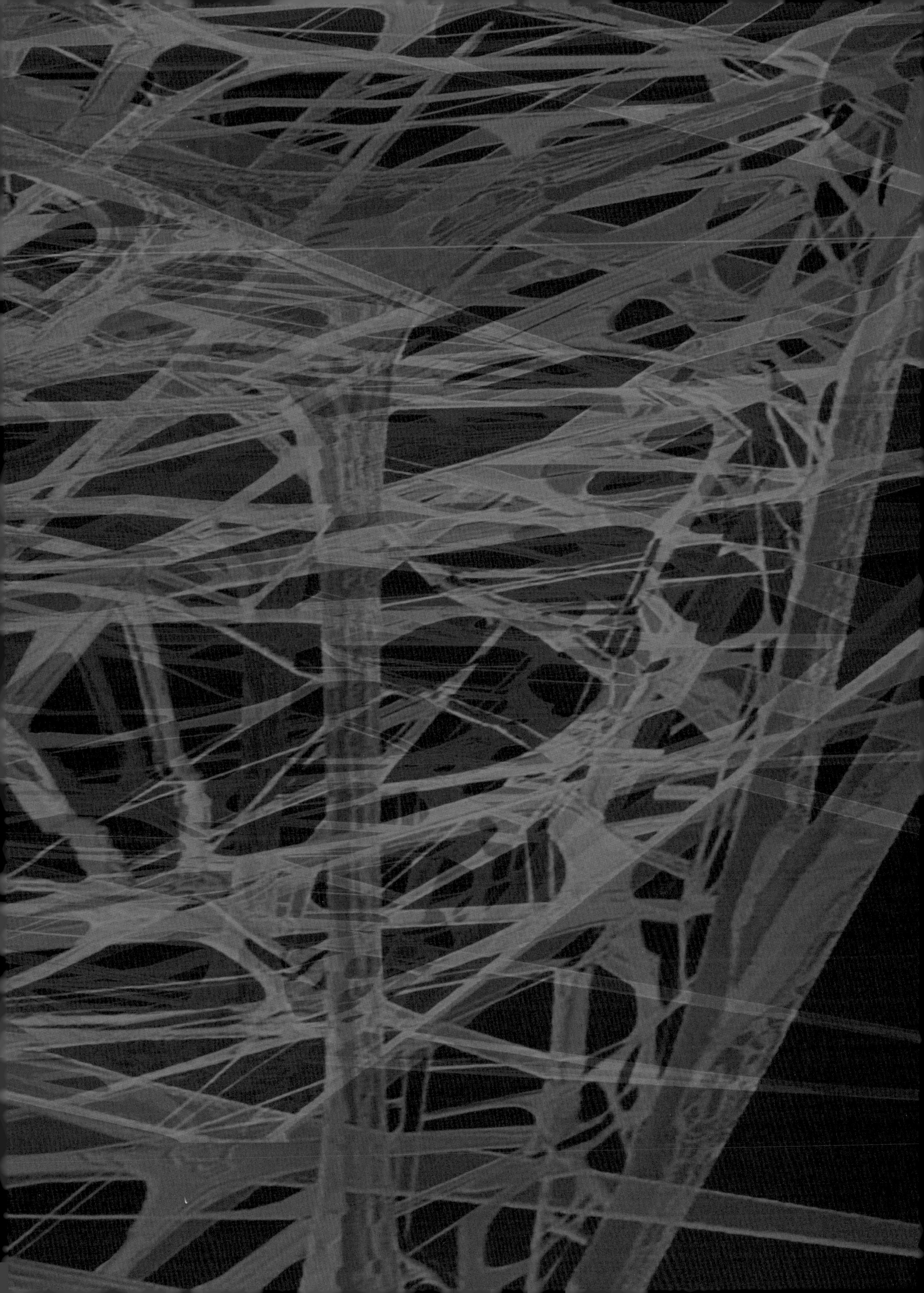

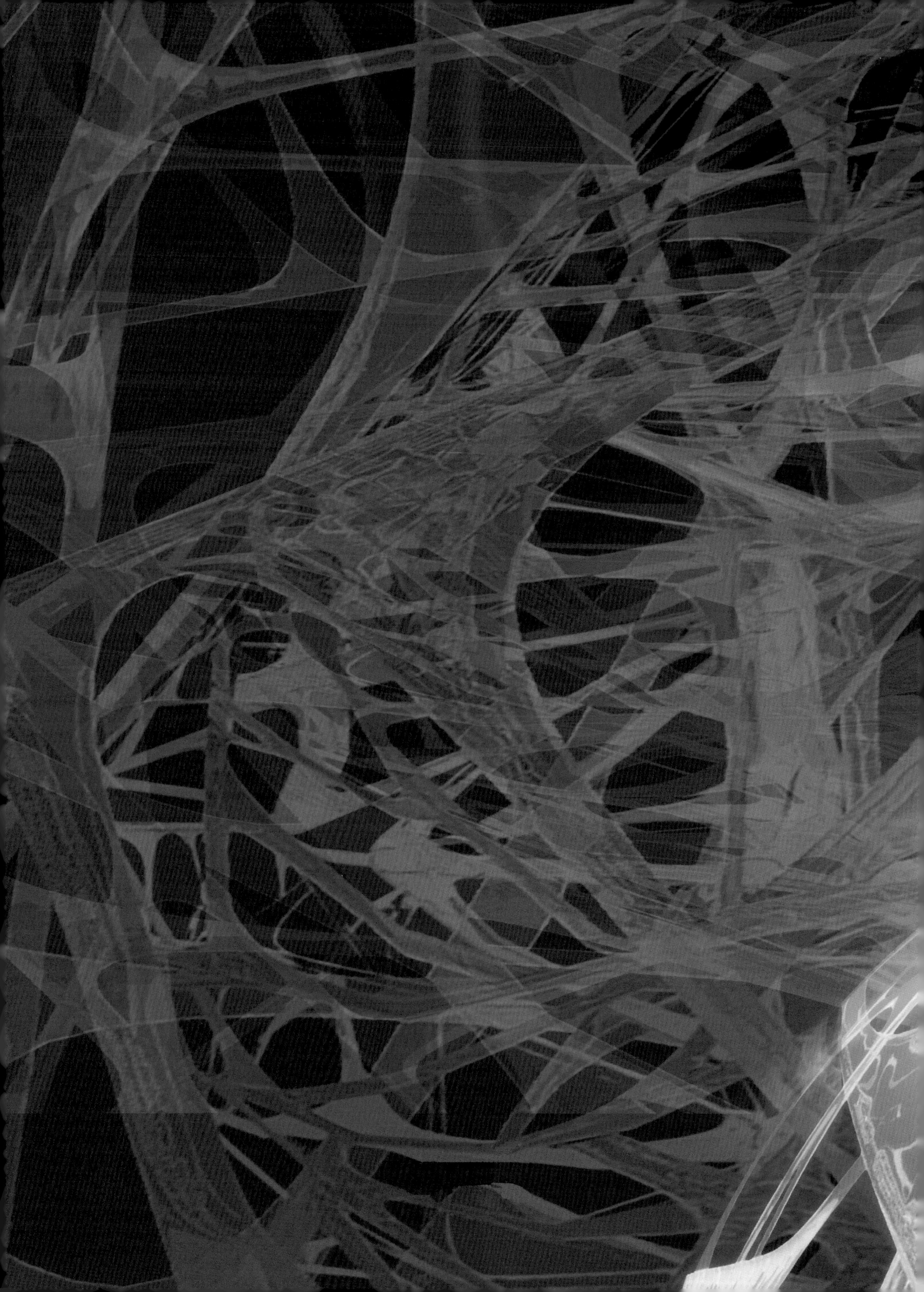

인간의 살아있는 근막의 구조

ARCHITECTURE OF HUMAN LIVING FASCIA

내시경을 통해서 밝혀진 세포외기질과 세포

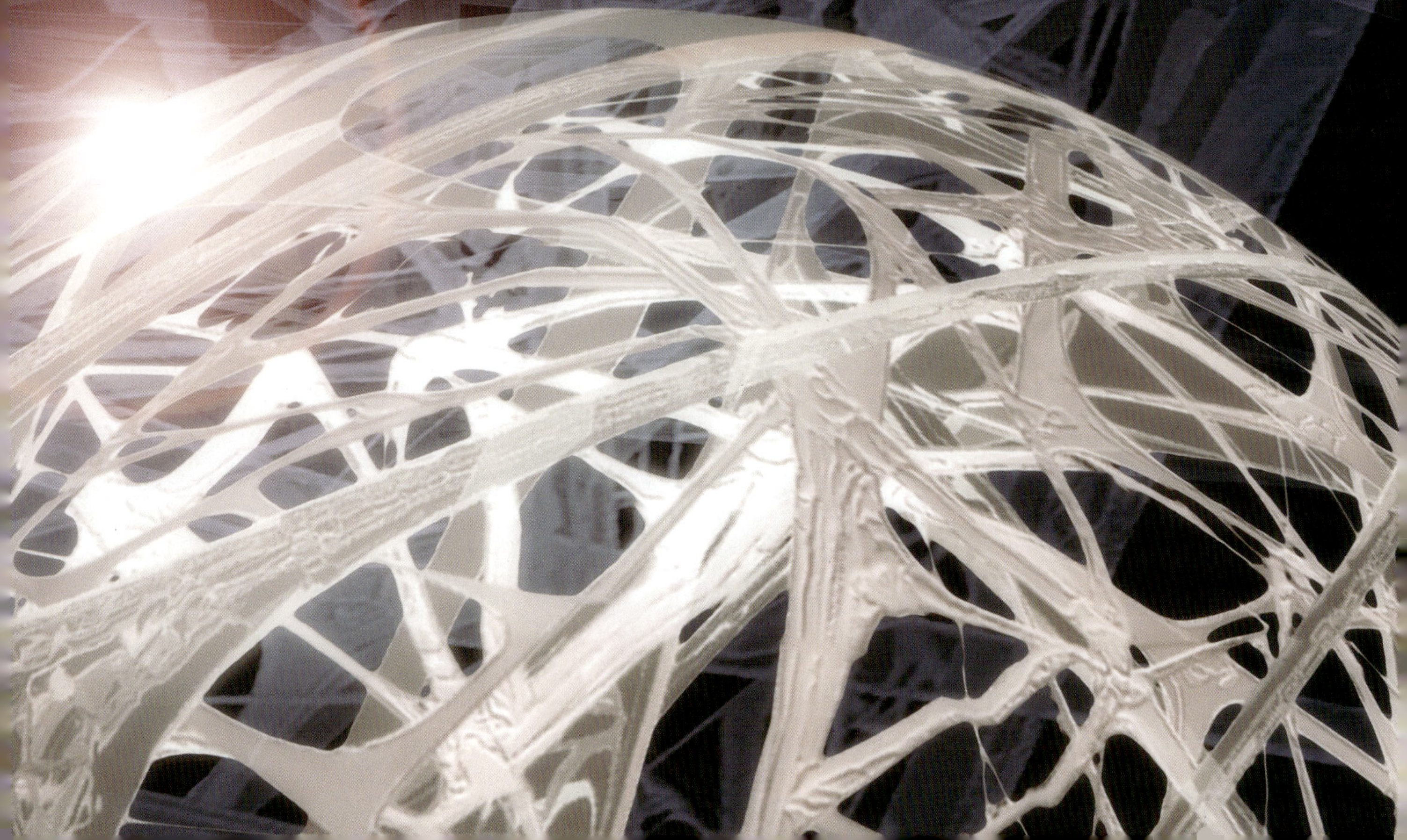

헌 사

이 연구 동안 내게 영감을 불어넣어준

Harold Kleinert, Claude Verdan 그리고

AJM Goumain의 고마움을 기억하며…

인간의 살아있는 근막의 구조

ARCHITECTURE OF HUMAN LIVING FASCIA

내시경을 통해서 밝혀진 세포외기질과 세포

정 형 국 외 옮김

Jean-Claude GUIMBERTEAU MD

외과의사, Bordeaux, France

외과의사 프랑스 학회의 정회원

성형 및 재건 수술의 프랑스 학회의 2012년도 회장

Aquitany 줄기세포 임상 및 외과 그룹의 회장

Colin ARMSTRONG DO

정골의학 치료사, Grans, 프랑스

서문

Thomas W FINDLEY

미국 뉴저지의 뉴저지 의과대학 물리의학, 교수

Adalbert I KAPANDJI 외과의사, Longjumeau 프랑스;

프랑스 수부외과의사 학회의 전임 회장

영 문 출 판 사

■ **옮긴이**(가나다 순)

고재옥 서울과학기술대학교 스포츠과학과 교수
김항진 MPI 모던필라테스 대표
김효철 원광디지털대학교 한방미용예술학과 교수
성기석 한국선수트레이너협회 이사장
어은실 우송대학교 스포츠재활학과 교수
엄기매 여주대학교 물리치료과 교수
정찬호 뽀빠이 정형외과 체형연구소 소장
정형국 안산대학교 물리치료과 교수

Architecture of Human Living Fascia
by Jean-Claude Guimberteau & Colin Armstrong

The Original English language work has been published by:
Handspring Publishing Limited
Pencaitland, EH34 5EY, United Kingdom

인간의 살아있는 근막의 구조

– 내시경을 통해서 밝혀진 세포외기질과 세포 –

2018년 5월 21일 초판 인쇄
2018년 5월 28일 초판 발행

지은이 : Jean-Claude Guimberteau & Colin Armstrong
역 자 : 정 형 국 외
발행인 : 박 병 조
발행처 : 도서출판 영문출판사
등 록 : 1987년 12월 21일 제2-419호
주 소 : 서울시 강남구 삼성동 69-1
전 화 : (02) 514-5590, 776-5590
팩 스 : (02) 756-8943
E-mail : yeongmunsa@empal.com
홈페이지 : www.ymsbook.net
정 가 : 35,000원
ISBN 978-89-7224-429-5 98510

※ 파본은 교환해 드립니다.

목 차

목 차

서문

2007년도의 첫 국제 근막연구 학술대회에서 Dr. Guimberteau를 소개할 수 있었던 것은 내게 영광이었다. 그가 내게 자신의 첫 DVD인 *피부 아래의 산책(strolling under the skin)*의 복사본을 보내주었을 때부터 이것을 계획했다. 영상을 시청한 후, 나와 기획위원회의 다른 임원들은 '모든 일을 중단한' 순간을 갖게 되었다. 우리는 그것을 보여주어야 할 시간을 찾아야 했으며, 이미 꽉 찬 일정은 더 넘쳐나게 되었다. 그때 이래로 그는, 자신이 내시경 수술 중 시행했던 살아있는 조직의 확대 모습이 가능한 수백 가지 비디오 기록을 기반으로, 매번의 근막연구 학술대회에서 새로운 시각적 정보를 발표했다.

수지부 외과의사로서, Dr. Guimberteau는 활주작용의 유지와 회복, 흉터조직을 조절하기 그리고 근육 근력을 유도하거나 방향을 바꿔주기 등이 좋은 결과를 위해서 절대적인 것임을 알았다. 지난 40년이 넘게 그는 새로운 수술 기법의 설명서를 규칙적으로 출간했왔다. 발달하는 수술 및 영상의 기술과 함께, 그는 수술을 하면서 동작하는 조직들을 관찰할 수 있게 되었다. 그는 힘줄이 이어짐이 없는 관이나 껍질로 주행하는 그저 밧줄같은 것이 아니며, 그보다 수 센티미터나 그 이상의 활주작용을 허용하는 힘줄들 사이의 특수한 연결이 있다는 것을 이해했다. 그는 자신의 동료들에게 단순한 힘줄 이식이 힘줄과 힘줄 껍질 모두의 이식만치 효과적이지 않다는 것을 알려주었다. 우리가 자신의 손가락을 굽히면서 우리의 힘줄이 손가락이나 아래팔의 피부바깥으로 튀어나오지 않기 때문에 손바닥에서 가장 큰 움직임은 반드시 양쪽 말단부에서는 제로(0)가 되어야 한다. 어떠한 형태의 구조가 여전히 연결을 유지한 채 매우 가변적인 동작을 허용할 수 있는가? 그가 수술 중 조직을 살펴보면서, 그는 그 조직 안에서 필요한 동작의 크기만큼 변화하는 것으로 보이는 이러한 구조들에서 차이에 주목했다. 이렇게 빈틈없는 임상적인 관찰은 그가 **미세공포성 콜라겐의 충격흡수체계**(Microvacuolar collagenic absorbing system)이라고 명명한 활주작용 시스템을 설명하도록 이끌었다.

이 책에서, Dr. Guimberteau는 수지외과의로서 자신의 직접적인 조직의 관찰을 인간 신체의 훨씬 커다란 내용으로 바꿔놓았다. 그의 내시경 관찰은 수술의 위치까지 도중에 거쳐 간 그러한 조직들을 포함한다. 상피, 진피, 내피, 얕은근막, 피부밑조직, 깊은근막, 근육, 힘줄, 뼈막 그리고 뼈, 신경, 혈관 그리고 흉터조직은 그러한 경로에서 만났다. 깊이 살펴보았을 때, 그는 이러한 활주하는 구조가 힘줄껍질 이외의 신체의 많은 다른 부분에서도 보인다는 것을 알게 되었다. 외과의사는 자신들의 일상적인 경험에서 우리의 몸이 현미경적인 부분으로 해체되지 않은 하나의 연속적인 구조물이라는 것을 알고 있다. Dr. Guimberteau는 이러한 연속성이 전면에서 후면까지 그리고 한쪽 측면에서 반대편 측면까지 어깨를 맞대고 이어져있는(보다 정확하게는, 인테그린에서 인테그린까지) 세포들에 의하여 제공된 것이 아니라는 것을 그 보다 세포외부의 섬유들이 그 간격을 메운다는 것을 지적한다. 이러한 섬유들은 단지 개별적인 세포들을 이어줄 뿐만 아니라 고정된 2차원적인 해부학 슬라이드에서 보다는 Dr. Guimberteau에 의하여 제공된 생생한 내시경 기법에 의하여 너무도 잘 알 수 있는 세포외부의 삼차원적인 공간도 형성한다.

근막의 해부학자인 Jaap van der Wal이 2009년의 근막연구 학술대회에서 지적했던 것처럼, 해부학에 대한 우리의 이해는 우리의 관념적인 지식에 의하여 제한된다. 그는

서문

거의 모든 해부학 교재에서 나열돼 있는 하나의 관절에서 근육과 인대 사이의 제안된 분리의 예를 이용하며; 이것은 죽어있는 조직에서 해부학자의 칼질의 산물에 지나지 않으며, 살아 있는 해부학적 상황을 전혀 반영하지 못한다. 사실 관절각도가 달라지면서 그 관절의 어느 쪽에든 존재하는 뼈가 서로 가깝게 또는 멀어지게 움직이면서 인대도 반드시 길이를 변화시켜야 하기 때문에, 이것은 생리학적으로 불가능하다. 근막-보존의 절개기법에서 세밀한 관찰로, van der Wal은 인대와 근육이 팔꿈치관절 주위에서 단일한 복합체로 융합된다는 것을 관찰했다.

나는 많은 해부학 실습을 경험했지만, 각별히 이러한 섬유들이 한정되는 그 공간 안에서 연속적인 변화와 함께 움직이고, 갈라지고 또 교차하는 섬유들을 보여주는 그의 비디오 영상의 역동적인 특성에서, 나는 여전히 Guimberteau의 아름다운 사진들을 이해하기에 어려움을 겪는다. 나의 해부학적으로 옳은 두뇌에서 이러한 구조들이 우리의 눈 앞에서 변화할 수 있다는 주장에 여전히 저항하고 있다. 그렇지만 형태의 변화는 우리의 몸의 여러 부분들 안에서 선천적이다. Dr. Alan Grodzinsky는 2007년의 근막연구 학술대회에서 연골이 너무도 젖병 세척솔과 비슷해 보이는 아그리칸(aggrecan)을 담고 있다는 것을 보여주었다. 이것은 세포로부터 조각으로 추출될 수 있을 뿐이며 그 자체를 세포의 외부에서 자체의 최종 모습으로 조립되어야 한다. 그 강좌에 이어서, Dr. Frederick Grinnell은 섬유모세포가 수상돌기로부터(긴팔들을 보유한 원형) 층판(다면체의, Dr. Guimberteau에 의하여 보여진 세포외부의 모양에 매우 유사한)까지 모양을 바꾸는 방법을 보여주었다. Dr. Helene Langevin은 모양의 이러한 변화가 조직 늘리기 또는 침바늘의 회전에 의하여 촉발될 수 있는 방법을 보여주었다.

그러므로 그것들이 형성된 것처럼 단백질과 기타 생물학적 분자들에서 모양 변화가 예상된다면, 그리고 세포주변의 힘에 따라서 모양을 변화시킨다면, 그때 어째서 세포외기질은 반드시 고정적이어야 하는가? 세포외기질이 상처치유 도중에 처음의 조직재형성에서 그것의 최종적인 형태로 변화한다는 것은 쉽게 받아들여진다. 나는 2012년 근막연구 학술대회에서 Dr. Rolf Reed의 강좌를 청취했으며, 거기에서 그는 급성손상 후 부어오름이 능동적인 과정이라는 것을 보여주었다. 정상적인 상황에서 세포외기질 안에서 수분 흡수의 단백질은 섬유에 의하여 둘러싸이며 팽창하지 못한다. 손상에서 이러한 섬유는 이완하며, 모세혈관으로부터 그 조직으로 수분 흐름은 몇분 내에 100배나 증가할 수 있다. 그렇지만 내 두뇌는 여전히 이러한 섬유들이 우리의 정상적인 활동을 통해서 수축하며 길어질 것이라는 그러한 착상에 저항한다. 결국 나는 해부학을 사체와 책으로만 배웠던 것이며 내가 공부할 때 그 어느 것도 움직이지 않았던 것이다!

Dr. Guimberteau가 수년의 임상과 연구에서 모아온 그 지식을 공유한 것처럼, 나는 열린 마음으로 이어질 페이지들을 설득하도록 임상치료사와 과학자 모두를 초대한다. 그가 다음 내용을 다루는 여러 장들로 독자들을 이끌어가므로, 오랜 시간의 연구와 착상은 분명해진다: 조직 연속성, 미세섬유 구조의 특수한 형태; 가동성과 적응성; 세포와 미세섬유의 구조 사이의 연관성; 공간상의 배열; 그리고 흉터, 염증, 그리고 도수치료에 대한 반응을 포함한 기타의 특수한 측면들; 그리고 '구조형성의' 조직으로서 근막의 개념. 담겨있는 사진과 비디오를 보는 것은 쉽겠지만, 이것을 읽어내는 것은 쉽지 않으며, 이것이 전통적인 의학에서 다루지 않았던 소재이기 때문이다. 그렇지만 다른 사람들이 여기서 제기된 그 착상을 탐구하도록 찾아갈 것이므로, Dr. Guimberteau의 발견은 미래의 임상적 및 과학적 진보를 야기할 것이다. 외과의가 저술할 책중 이와같은 역작은 출간되리라 생각하지 않는다.

Thomas Findley
Newark, New Jersey
June 2015

서문

나의 벗인 Jean-Claude Guimberteau가 저술한 이 책 -*살아있는 근막의 구조(The Architecture of Living Fascia)*-의 서문을 쓰도록 초대되어서 기쁘고 참으로 영광스럽고, 그가 다음의 뛰어난 착상으로 "결합조직"을 살펴보는 우리의 방식을 전환시켜 주었기에 더욱 그러하다: 고배율로 확대가 가능한 고화질 카메라를 갖춘 내시경을 사용해서 피부밑조직을 탐색하기. 이러한 매우 간단한 접근법을 사용해서 그가 발견했던 것을 보는 것은 진정한 경이로움이었다. 물론 그는 처음에 자신의 통상적인 외과적 수술과정으로 이러한 탐색의 방법을 통합해야 했다. 이어서 그가 이러한 방법에 익숙해진 후, 완전하게 새로운, 여태까지 볼 수 없었던 살아있는 조직의 구조와 기능을 발견하는 그 놀라운 즐거움과 기쁨을 누렸다. 우리는 먼저 이 책의 사진들을 살펴볼 시간을 가져야하며 이어서 이렇게 경이로운 책을 읽어가야 한다. 나는 우리가 오로지 이 책이 담고 있는 그 사진과 설명의 수와 아름다움에 경탄할 수 있기 때문에 '경이롭다'고 말한다. Jean-Claude Guimberteau의 핵심적인 발견은 "미리-긴장된 그물망"으로서 결합조직의 구조이며, 이것은 장기들 사이에서 탄력적인 연결이라는 자체의 역할을 완벽하게 설명한다. 이러한 탄력성은 압력을 받는 액체를 담고 있는 다각형의 미세공포들로 "해부학적 공간을 채우고 있는" 것에서 기인한다. 이것은 역학적인 제약이 사라지자마자 구조물들이 자체의 초기 형태로 복귀하는 것이 가능한 방법을 설명한다. 이것은 또 다른 새로운 과학인 장력통합성의 관찰가능한 증거이며, 장력통합성은 많은 자연적인 구조들에서 보이며, 또한 강화된 콘크리트와 같은 인간이 만든 구조물에서도 보인다. 이러한 그물망 안에서 섬유들의 구조는 우리가 그 안에서 움직이는 기포를 볼 수 있는 작은 관인 것으로 보인다. 이러한 그물망의 구성을 위해서 이것은 "프랙탈"이며 카오스 상태인 듯 보이지만, 사실 진정한 카오스와는 다르게 완벽하게 구조를 갖추고 있다.

결합조직은 우리의 육체의 껍질 내부에서 작용하는 커다란 초-사회인 우리 신체의 "위대한 통합자(greater unifier)"이다. 이것은 우리의 장기들 사이에서 유연하고 탄력적인 연결을 확립하며, 상이하고 모순된 형태들 사이에서 공간을 채워준다. 흉터조직이 결합조직을 대체하기 때문에, 그것들의 수술적인 절개는 비극이다. 각별하게 힘줄같은, 우리의 가장 섬세한 해부학적 구조물 안에서 생명을 유지하는 모세혈관을 "정렬하고" 지지하는 것은 바로 이러한 결합조직이다. 그것을 통해서 신경혈관의 다발이 지나가며, 각별히 뇌와 같이 커다란 장기와 사지를 위한 전략적인 받침을 제공한다. Jean-Claude Guimberteau의 발견에 따르면, 힘줄을 둘러싸는 "활주하는 구조"의 형성을 설명하는 것은 바로 이러한 조직이다. 결합조직의 지금까지 알려지지 않은 역할은 우리 유기체에 통합성을 부여하는 것이다. 이전에 무시된, 내가 경멸적으로 말하기도 했던, 결합조직의 그 역할은 새로운 중요성을 보유하며, Jean-Claude Guimberteau의 연구에서 생긴 새로운 개념에 감사한다. 피하의 결합조직에서 그 탄력성은 우리 신체의 껍질인 표피가 한 벌의 피부로 우리를 덮어주도록 그리고 우리와 외부 세계 사이에서 경계면을 확정함을 가능케 한다. 우리 해부학의 덩어리들을 잘 펴줌에 의하여, 그리고 그 파인 곳을 메워줌에 의하여, 결합조직은 각별히 여성에게서 인간 존재의 아름다움에서 필수적인 미용적인 역할도 수행한다. 예를 들어, 심각한 손상의 결과로서 결합조직이 완전하게 사라질 때인, 결합조직이 부족할 때 이러한 미용적인 역할의 중요성은 분명해진다. 이것이 없다면 미술과 조각상에서도 아무런 아름다움이 없을 것이다. 결합조직은 바로 *생명*이며; 유연하고 팽팽한 피부는 생명력과 젊음의 상징이며, 그것의 건강한 기능을 위해서 내재한 결합조직에 의존한다.

Christopher Columbus는 우리를 새로운 대륙으로 안내했다. Jean-Claude Guimb-erteau는 결합조직 안에서 *신세계*를 발견했다.… 나는 여러분들에게 그의 새로운 책과 함께, 마치 교향곡과 같은 이곳을 탐험해보도록 초대한다.

Adalbert I. Kapandji
프랑스 파리에서
2015년 6월에

역자 서문

우리가 그동안 진실이라고 생각했던 많은 사실들이 과학의 발달을 통해서 입증과 반증을 통해서 격변의 시기를 거치는, 과학문명이 만개한, 인간의 발자취가 태양계를 넘어서 은하로, 은하를 넘어서는 광대한 우주로 나아가는 시대에 살고 있습니다.

그렇지만 아직 우리는 자신의 몸을 잘 모릅니다. 많은 사실들이 입증되고, 유전자가 모두 해독돼서 유전자 지도가 만들어졌으며, 과거의 어느 시기보다도 의학의 발달이 인체의 거의 모든 것들을 이해하는 시대가 도래했음에도, 여전히 우리는 시행한 치료의 행위에 따른 당연한 결과보다는 알 수 없는 변수를 동반하는 결과를 목격하곤 합니다.

여기서 저자는 이 책에서 생체역학의 기본적인 전제에 대하여 의문을 던집니다. 뉴턴의 선형적인 생체역학에 따르지 않는 가변적인 인체를, 살아있는 사람의 생생한 근막 구조를 내시경이라는 현대과학의 힘을 빌어서 우리의 눈앞에 생생하게, 경이적으로 보여줍니다.

그리고 묻습니다. 지금까지의 생체역학으로 이것을 설명할 수 있는가?라고.

그래서 전 세계의 모든 도수치료사들은 몇 차례의 근막학술대회를 열었습니다. 그리고 저자가 던진 의문에 대한 답을 함께 찾아보았습니다. 생체장력통합성(Biotensegrity)이란 이론, 세포골격(Cytoskeleton), 프랙탈, 카오스…

최근에 도수치료의 영역에서 근막에 대한 관심이 최고조에 도달하고 있으며, 카이로프락터, 정골의사, 마사지 치료사, 필라테스, 헬스, 요가 등 도수치료와 거의 모든 운동의 영역에서 기존의 방법에 대하여 새로운 시각에서 살펴봅니다. 바로 그 바탕에 Guimberteau의 경이적인 저서인 "인간의 살아있는 근막의 구조(Architecture of Human Living Fascia)"가 자리합니다.

번역을 하면서 개인적으로 충분하지 못한 지식에서 많은 참고서를 통해 이해하려고 노력하며 저자의 입장에서 서술하려고 노력했으며, 혹시라도 원서를 참조할 독자를 위해서 최대한 원서에 일치하는 순서를 지키고자 노력했습니다.

부족한 번역이지만 개인적으로 느낀 감동이 전해질 수 있기를 바랍니다.

역자 대표 정 형 국

머리말

Jean-Claude Guimberteau

이 책은 20년이란 시간의, 1000건이 넘는 수술과정 중 시행된 조직 내부의 내시경 연구의 완성작이다. 이것은 여러 장기들을 체계적으로 묘사하는 통상적인 해부학 교재가 아니며; 그런 책들을 셀 수 없이 많다. 그보다 이 책은 미세섬유의 그물망이 전신에 걸쳐서 퍼져있는 방식을 보여주는 살아있는 조직의 미세해부학적 구조와 구성의 차별화된 모습을 담았다.

나는 이것을 널리 공유하고자 적었다.

- 먼저, 외과의사로 나의 역할 중 인간조직을 살펴보는 동안 나 자신이 관찰한 그 영상의 아름다움을 공유하고자 한다. 비록 내가 수년 동안 이러한 조직들을 다뤄왔을지라도, 나는 내가 지켜보고 있었던 것을 진정으로 보지 못했다. 살아있는 조직으로 향한 이러한 여정은 새로운 비디오와 전자 기술력에 의하여 가능해졌다. 나는 다른 이들도 드러난 그 색감, 모양 그리고 형태를 살펴보길 그리고 그들의 몸의 구성과 자연의 아름다움을 감상하길 원한다.
- 나는 또한 인간 신체의 이러한 새롭게 알려진 지식과 그것이 기능하는 방식도 공유하길 원한다. 우리의 학구적인 동료들은 붉은 개미나 갈라파고스 이구아나와 같은 다른 살아있는 유기체의 습관들을 지극히 상세하게 연구했다. 그들은 그러한 창조물에 관한 엄청난 지식도 함께 수집했지만, 그들은 아직 인간 신체가 기능하는 방식에 관하여 거의 알지 못한다. 나는 이러한 지식을 널리 퍼뜨려서 모든 사람들이 그것에서 이로울 수 있으며 새로운 관점에서부터 그들 자신의 몸을 더 잘 이해하길 원한다.
- 그 미세섬유의 그물망은 전체 조직 연속성의 한 가지이다. 이러한 중대한 관찰을 이해하는 것은 우리가 자신의 몸을 하나의 부서지기 쉽지만 적응을 위한 끈질긴 가능성을 보유한 요소들로 구성된 고유한, 삼차원적인 구조를 보유한 '전체적인' 구조로서 바라보는 것을 가능하게 만든다. 이것은 모든 살아있는 유기체를 위하여 한 가지 구성체계가 존재하며, 그것의 역할은 단순하게 사물을 이어주는 것 이상의 더 많은 중요성이 있다. 그것은 실제적으로 *구성적인* 것이다.
- 나는 세포들이 신체의 전체 용적을 차지하지 않으며 형태를 책임지지 않는다는 뜻밖의 사실에 대한 나의 놀라움을 공유하고자 한다. 한 세기 반에 걸친 연구기간 동안 무시되었던 세포외부의 세계가 세포의 세계만큼 중요하다.
- 그리고 나는 모든 수준에서 그것들의 법칙을 부여하며 공간과 시간 안에서 복잡성의 성장을 가능하게 만드는 오랜 동안 무시된 인체내부의 물리적인 힘의 중요성에 대한 이해를 전달해줄 필요가 있었다.
- 나는 프랙탈이며 외견상의 카오스의 세계에 진입하기 위한 합리성의 편안한 확신으로부터 멀어지도록 나아감에 너무도 어려움을 경험했다. 나는 결국 조직의 연속성과 함께 이러한 외견상으로 카오스같은 미세섬유의 무질서가 살아있는 유기체의 효율성을 담보한다는 것을 인정했다. 질서와 비례성의 개념은 순식간에 비선형적이며 외견상의 무질서에 길을 내준 것처럼 보였으며, 사실 이것은 창조적인 적응성을 그리고 가장 효율적인 방식에서 자동-조직하기 위한 생명체의 성향을 허용했다.
- 마지막으로, 나는 우리의 학술적인 확신을 혼란스럽게 만들었으며 우리를 양자물리학, 프랙탈화 그리고 생체장력통합성의 영역으로 이끌어간, 이러한 탐구의 결과

를 다른 이들도 이해하도록 만들길 원한다. 자연은 확실히 부서지기 쉬움과 복잡성의 교향곡이지만 이것은 점차적으로 더 이해할 수 있게 되고 있다.

아마 당신이 이 책을 읽고 난 후 당신은 나처럼 자신의 몸과 생명을 다르게 볼 것이다. 우리의 살아있는 구조에 대한 이러한 새로운 인식은 반드시 혁명으로 여겨서는 않되며, 그보다 기술적인 진보에 의하여 가능해진 발전으로 생각해야 한다.

어쩔수없이 다른 새로운 기술력과 함께, 더욱 더 효율적인 광학적 연구과정을 사용한 고찰은 살아있는 물질의 세계에 대한 우리의 인식에서 더 많은 변화를 초래할 것이며 전통적인 믿음을 흔들게 될 것이다.

우리는 오로지 이러한 탐구의 첫 발을 딛은 것이다!

Jean-Claude Guimberteau
2015년 5월에 페삭에서

감사의 글

무엇보다 먼저 그녀의 참을성과 포용력에 그리고 항상 도움이 되었던 비평에 대하여 아내인 Danielle에게 감사를 전한다.

그리고 수술 중 나의 연구를 위하여 필요한 여분의 시간을 수용해준 마취과 동료들에게도 고마움을 전한다.

보르도의 'Institut Aquitain de la Main'의 모든 간호사와 직원들에게 감사를 전한다.

모든 영상기사들에게 그들의 이해와 헌신에 대하여 감사드리며 각별히 Marc Bonnecaze http://www.mb-videos.com과 Charline Courivault(vendredimtin@hotmail.fr)에 감사함을 전한다.

머리말

이러한 책의 착상, 저술과, 번역 중 Dr. Guimberteau와 함께 일한 것은 영광이었다. 나는 2009년 암스테르담에서 열린 2차 세계 근막연구 학술대회에서 Jean-Claude를 처음 만났다. 그 학술대회에 참석한 나의 주된 이유는 그의 새로운 영상인, *피부로의 여행(The Skin Excursion)*을 발표하는 그를 만나기 위해서였다. 영어 원어민이며 정골학 일원이며 프랑스에서 일하는 나는 그때 그의 필름을 영어로 번역하도록 도와주었다. 2012년 그는 내게 자신의 연구에 관한 책을 쓰는 프로젝트에 자신과 함께 하지 않겠느냐고 요청했다. 이러한 프로젝트에서 나의 참여는 그 책의 구성과 각 장들의 나열을 시작했다. 나는 번역 중 Jean-Claude와 긴밀하게 작업했으며 그의 의미의 뉘앙스와 미묘함이 그 과정에서 사라지지 않도록 문맥을 다시쓰고 편집했다.

최근까지 해부학에 대한 연구는 주로 사체에서 이루어졌다. 반대로 Dr. Guimberteau의 연구는 살아있는 사람의 몸 안에서 이루어졌으며 이것은 해부학 연구의 가장 중심에서 서술적인 해부학의 복귀를 알렸다.

시각의 거시적인 그리고 미시적인 영역 사이에는 아무런 경계가 존재하지 않으며, 그 유일한 경계는 인간 이해의 한계에 의하여 던져진 경계만이 존재한다. 해부학적 연구는 주로 거시적인 해부학적 구조물에만 집중해왔으며, 현미경의 발명 이후에는 세포에만 집중되었다. Jean-Claude Guimberteau는 조직-내부의 내시경에서 완벽한 기술을 확보했으며, 이것은 그가 관찰의 중간수준— *중간시각적* 수준 —을 탐구할 수 있도록 만들었으며 이것은 거시적인 그리고 미시적인 세계 사이의 간격을 이어준다. 그렇게 함으로 그는 살아있는 인간 해부학의 거의 탐구되지 않은 세계로 향한 창문을 열었다. 그는 세포외기질(ECM) 내부에서 섬유와 미세섬유들의 연속적인, 전신에 퍼진 다중미세섬유성 그물망이 존재하며, 피부의 표면으로부터 골막까지, 그 유기체의 모든 수준에서 퍼져있다는 것을 발견했다.

아마 가장 중요한 메시지는 살아있는 물질의 조직학적인 연속성 내부에서 어떠한 구분의 분리하는 층이 존재하지 않는다는 것이다. 우리는 전신이 상호연결된 다중방향의 섬유들과 미세섬유들의 무수함으로 이루어진 광범위한 단일한 통합의 긴장력 그물망으로 구조를 갖춘다는 것을 발견했다. 그 미세섬유들은 Dr. Guimberteau가 미세공포(microvacuolar)라고 명명한 삼차원적인 미세용적을 만들도록 서로 엮어지며 상호 연결된다. 이것은 기본적인 구성단위인-신체의 기초적인 건축 벽돌이다. 그는 또한 움직임 중 이러한 미세공포의 행태를 연구했다: 그것들이 제약을 다루는 방법과 신체의 상이한 부위에서 특정한 기능적인 요구에 적응하는 방법. 이것은 Dr. Guimberteau가 바로 활주작용 체계(sliding system)라고 부른 것에서 볼 수 있으며, 거기에서 미세공포들은 움직임에서 필수적인 역할을 수행한다.

영구적으로 수분화된 다중미세섬유성의, 미세공포성 그물망은 사실 세포외기질이며, 이것은 모든 살아있는 기능에 필수적인 전신에 걸친 의사소통 시스템으로서 묘사되었다. 세포와 ECM 사이의 밀접한 연관성은 이 책에서 제공한 사진에서 분명히 보인다. 세포들은 지지하는 받침대를 필요로하며, 그 받침대는 다중미세섬유의 그물망에 의하여 제공된다. 그것들은 이러한 미세섬유의 그물망 내부 안에 박혀있으며, 전신에 걸쳐 퍼지며 세포를 위한 구조적인 받침과 장기들을 위한 완전성을 제공한다. 긴장력은 역학적으로 그 전체 체계를 가로질러 분포된다. 인테그린을 경유한 ECM과 세포골격 사이의 그 연결은 잘 설명된다. 모든 세포들은 그러므로 모든 다른 세로포 연결된다. James Oschman은 이것을 '살아있는 기질'로 묘사했다. 치료사의 손이 인간 신체를 접촉할 때, 이것은 그 신체 안에서 사실상 모든 분자들의 밀접하게 연결된 그물망과 접촉하는 것이다.[1]

장력통합성 이론은 국소적으로 적용된 힘이 미리-긴장된 섬유들의 이러한 그물망 전반으로 전달될 것임을 주장한다. 우리는 그 조직에서 직접의 당김의 또는 피부의 도수적인 견인에 의하여 유도된 결과에서든 미세섬유의 그물망 안에서 긴장력의 변화에 의하여 세포들의 집단이 함께 이동하고 비틀려지는 것을 볼 수 있다. 세포들은 단지 변형될뿐만 아니라, 그것들은 또한 함께 가까이 또는 더욱 멀리 움직이기도 한다. 나는 세포들과 미세섬유성 받침대 사이에서 밀접하고, 상호의존적인 연관성의 이러한 영상이 도수치료사에게 엄청난 의미가 될 것이라고 믿는다.

Dr. Guimberteau의 특별한 영상은 조직 가동성의 복잡성과 미묘함을 밝혀준다. 상호연결된 미세섬유들에 의하여 형성된 미세공포는 우리에게 신체의 삼차원적인 특성을 상기시킨다. 모든 삼차원에서 우리가 체성기능장해의 복잡한 패턴을 충분하게 이해한다면, 도수치료사가 조직 가동성에서 모든 가능한 변수를 검사하는 것은 절대적이다.

이 책은 다른 관점에서부터 인간 해부학과 움직임을 조사할 용기와 불굴의 의지를 보유한 진정한 '독창적인 착상가'의 작품을 제공한다. 그의 혁신적인 연구는 살아있는 조직의 연속성과 전반적인 특성의 개념을 확인하며, 이것은 이 책이 도수치료사와 움직임 지도자들에게 그러한 연관성을 갖는 그 이유인 것이다. 이러한 연구의 치료적인 의미는 광범위하며, 양을 측정하고 질적인 면을 확인함에 어려울 것이다. Dr. Guimberteau의 연구는 구분된, 분리된 계층화된 조직 층들의 전통적인 관점에 도전하며 우리가 전통적인 의학교재들로부터 배운 해부학의 환원주의적인 관점에 또 다른 모델을 제공한다. 분해되고, 분리되며, 절개된 그리고 면밀한 상세함으로 연구해온 그 조직들을 다시 조립해줄 시기인 것이다. 인간 모양의 구성, 형태적 동역학과 공간상의 형상에 대한 우리의 지식을 재검증할 필요가 있다.

이 책은 궁극적으로 이것이 답해주는 것보다 더 많은 의문을 불러일으키지만, 살아있는 해부학이란 그 흥미진진한 새로운 영역에서 더 깊은 연구를 위한 초석을 깔아줄 것이다. 그들의 전문분야가 무엇이든, 해부학의 학생들과 살아있는 조직을 다루는 모든 형태의 치료사들은 이 책에서 Dr. Guimnerteau에 의하여 제공된 전체적인 동역학의 개념과 살아있는 물질의 구성과 조직화에서 새로운 정보의 풍성함을 보게 될 것이다.

1. Oschman J. *Energy medicine*. Edinburgh: Churchill Livingstone; 2000. p.48.

Colin Armstrong
프랑스 그레인에서
2015년 5월에

감사의 글

나의 직관을 따르도록 그리고 직관적으로 치료하고 독자적으로 사고하도록 내게 가르침을 준 나의 환자들에게 고마움을 전하고 싶습니다. 나는 또한 그녀의 무한한 지원과 격려에 대하여 아내인 Catherine에게 감사함을 전하고 싶습니다.

도와주신 분들

John F Barnes PT, LMT
International lecturer and author on Myofascial Release; President and Chief Physical Therapist, John F Barnes Myofascial Release Treatment Centers & Seminars, Malvern PA, USA.

Jean-Pierre Barral, DO,
Diploma in Osteopathy, European School of Osteopathy, Maidstone, Kent, UK.
Diplome d'Ostéopathie, Faculté de médecine de Paris-nord (département ostéopathie et médecine manuelle), Paris, France
Founder and Director of the Barral Institute of Visceral Osteopathy; Osteopathy practitioner, teacher and author.

Leon Chaitow ND, DO
State Registered Osteopath (UK);
Honorary Fellow, University of Westminster, UK.
Editor-in-Chief, *Journal of Bodywork and Movement Therapies*
Director, Ida P. Rolf Research Foundation (USA);
Member, Standing Committees; Fascia Research Congress and Fascia Research Society, USA.

Willem Fourie PT, MSc
Physical Therapy Practitioner
Roodeport, South Africa.

Serge Gracovetsky PhD
University of British Columbia, Canada;
Emeritus Professor of Engineering,
Concordia University, Montreal, Canada.

Kenzo Kase DC
Licensed chiropractor and acupuncturist;
Founder Kinesio Taping Method, Japan.

Stephen M Levin BS MD
Ezekiel Biomechanics Group, McLean, Virginia, USA.
Clinical Associate Professor, Michigan State University, College of Osteopathic Medicine,
Lansing, Michigan, USA (Retired)
Clinical Assistant Professor, Howard University, College of Medicine, Washington, DC, USA (Retired).

Torsten Liem DO, MSc Ost, MSc paed Ost
Founder and Co-principal of Osteopathie Schule Deutschland; Member of the Osteopathic Research Institu Germany; Member of the managing board of the Europea Association of Pediatric Osteopathy and of the Institute fo Integrative Morphology; Co-founder of Breathe Yoga.

Thomas W. Myers LMT
Author of Anatomy Trains,
Walpole, Maine, USA.

James L Oschman PhD
President, Nature's Own Research Association,
Dover, New Hampshire, USA.

Robert Schleip PhD, MA
Director, Fascia Research Project,
Institute of Applied Physiology
Ulm University, Ulm;
Research Director, European Rolfing Association eV, Munic Germany.

이 책의 이용방법

이 출판물은 상이한 부분의 숫자와 고유한 구성특징으로 이루어진다. 이것은 독자들이 이 자료를 사용함에서 최대의 효용성과 즐거움을 얻도록 도와주기 위해서 여기에서 설명되며 기술된다.

그 구성 부분들은 다음과 같다:

- 이 책은 403개의 사진과 그림을 담고 있다.
- DVD는 90개의 비디오 클립을 담고 있다.
- 이 책에 인쇄된 QR 코드를 사용해서 직접적으로 온라인으로 접근 가능한 비디오들.

독자들이 보고있는 것에 대한 더 깊은 이해를 제공하도록 다음의 특징들이 이러한 출판물에 포함되었다.

책

컬러 코딩 – 각각의 장에서 그 장의 시작과 끝을 보다 쉽게 찾도록 머리글과 배경 설계 특징으로 상이한 색깔이 사용된다. 그 색깔에 대한 핵심은 목차를 참조해서도 볼 수 있다.

어휘 – 독자들에게 익숙치 않은 단어들은 어휘란에 포함시켰다. 어휘란에서 정의된 모든 단어들은 그것들이 책 내용에서 처음 사용될 때 푸른색으로 강조되었다.

핵심주장 – 이것은 각별히 도수치료 치료사에게 중요한 요점을 강조한다. 그것들은 여기에서 보이는 것처럼 강조된다.

핵심 주장

미세공포 시스템의 모든 구성요소들 사이에서 영구적인 연결은 구조화된 형태의 개념을 설명하고 확인하는 그 구조적인 구성과 미세섬유의 구성틀을 제공한다.

운명의 실 질문 – 본 저자는 자신의 관찰에 의해 야기된 핵심 질문 몇 가지를 제안한다. 이러한 것들을 1장의 끝에서 정리했다. 내용을 풀어가면서 그 질문은 각 장마다 개별적으로 다루게 된다. 이러한 질문은 다음의 예처럼 강조된다

운명의 실 질문

1. 이러한 조직 연속성이 어떻게 구성되며, 이러한 섬유들이 조직 결합을 어떻게 보장하는가? 그것들이 구조화된 형태를 만들도록 어떻게 함께 모이는가?

전문가들의 주석 – 해부학, 신체기전과 도수치료의 분야에서 몇 사람의 오늘날의 지도적인 사상가와 치료사들이 각 장에서 그들의 견해를 기록하도록 초대되었다. 이러한 주석은 각 장의 끝부분에 실었으며 그 전문가인 공헌자의 분야에 대한 내용에서 그 장과의 연관성을 언급되고 강조한다. 그것들은 교재의 주된 내용에서부터 구분하도록 글상자 안으로 제공된다.

저자의 이름은 각 주석문의 초입에서 보인다. 그들의 이름 그리고 전문분야가 이 책의 초입에서 기여자의 목록에서 제공된다.

그림설명과 그 번호매김 – 이러한 것들 모두는 교재에서 언급된다. 그것들은 각 장 안에서 그림의 위치에 따라서 명명되었으며, 그러므로 다음과 같다: 그림1.1; 그림1.2 등

개요에서 그림설명은 그 머리글자를 따서 Int.로 표현하며 다음과 같다: 그림 Int. 1; 그림 Int 1.2등.

맺음말에서 그림설명은 앞글자인 Aft를 사용하며, 그러므로 그림 Aft1 그리고 그림 Aft 2 등과 같다.

그림설명으로서 비디오 "정지"화면. DVD에서 그 비디오로부터 "정지화면"은 또한 교재 안에서 그림설명으로 포함된다. 그것들은 각 장들 안에서 번호매겼지만 "비디오"의 앞에 놓인다. 그러므로 예를 들어, 비디오1.1; 비디오1.2 등과 같다.

DVD – 이 교재에 동반된 DVD는 다수의 비디오 클립을 담고 있다. 이것은 각 장에 의하어 조직되며 비디오 순서에 의해서 번호가 부어된다; 상응하는 '정지화면' 그림 순서도 역시 보인다.

온라인 비디오 – DVD에서 모든 비디오는 온라인으로 이용할 수 있다. 여러분은 그것들에 비디오 정지화면의 옆 모서리에 QR 코드를 사용해서 접근할 수 있다(WWW. endovivo.com/alf). 각각의 비디오 클립은 개별적인 QR 코드가 부여되었다. 당신의 스마트 폰이나 태블렛에서 QR 코드 어플은 온라인에서 자유롭게 이용가능하다.

비디오 트렉을 시작하도록 당신은 이 책의 안쪽 전면 표지에서 볼 수 있는 패스워드를 사용해서 등록할 필요가 있다.

용어해설

적응의 목적론 (Adaptational teleology)
목적론은 최종 목적 또는 목표의 일부 유형쪽으로 향해진 자연의 힘으로 간주되는 사고의 연장선을 말한다. 다윈은 어떤 종에서 특정하게 주어진 적응성의 가치는 환경에 대하여 그 특정한 적응성을 보유한 그 종 구성원들의 생존과 번식의 성공에 연관된다는 것을 주장했다.

지방세포 (Adipcytes)
지질을 포함하는 세포

나무같은 (Arborescent)
나무의 형태인

생체장력통합성 (Biotensegrity)
생물학적 유기체에 대한 장력통합성의 적용

카오스 (Chaos)
수학에서 이것은 결정론적인, 비선형의, 동적 시스템의 불규칙한, 예측할 수 없는 행태이다. 이 책에서 이 용어는 외견상으로 혼란스럽지만, 거기에서 외견상 무작위한 패턴에서 내재한 순서가 존재하는 복잡한 시스템을 묘사하도록 사용된다.

공진화 (Coevolution)
둘 또는 그 이상의 상호작용의 종들이 함께 진화하며, 각각이 각자의 내부에서 변화의 결과로 변화하는 과정

구성적인 (Constitutive)
무엇인가에 조직된 존재를 제공하는 힘을 보유한. 이 책에서 이 용어는 형태에 조직된 존재를 제공하고 있는 다중미세섬유 그물망을 말한다.

데코린 (Decorin)
세포외기질 내부에서 보이는 작은 세포의 또는 세포주위의 프리테오글리칸. 이러한 단백질은 유형 I 콜라겐 미세섬유에 결합하는 그리고 세포외기질의 집합에서 어떤 역할을 수행하는 결합조직의 한 가지 구성요소이다.

결정론의 (Deterministic)
그 결과적인 행태가 그것의 초기 상태의 구성적인 특징에 의하여 전적으로 결정되는 과정이며, 이것은 절대 무작위하지 않는다.

절열법 (Dilaceration)
보다 작은 부분들로 잘라냄

역동적인 적응작용 또는 적응성 (Dynamic adaptation or adaptability)
변화하는 상황 하에서 그 그물망의 완전성을 보장하도록 내인적인 움직임의 속력과 특성에 조절하는 미세섬유 그물망의 능력

역동적인 비예측성 (Dynamic unpredictability)
한 시스템의 역동적 비예측성은 그 시스템의 기본적인 구성요소와 그것들의 상호작용의 철저한 지식에도 불구하고 그것의 최종적 결과가 예측할 수 없는 행태의 유형을 언급한다.

출현 (Emergence)
출현은 거기에서 보다 큰 실체가 보다 작은 또는 보다 단순한 실체들 사이에서 상호작용의 결과로서 발생한 과정이며, 보다 작은 것들 자체는 결과하는 보다 큰 실체처럼 동일한 특성을 나타내지 않는다.

내인성의 (Endogenous)
신체 내부로부터 기원하는

근육섬유막 (Endomysium)
'근육 내부의'를 뜻하며, 각각의 개별 근육 섬유의 모양을 만드는 결합조직의 부분의 전통적인, 인공적인 세분화이다.

신경껍질막 (Epineurium)
'신경 주변의'를 의미하며, 이것은 말초신경을 둘러싸는 결합조직의 전통적인, 인공적인 세분화이다.

삼출 (Extravasation)
혈관으로부터 조직 안으로 혈액 등의 방출 또는 탈출

다발 (Fascicle)
함께 모여진 신경, 근육 또는 힘줄 섬유들의 한 다발을 묘사하도록 사용된 단어

프랙탈화 (Fractalization)
모든 단위에서 반복되는 어떤 패턴을 나타내는 자연적인 현상. 그 반복이 모든 단위에서 정확하게 동일하다면, 이것은 자가-동일 패턴(자가-동일성: self-similarity)이라고 불린다.

개그 사슬 (GAG chain)
글리코스아미노글리칸(GAGs) 또는 점액다당류는 반복하는 이당류로 이루어진 길쭉한, 가지를 내지 않는 다당류이다.

전신의 동역학 (Global dynamics)
전신에 연관된 힘과 움직임

글리코스아미노글리칸 (Glycosaminoglycans : GAGs)
반복하는 이당류 단위로 이루어진 직선의 다당류. 단백질들과 함께 이것은 프로테오글리칸을 형성한다.

당화된 단백질 (Glycosylated protein)
사슬모양 탄수화물을 가해서 당단백질화는 그것에 의하여 탄수화물이 표적화된 단백질로 공유적으로 부착되는 과정. 이것은 탄수화물, 지질 또는 기타 유기적 분자로 당을 부착시키는 효소의 과정을 말한다.

하버시안 시스템 (Haversian system)
하버시안 관이라는 하나의 중심관을 둘러싸는 치밀한 골 조직의 중심적인 조직화. 골의 신경과 혈관 공급은 하버시안 관을 통해서 전해진다.

조직학 (Histology)
식물과 동물의 세포 및 조직의 현미경적 해부학의 연구학문

히알루로난 (Hyaluronan: hyalunonic acid 또는 hyaluronate)
결합조직 전반에서 광범위하게 분포된 음이온의, 비-황산염화된 글리코스아미노글리칸

함입 (Invagination)
껍질로 덮어주는 것, 접히는 것 또는 그 자체나 또 다른 것 내부의 구조물의 삽입

치밀 층판 (Lamina densa)
피부의 표피와 진피 사이의 지역

거시적인 (Macroscopic)
맨눈으로도 보이는. 확대가 필요치 않다.

용어 해설

역학전환 (Mechanotransduction)
세포가 역학적인 자극을 화학적인 자극으로 전환시키는 많은 기전

역학전달 (Mechanotransmission)
그 유기체 구조- 세포와 섬유들 -의 모든 부분으로 역학적인 자극의 물리적인 전달

거대공포 (Megavacuole)
반복적인 역학적 제약에 대한 다중미세공포성 시스템의 기능적인 적응성 반응

멜라닌세포 (Melanocytes)
척추동물의 피부, 머리카락, 그리고 깃털에 색깔을 입히는 세포

중간시각적인 (Mesoscopic)
맨눈으로 볼수있지만 더 낳은 해상도를 위해서는 확대(대략 3배까지)가 필요하다. 이 책에서 이 용어는 거시적인 그리고 미시적 수준 사이의 관찰에서 중간 수준을 묘사하도록 사용한다.

미시적인 (Microscopic)
맨눈으로 보기에는 지나치게 작지만 10배율에서 250배율에에 걸친 기준적인 현미경을 사용해서 관찰하기에 충분한 크기이다.

미세공포 (Microvacuole)
미세공포는 미시적인 공간이나 미세용적을 만들도록, 미세섬유소들을 교차하는 연속된 구성의 그물망 안에서 존재하는 용적 측정의 단위이다.

형태동역학의 (Morphodynamic)
이 용어는 아래 놓인 가동적인 구조와 형태를 연결짓기 위한 필요성의 기본적인 주장을 소개한다.

형태구조 (Morphstructure)
전체 형태를 구성하는 내부적인 구조

다중미세섬유의 (Multifibrillar)
많은 미세섬유로 이루어진

새혈관 (Neovessel)
새혈관형성에 의하여 형성된 작은 새로운 혈관

비-통합적인 (Non-integrable)
한 가지 중요한 공통 특징- 자체의 초기 조건에 대한 기하급수적으로 민감한 의존성 -을 공유하는 시스템을 묘사하도록 사용된 용어

기관형성 (Organogenesis)
하나의 유기체로 내부 장기의 발달을 설명하도록 사용된 용어

삼투압 (Osmotic pressure)
반투과성의 막을 가로질러 수분의 안으로 유입을 막아주기 위한 용액으로 적용될 필요가 있는 압력

체강벽의 (Parietal)
해부학적 공간의 벽부분에 연관된

세포주위의 (Pericellular)
세포를 둘러싸는

근육다발막 (Perimysium)
'근육 다발을 둘러싸는'이란 의미의 전통적인 인공적인 세부 분류. 이 책에서, 그 의미는 단지 그 다발을 둘러싸는 것만이 아닌, 그 다발의 모양을 함께 묘사하도록 사용된다.

신경다발막 (perineurium)
'신경 섬유들의 다발을 둘러싸는'이란 의미의 전통적이며 인공적인 세부 분류

계통발생의 (Phylogenetic)
유기체, 종 그리고 개체군의 집단들 사이에서 진화상의 연관성의 연구

다면체 (Polyhedrons: 복수형은 polyhedrons 또는 polyhedra)
초등 기하학에서 이것은 평편한 표면의, 곧은 모서리 그리고 예각의 꼭지점 또는 정점을 보유한 세 개의 평면을 갖는 입방체이다.

프로테오글리칸 (Proteoglycans)
두껍게 사슬모양 탄수화물을 가해서 당단백질화 된 단백질. 기본적인 프로테오글리칸 단위는 하나 또는 다수의 공유적으로 결합된 당아미노글리칸 사슬과 함께 '중심 단백질'을 구성한다.

유동학적 (Rheological)
유동학의 또는 유동학과 연관된, 유동학은 물질의 탄력성, 가소성 그리고 점도를 포함해서, 그 물질이 흐르고 변형하는 방법을 연구하는 학문이다.

배아층 (Stratum basale)
표피의 가장 깊은 층

구성의 (Structuring)
무언가의 요소들이 유지되고, 조직되며, 상호연관되는 또는 어떤 특정한 방식으로 함께 놓이게 되는 그 방법

얕은근막 (Superficial fascia)
피부아래에서 놓여있는 섬유성 강화물

장력통합성 (Tensigrity)
장력통합성 구조는 긴장을 받고있는 상호연결된 당김줄과 안정적인 버팀목의 집합체이다. 자체의 구성이 연속적인 긴장의 그물 안에서 압박력을 받는 고립된 구성요소를 포함하기 때문에 그것들은 자체의 완전성을 유지한다.

굴성 (또는 향하는 성질: Tropism)
환경적인 자극에 대한 반응에서 어떤 제공된 방향에서 움직임의 생물학적인 현상

van de Waal의 힘 (force)
(덴마크의 과학자인 Johannes Diderik van der Wall의 이름을 따른) 물리화학에서, 이것은 약한 결합에 의하여 특정 분자들을 고정시키도록 고체 표면의 특성을 기반으로 한, 두 분자 사이에서 인력 또는 척력의 총합이다.

연결 (유대: Vinculum)
(복수형 vincula)힘줄로 혈액을 공급하는 작은 혈관을 담고있는 결합조직의 띠이다.

가상 공간 (Virtual space)
이어짐이 없이 또는 전체 조직 불연속성과 함께 발생하는 활주작용의 한 시스템의 해부학적인 정의. 총에서 총알과 총열 사이의 그 공간은 좋은 비유가 된다.

개 요
Introduction

살아있는 물체의 역사와 구성

한 외과의사의 관찰

수술적 탐구로의 복귀

조직내부의 내시경

개 요

이제 디지털 내시경의 비디오사진에서 발전은 우리가 인간 형태의 살아있는 구성요소를 볼 수 있게 해 준다. *생체*에서 이루어진 관찰(그림 Int. 1)은 사체의 해부로부터 또는 추출된 조직샘플의 연구(그림 Int. 2)로부터는 확인하기 어려운 구조적인 요소들을 보여준다. 가장 복잡한 **조직학적** 기법들조차도 이러한 구조들을 밝혀주지 못하지만, 살아있는 조직을 관찰하도록 디지털 비디오내시경을 사용함으로 섬유들, 미세섬유 그리고 초미세섬유들은 **중간시각적인** 그리고 **미시적인** 수준에서 모두 드러난다. 섬유들의 이러한 연속적인 그물망은 전신에 걸쳐 펴져 있는 듯 보이며, 우리가 살아있는 물질이 구성하는 그 방식에 대한 우리의 이해를 재고할 필요가 있다는 것을 주장한다. 우리는 더 이상 신체를 결합조직에 의하여 함께 유지된 세포-기반의 기관들의 집합체로서 바라보지 않는다. 대신, 우리는 이제 반드시 그 안에서 기관들이 국소적 기능적인 적응 작용만 존재하는 **구성**의 미세섬유의 조직체계로서 신체를 봐야한다. 특정한, 특수화된

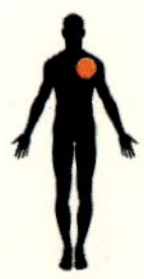

그림 *Int. 1*
살아있는 환자의 내시경수술 중 근육주위의 미세섬유의 그물(생체에서-실제 크기)

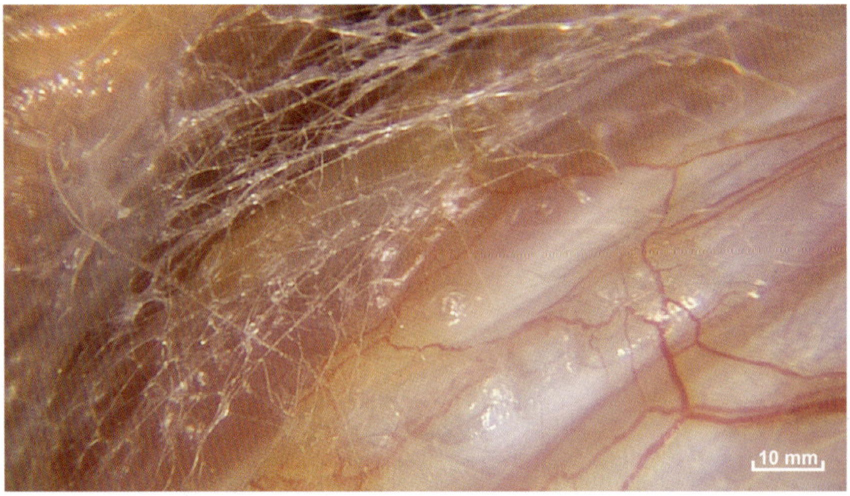

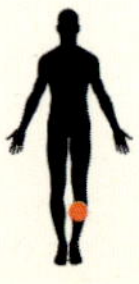

그림 *Int. 2*
전자현미경(실험실-10×)을 통해서 관찰된 죽은, 절개된 근육주위의 미세섬유의 그물
In collaboration with J.-P. Delage at INSERM, Universitée Bordeaux 2, France.)

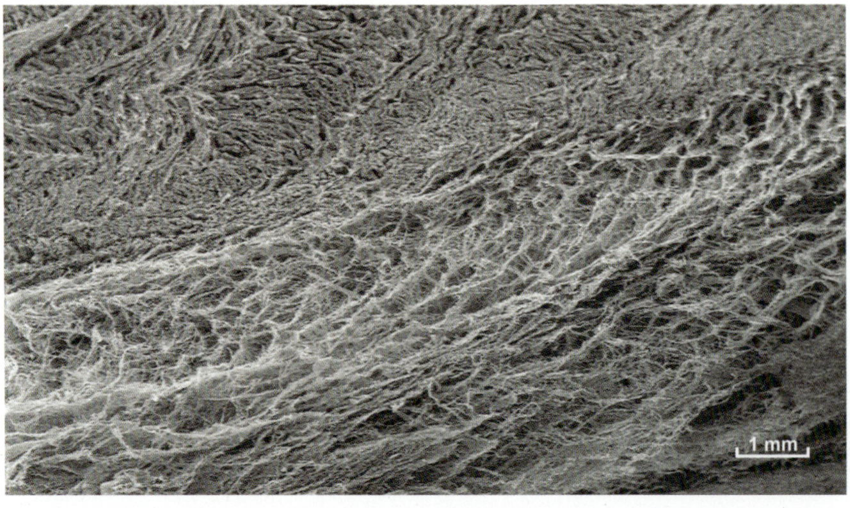

생리학적 기능을 보유한 세포들의 집단은 기관을 형성하도록 하나의 **다중미세섬유**의 그물망 내부에서 모여있다. 그 세포들은 미세섬유의 조직체계에 의하여 받쳐지며 그 안에 들어 있다. 이러한 기본적인 구성패턴은 피부, 지방, 근육, 뼈, 힘줄, 신경 그리고 혈관 등과 함께 모든 기관들에 대하여 동일하다.

핵심 주장
이 책의 목적들 중 한 가지는 인간 신체의 그 구조적인 구성상태와 살아있는 물질의 기본적인 구조구성을 묘사하는 새로운 모델을 제안하는 것
– 즉, 새로운 구조적 존재론인 것이다.

살아있는 물체의 역사와 구조

History and architecture of living matter

나이를 통한 형태

모든 것들은 형태를 갖는다. 인간 존재도 형태를 갖는다. 우리는, 생명이 있거나 또는 비활동적인 다른 자연적인 형태에 의하여 둘러싸인 살아있는 물질의 용적인 것이다. 모든 연령대를 통해서 구조를 갖춘 물질의 긴밀한 구조형성에 의문을 품지도 않은 채, 형태는 오로지 외형적인 모습의 관점에서만 고려해왔다.

이것은 기술적인 제약의 결과로서, 살아있는 물체를 긴밀하게 관찰하는 것의 불가능함에 의하여 설명될 수 있다. 19세기 말 이래로 발전해 온 살아있는 물체의 구조주의자적인 인식은 동일한 기간 중 광학적인 관찰에서 만들어진 기술적인 진보를 밀접하게 따라간다.

그럼에도 불구하고, 살아있는 물체의 구조는 시간의 시작 이래로 인간 존재를 매료시켜왔다. 수 세기 동안, 이러한 논란은 철학자들과 이론주의자들의 독점적인 영역이었다. 그렇지만 17세기와 18세기의 계몽주의 시기는 그 주제에서 진지한 논쟁의 시작으로 기록된다. '구조의 통합'의 원리를 확립한 자연주의자인 Geoffroy Saint-Hilaire는 하나의 유기적 실체의 상이한 부분들을 연결해주는 그리고 각각의 특별한 실체의 형태를 책임지고 있다는 연결의 특성을 명료하게 설명하려고 애썼다. 그는 그 내용물을 연구함에 의하여 형태의 논리적인 설명을 제공하려고 시도했다. 19세기와 20세기 중 과학적인 연구와 기술적인 진보에서 새로운 관심은 형태에 대한 우리의 인식을 변화시켰으며, 그것의 물리적인 공간적 측면은 이러한 시기에 더욱 깊게 연구되었다. 그렇지만 이것은 간단한 과정이 아니며, 여러 단계가 필요했다.

Darwin은 '적응의 최종모습(adaptive finality)'의 개념을 소개했지만, 아마도 더욱 중요한 것은, 인간 존재가 동물계의 일원이라는 주장의 재확인일 것이다.

Darwin에 의하여 제안된 **적응작용의 목적론**은 그 비난요소를 보유했다. 그 첫 번째는 스코트랜드의 생물학자이며 수학자인 D'Arcy Wentworth Thompson경이었다. 1917년에 출간된 *성장과 형태에서(On Growth and Form)*란 그의 책에서 식물과 동물에서 패턴이 형성되는 과정인, 형태발생의 과학적인 설명을 개척했다. 그는 과학자들이 형태의 원인이 되는 물리적인 힘이라는 필수적인 요소를 무시하고 있으며 살아있는 유기체의 형태와 구조의 유일한 결정요소로서 진화의 중요성만이 과도하게 강조되고 있다는 것을 주장했다.

세포의 발견과 20세기 후반에서 인간 게놈의 지도작성은 독립적으로 그리고 유전적 암호에 대한 참조없이 형태를 살펴보는 것이 어렵다는 과학적인 증거의 다수를 제공했다. 유전자는 형태와 형태의 발달을 포함한 모든 것을 통제하고 설명하는 것으로 생각되었다. 이러한 모델에 따라서 형태는 단순히 어떤 주어진 유기체적 실체의 다양한 구조적 요소들의 공간적인 배치의 결과여야 했다. 그럴 수 있겠지만 이것은 모든 것을 설명할 수 없으며, 형태가 만들어지는 방법 또는 움직임 중 형태가 유지되는 방법에 대한 만족스런 설명을 절대로 제공할 수 없다. 형태에 대한 우리의 이해는 그것의 공간적인 그리고 구조형성의 측면에 대한 고려의 부족에 의하여 제한되었다.

형태는 존재하며 구조를 이루지만, 어떻게 구조를 이루는가? 세포만이 유일한 기본구조의 단위인가 또는 또 다른 설명이 존재하는가? 우리는 고대의 영향에 의하여 강조된 철학적인 시각과 확실한 설명을 제공하는 형이상학적 모델 사이에서 경로를 정할 필요가 있다.

현대의 기술 덕분으로, 살아있는 조직의 관찰은 다시 한번 과학적 연구의 주요 방법이 되었으며, 그 발견은 반드시 존중되어야 한다. 개념상으로 매력적이지만 실제적으로 정확하지 않은 이론들에 유혹되지 않는 것이 중요하다. 그러므로 우리는 먼저 내시경을 통해서 우리가 관찰할 수 있는 것을 설명하며, 이어서 우리가 본 것을 이해하도록 노력할 것이다.

한 외과의사의 관찰 A surgeon's observations

기초과학의 연구는 버려진 연구실을 보유한 듯 보인다. 최근 수십 년에, 외과의는 생리학적 그리고 생물학적 연구의 분야에서 점차로 소외되어왔다. 현대 외과의사들은 수술과정이 복잡해진 장비의 사용을 포함하면서, 의사이며 기술자로서 자신들의 역할에만 집중하는 경향이 있다.

이것은 항상 그렇지는 않았으며, 과거에 저명한 외과의들의 이름은 과학적 지식을 위한 탐구에서 중대한 이정표와 함께 놓여 있었다. 그렇지만 현대 과학적 연구는 병리학 실험실에서 현미경을 통해서만 볼 수 있는 점점 더 작은 구조의 연구를 향해서 해부학적 절개와 연구실에서 중간시각적 수준에서 관찰로부터 멀어져갔다. 출판 작업이 넘쳐났으며 풍부한 정보를 인터넷에서 쉽게 찾을 수 있다. 그렇지만 이러한 정보의 풍부함은 단편적이며, 과학자들은 이러한 대량 정보의 넓어진 의미를 잃어버린다. 연구는 구획화되었으며, 그들이 그처럼 상이한 교육과정을 따르기 때문에, 연관없는 분야에서 일하는 과학자들은 서로를 이해하기 힘들어졌다. 그들이 다른 내용에서지만 사실 동일한 현상을 말할 때 조차도, 인정된 사실은 모순처럼 보인다. 우리는 이제 조각들을 함께 모아서 더 큰 그림을 감상할 필요가 있다.

외과의는 다른 과학자들의 위치와 비교해서 특권적인 자리를 향유한다. 그들은 살아있는 물체를 다루는 방법을 아는, 그리고 그들 기술의 오랜 실습으로 이러한 물체의 행태로 상당한 통찰력을 얻을 수 있는 기회를 보유한 장인들이다. 그들은 살아있는 인간조직과 직접 접촉하며, 이러한 살아있는 물체의 조작과 관찰을 통해서 얻어진 지식은 기본적이며 매우 가치있다. 당신이 동맥의 맥동을, 창자의 그 꿈틀거림을 그리고 폐포의 확장을 볼 때, 당신은 그것의 많은 형태에서 생명의 표현을 목격하는 것이며 살아있는 구조의 모양과 형태의 무한한 다양성을 인식하기 시작한다. 이러한 정보는 실험실에서 쥐나 햄스터로부터 조직 샘플의 연구에서 습득된 정보와는 완전하게 다른 것이다.

수술적 탐구로의 복귀 The return of surgical exploration

최근의 기술적인 진보와 높은 해상도의 디지털 비디오 영상을 얻는 능력은 외과의들이 살아있는 물체를 지금까지보다 더 세밀하고, 더욱 밀접하게 관찰할 수 있게 허용한다. 외과의는 이제 일반적인 현미경(40×)을 사용해서 얻은 영상과 같은 배율에서 고해상도의 영상을 얻을 수 있다. 결정적으로 이러한 영상은 이제 생체에서 그리고 그 자리에서 얻을 수 있다. 물론, 전자현미경은 훨씬 더 큰 배율에서 구조를 탐구할 수 있지만, 이것은 오로지 죽은 조직의 샘플의 연구를 사용할 수 있을 뿐이다. 그러한 샘플은 탈수화되었으며 다양한 기계적인 과정과 화학 용액을 사용해서 준비된다. 이것은 당연히 살아있는 조직의 생체에서 관찰처럼 동일하지 않다.

그렇지만 이러한 제약에도 불구하고, 광학 및 전자현미경 관찰은 세포에 대한 우리의 지식을 상당히 확장시켰으며 중대한 발견들이 19세기에 과학자들에 의하여 이루어졌다. 인간은 그들이 살아있는 세계의 다른 것들처럼 동일한 기본적인 요소(세포)들로 이루어졌다는 것을 발견했기 때문에 이러한 발견은 경이적인 것이다. 세포는 각각의 종에 따라서 달라질 것이지만, 공통적인 모양과 형태를 공유하며 비슷한 방식으로 기능한다. 세포는 그것이 유전적 정보의 마술책(유전자 암호)을 담고있기 때문에 필수적인 건축 벽돌이다. 이것은 새로운 세포의 기능적인 요구에 따라서 달라진 세포의 또는 동일한 세포에서든 복제를 가능하게 만든다. 세포는 살아있는 신체의 모든 곳에서 보이며 기능적인 요구를 채워준다.

20세기 중 생물학자들에 의하여 시행된 과학적인 연구는 대부분 전적으로 세포에 집중한다. 세포와 그 구성요소로 향한 이러한 연구의 질적인 면은 놀라울 만하다. 이것은 전 세계의 모든 나라들이 어떤 방식에서든 참여했기에 진정한 국제적인 협력을 대표한다. 결과적으로 세포의 복잡한 기능적인 기전이 이제 충분히 이해되었다. 그렇지만 세포 내부의 변화기전은 여전히 더 깊은 연구가 요구되며, 이러한 과정을 설명하려고 시도하는 그 가설들은 종종 모순적이다. 외과의사들은 그러한 착상이 수술실에서 살아있는 조직의 관찰 중 만나는 것들에 대하여 완전하게 상이한 조건 하에 놓인 병리실험실에서 이루어진 연구의 발견을 기반으로 하기에, 이러한 가설에서 자신들의 의견을 제기할 위치가 아니다. 그렇지만, 당신이 환자의 살아있는 조직 안에서 카메라가 달린 내시경을 삽입했을 때 당신의 인식은 달라지며, 이러한 연구실-기반의 가설을 떠받치는 내재한 가정과 '일반적으로 인정된 사실'은 더 이상 믿을 수 없는 것으로 보인다. 내시경 기술력은 외과의가 다시 한번 거의 탐험되지 않은 세계로 모험하도록 그리고 그들의 살아있는 조직의 지식과 이해를 확장하도록 허용한다. 나는 이러한 지식의 공유를 통해서 우리는 건강한 그리고 질병의 신체 모두에서 신체가 기능하는 방법에 관해 더 잘 배우게 될 것이라고 믿는다.

조직내부의 내시경 Intratissular endoscopy

나는 1995년에, 오로지 낮은 해상도 영상만을 허용하는 흑백 CCD 카메라를 갖춘 수술 현미경을 사용해서, 살아있는 조직의 조사를 시작했다. 2001년에 나는 관절경을 위해 설계된 내시경을 사용하기 시작했다. 이어서 2005년에, 높은-해상도 기법을 갖춘 접촉 내시경은 흐릿하고, 구분하기 힘든 사진들을 살아있는 조직의 진정한 구조형성과 행태의 증거를 제공하는 선명하고, 깨끗한 영상으로 전환할 수 있게 우리를 이끌었다(그림 Int. 3 그리고 비디오 Int. 1).

그림 *Int. 3*
수술 중 내시경의 사용

비디오 *Int. 1*

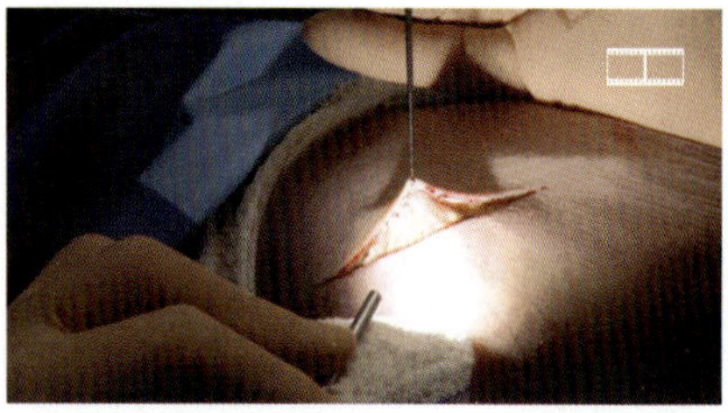

이 책에서 사진들 모두는 계획된 수술 중 촬영되었다. 자연적으로 수술내시경의 이러한 형태는 오로지 환자의 동의하에 시행된다. 촬영을 위해 배정된 시간 설정은 30분으로 한정되었으며 그러므로 수술팀의 작업은 방해받지 않았다. 이러한 수술적 처치는 수술시의 지혈기와 함께 또는 없이 시행되었다. 지혈기의 사용은 깨끗한, 혈액없는 부위를 제공했으며, 이것은 세밀한 관찰을 허용한다. 그렇지만 이러한 조건 하에서 얻어진 영상은 좀 더 흐릿하며 살아있는 조직의 밝은 색감을 재현하지 못한다. 지혈기 없이 찍은 촬영은 훨씬 생생한 영상을 만들지만, 그 과정은 혈액의 관외유출로 인해서 방해받았다(그림 Int. 4A와 B).

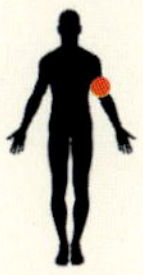

그림 *Int. 4*
A. 지혈기와 함께 수술 중 피부의 절개. 출혈은 없다(5×)
B. 수술 중 출혈을 보여주는 피부의 절개(5×)

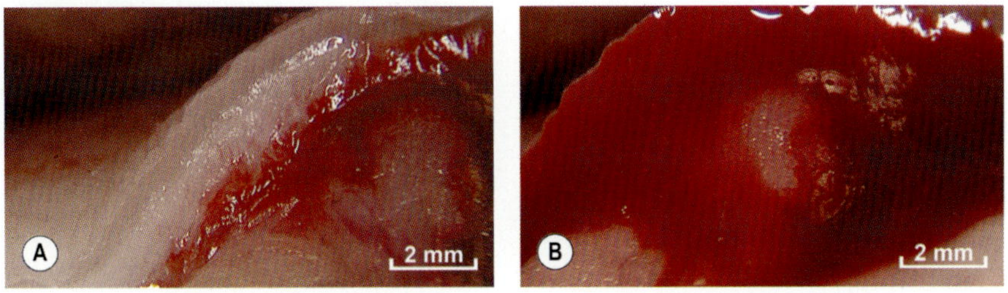

이 책에 실린 비디오는 휘어지는 광섬유 케이블, 렌즈 그리고 차가운 광원을 갖춘 완전 고해상도 카메라를 조합한 내시경을 사용해서 촬영되었다(그림 Int. 5).

그림 *Int. 5*
내시경 수술 중 사용된 재료의 나열: 전체 고해상도 카메라, 차가운 광원을 갖춘 휘어지는 광섬유 케이블 그리고 수술 도구들

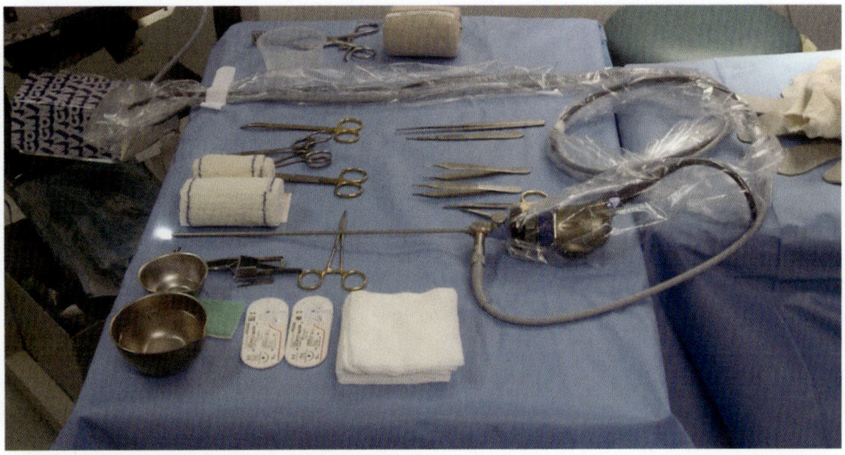

나는 가변적인 확대율과 뛰어난 초점을 갖춘 2.5㎜나 4㎜ 렌즈를 사용하지만, 깊이는 지극히 제한적이다. 이 카메라는 수술적 절개를 따라서 움직일 수 있으며 그 비디오는 수술실에서 화면으로 실시간 볼 수 있다(그림 Int. 6). 이러한 새로운 기술 덕분에, 이전엔 결코 얻을 수 없었던 고해상도와 세부 모습을 얻는 것이 가능해졌다.

그림 *Int. 6*
내시경 수술 중 수술실에서 스크린에 실시간으로 비디오를 보여준다.

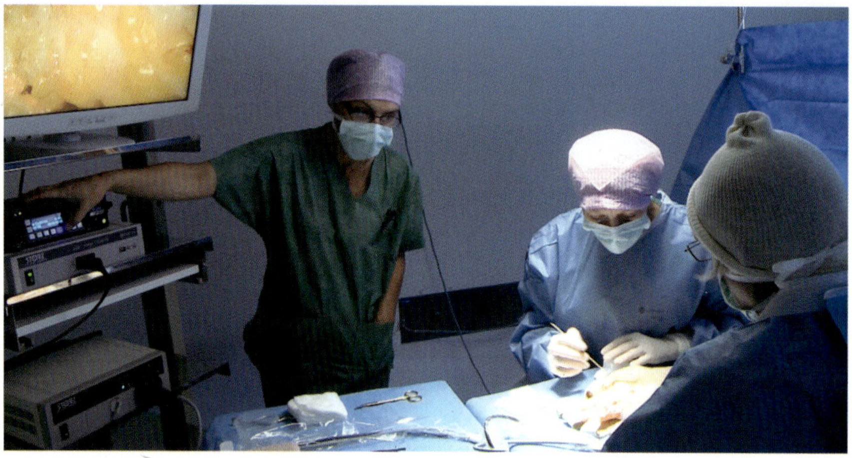

그 영상의 아름다움

내가 처음 이러한 사진을 보았을 때, 이것의 아름다움은 나를 놀라게 만들었다(그림 Int. 7 그리고 비디오 Int 2). 이것이 바로 내게 살아있는 조직을 지속적으로 영상화하도록 격려했던 것이다. 살아있는 물체는 아름다우며 당신은 밝은 적색, 진한 갈색, 엷은 또는 밝은 황색, 은백색 또는 진주빛 백색, 연한 자줏빛 그리고 보라색처럼 광범위한 색깔을 볼 수 있을 것이다.

그림 *Int. 7*
섬유와 색깔의 세계(10×)

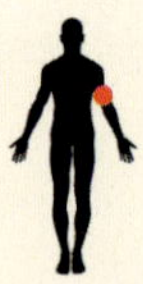

비디오 *Int. 2*

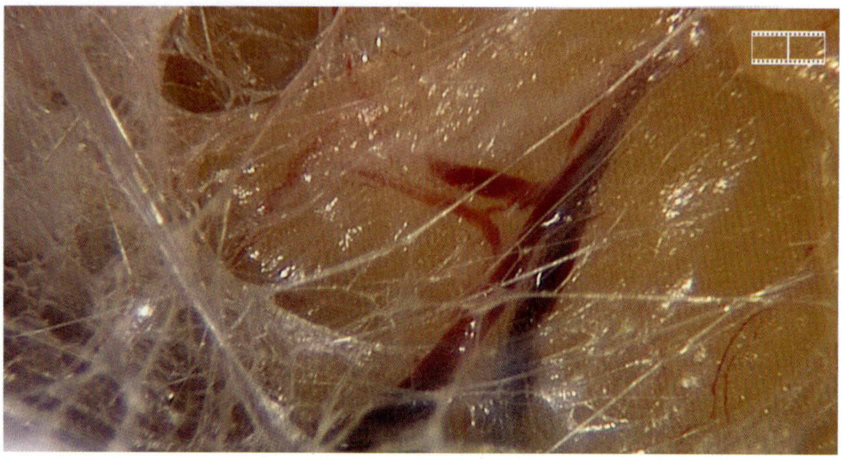

관찰된 부가적인 현상들

또 다른 놀라운 특징은 수술적 절개가 만들어지자마자 그 조직을 촉촉하게 만드는 것이다. 지혈기가 없다면 출혈은 즉각 발생하며 그 조직의 관찰을 방해한다. 그렇지만 깨끗한 피없는 부위를 얻도록 공기작용의 지혈기가 적용될 때, 체액이 상처로부터 삼출하며 절개한 측면을 따라서 조금씩 흐른다. 이것은 아래놓인 조직이 영구적으로 함수화된다는 증거이다(그림 Int. 8 그리고 비디오 Int. 3).

예를 들어, 칼로 오렌지의 껍질을 자를 때처럼, 이러한 현상은 수분을 담고있는 모든 구조를 통해서 절개할 때 볼 수 있다. 그러한 구조물은 대기압에 또는 수술실에서 빛에 의하여 방출된 열에 노출될 때 빠르게 마르게 된다. 그 조직 구조는 더 이상 수분을 담고있지 못하며, 수술 도구로 눌러붙으며 모든 수술과정 도중에 규칙적으로 적셔주어야 할 필요가 있다.

그림 *Int. 8*
적용된 지혈기에서조차도, 그 조직의 일정한 함수화가 발생한다(130×).

비디오 *Int. 3*

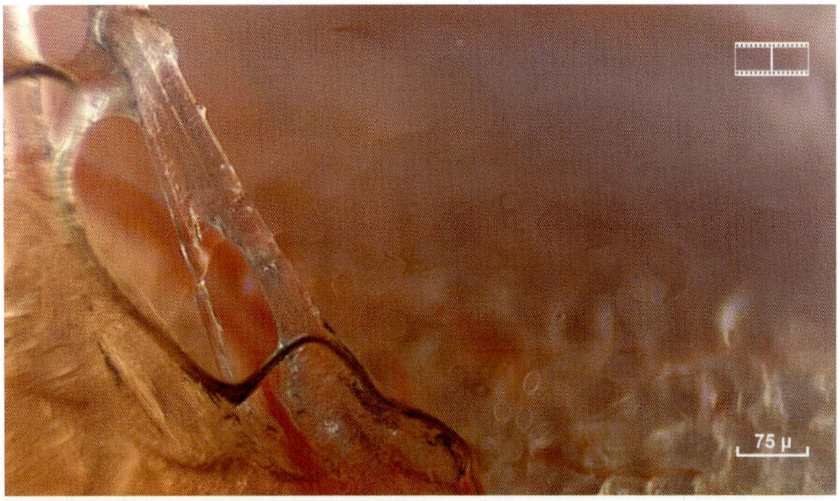

그림 Int. 9와 비디오 Int. 4에서, 수술적 절개의 모서리는 자동적으로 벌려지며 표피의 팽창과 재수축의 **함입**의 현상을 볼 수 있다. 이것은 또 다른 현상을 설명한다: 모든 우리 몸 구조와 비슷하게 표피는 영구적인 **내인성**의 긴장력하에 놓인다.

그림 *Int. 9*
피부 절개의 모서리의 합입과 체내의 압력의 영향 하에서 지방성 덩어리의 출현을 보여주는 피부의 절개

비디오 *Int. 4*

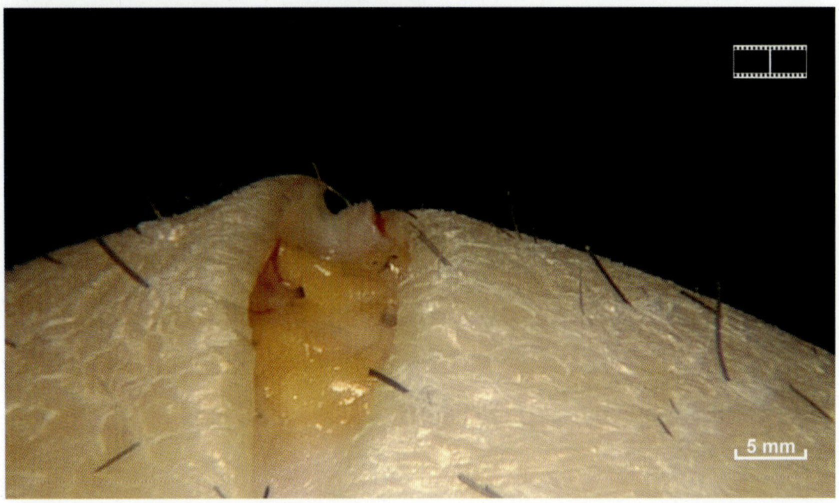

모든 가용적인 공간은 구조물들로 점유되어있다(그림 Int. 10 그리고 비디오 Int. 5). 여기에 빈 공간은 존재하지 않는다. 당신은 근육, 동맥, 그리고 정맥 등을 구분할 수 있지만, 결합조직의 축축하고, 투명한 베일이 그것들을 둘러싼다. 이러한 결합조직은 해부학적 구조물들 사이의 공간을 채운다. 당신은 해부학적 구조물들 사이에서 **'가상의 공간'**의 영역을 구분할 수 없으며, 전통적인 해부학 교재들에서 묘사한 것처럼 수술의 평면도 볼 수 없을 것이다. 비록 살아있는 물체가 절개에 의하여 분리될 수 있는 분명한 해부학적 구조물을 담고 있을지라도, 살아있는 유기체는 개별적인 부분들의 단순한 응집이나 모임은 아닌 것이다.

핵심 주장
우리 몸이란 살아있는 물체는 하나의 통합된 전체이다..

그림 *Int. 10*
인체 내부에서는 절대로 빈 공간이 없다.
모든 여유 공간은 채워져 있다 (5×).
비디오 *Int. 5*

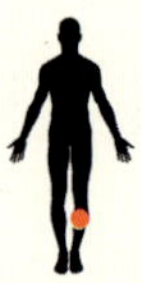

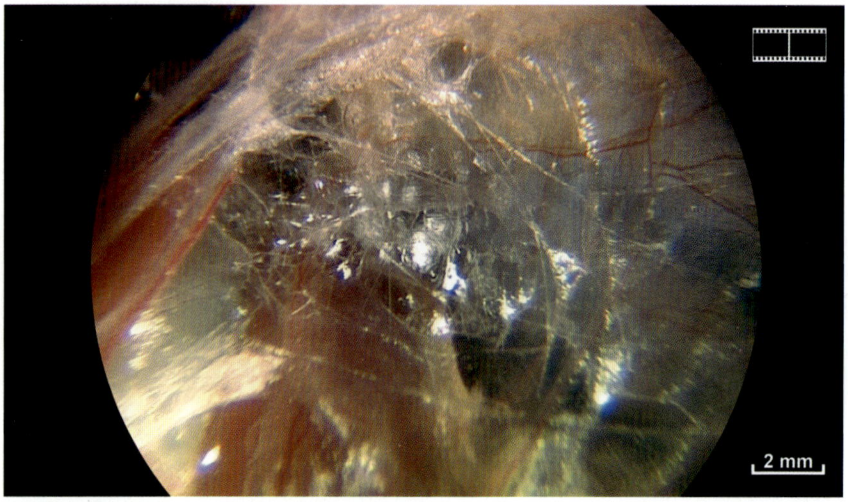

외과의사는 모든 인간 존재 안에서 동일한 전반적인 해부학을 관찰한다. 우리의 신체는 동일한 청사진으로부터 구성되었으며, 그러므로 우리 모두는 두 개의 팔과 두 개의 다리 그리고 내면의 장기들이 동일한 방식에서 배치된다. 그렇지만 당신이 해부학적 구조를 세밀하게 그리고 정밀하게 관찰하기 시작한다면, 당신은 우리 모두가 다르다는 것을 알게 될 것이다. 각각의 인간 존재의 개별적인 구성은 독특한 것이다.

발견으로 향한 여정

한사람의 호기심 가득한 외과의사의 이러한 관찰은 지금 내가 설명하려는 내용을 준비하도록 만들지 않았다. 나는 단지 힘줄이 이웃한 조직들을 통해서 미끄러지는 방식을 이해하려고 시도했으며 그러므로 나는 손가락의 굽힘근 힘줄을 재구성하는 기술적인 과정을 발달시킬 수 있었다. 나의 지적인 호기심은 거기까지 였다. 나는 힘줄껍질 내부에서 힘줄의 활주작용을 대체로 가능하게 만들었던 결합조직의 존재를 알았다. 나는 힘줄 주변조직, 힘줄 주위막 그리고 내장의 그리고 막성 껍질과 함께 가상의 공간에 관하여 배웠다. 고전적인 해부학 교재에서 이러한 구조물의 설명은 이러한 껍질들 내부에서 힘줄들 움직임의 확실한 그리고 논리적인 이론을 제공했지만, 나는 내시경을 통해서 살아있는 조직을 관찰하기 시작했을 때, 이것이 완전히 틀렸으며 당연히 부적절한 것임을 알게 되었다.

나는 그러므로 외과의사와 해부학자들에 의하여 오랫동안 무시되었던 이러한 결합조직의 연구에 깊은 관심을 기울였다. 나는 결합조직이 아무런 외견상의 근

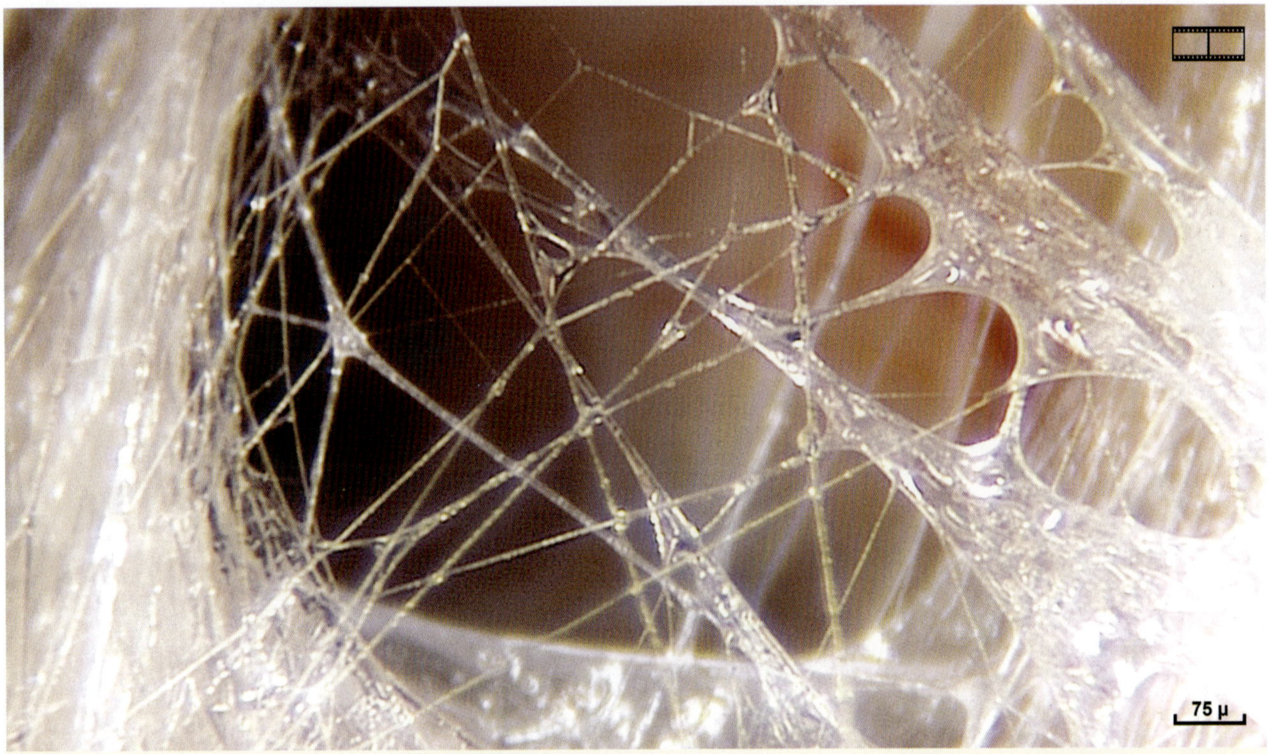

그림 *Int. 11*
인체 내부에서는 절대로 빈 공간이 없다. 모든 여유 공간은 채워져있다(5×).

비디오 *Int. 6*

거가 없는 완전하게 불규칙한 방식에서 배열되어 있는, 콜라겐 섬유의 그물망으로 이루어져 있다는 것을 발견한 것에 놀라움을 금할 수 없었다(그림 int. 11 그리고 비디오 int. 6). 나는 이러한 조직의 복잡한 구성을 이해하려는 힘든 작업을 포기할 수밖에 없었지만, 나는 이것이 상당한 정확성과 섬세함으로 인접한 구조물들의 효율적인, 독립적인 움직임을 보장한다는 그 사실에 호기심을 느꼈다. 외견상의 **카오스**와 효율성이 동시에 존재할 수 있는가?

나는 그때 내가 미세공포의 콜라겐성 충격흡수 시스템(MVCAS)이라고 명명한 이러한 활주시스템이 우리 몸의 어디에서든 보인다는 것을 그리고 신체의 일차적인 구조형성을 구성하는 것으로 간주될 수 있다는 것을 곧 깨달았다. 나는 이것을 나의 초기 절개 동안에 알았다. 당시, 나는 내가 본 것이 무었인지 이해할 수 없었다. 나의 논리적인, 실용적인 그리고 데카르트적인 마음은 이러한 발견을 미쳐 준비하지 못했다.

그리고 여전히 당신은 읽게 될 그 무엇이 살아있는 조직의 수 년에 걸친 과학적 관찰의 결과라는 것이다. 내시경 수술을 경험한 모든 외과의사는 그 결과를 입증할 수 있다. 살아있는 조직 안에서 인접한 해부학적 구조물들 사이에서 움직임을 가능하게 해주는 활주시스템은 이러한 카오스적인 방식에서 구성되며, 그러므로 우리는 반드시 그것이 기능하는 방식을 이해하려고 노력해야 한다. 단지 그때에만 우리는 그것을 설명하려고 시도할 수 있을 것이다.

조직의 연속성

Tissue continuity

1

조직 탄력성의 초기 이론들

수술중 조직내부의 내시경은 새로운 패러다임으로 이어진다

전반적인 해부학적 결론

세부적인 해부학적 결론

요 약

운명의 실을 따라가기

요약정리

조직내부 내시경의 첫 번째 관찰은 모든 것들이 이어져있으며 상호연결된 것으로 보인다는 것이다. 그 연결을 제공하는 것이 세포가 아닌 섬유, 미세섬유 그리고 초미세섬유 등의 풍부함이라는 것을 강조하는 것이 중요하다. 우리는 점차적으로 우리 몸이 거시적인 것에서부터 미시적인, 표면에서부터 심부까지 모든 수준에서 미세섬유의 그물망에 의하여 모양을 이룬다는 것을 알게 되었다. 이러한 미세섬유 그물망은 신체의 실질을 형성함에서 주된 역할을 수행한다. 신체의 모양을 결정하는 것은 오로지 세포만이 아니며, 그보다 세포 자체가 그것들이 들어있는 세포외부의 시스템에 의하여 모양을 만들고 틀을 형성한다.

조직 탄력성의 초기 이론들 Early theories of tissue elasticity

우리가 피부를 문지르고, 늘리고 또는 꼬집고 집어올릴 때, 우리는 당김에 대한 약간의 저항을 느끼지만 피부가 찢어지진 않는다. 우리가 놓게되면, 마치 기억이 있는 듯 피부는 그 원래 위치로 되돌아간다(그림 1.1). 조직은 도수치료사에 의하여 그것에 주어진 힘에 즉각적으로 반응하며 이어서 자체의 원래 상태로 복귀한다; 신체의 전반적인 모양이 유지된다. 형태를 유지하고 자체의 완전성을 지속하는 신체의 이러한 능력은 중요하지만, 그 중요성을 빈번하게 알지 못한다.

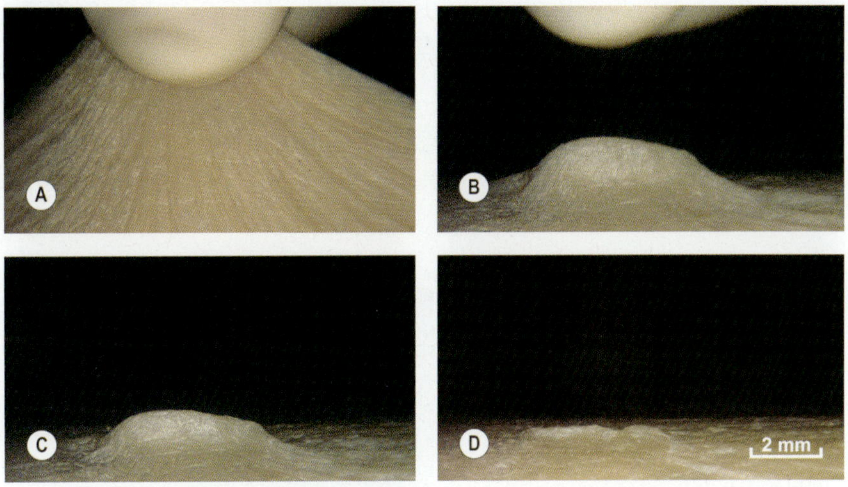

그림 *1.1*
A 당신이 피부를 집어 올릴 때, 제한에 도달할 때까지 그 당김에 대한 점진적인 저항을 느낀다.
B-D 들었던 것을 놓게 되면, 피부는 천천히 마치 조직기억이 있는 듯, 그 원래의 위치로 천천히 되돌아간다.

과거에, 의사들은 이러한 현상은 *탄력성*, *유연성* 그리고 *가소성*이란 용어로 설명했지만, 만족스런 생리학적인 설명을 제공하지 못했다. 20세기, 해부학 교재의 저자들은 그것을 가상의 공간(그림 1.2)과 조직 계층의 주장을 암시함에 의하여 강력한 역학적 관점에서부터 그것을 설명하려고 시도했다. 당시에 결합조직의 역할이 장기들 사이의 공간을 채워주는 포장의 또는 덧댐의 물질로서 단순한 것이라고 생각되었으며, 해부학적 구조물들 사이에서 활주작용을 촉진시키고 뼈, 근육 그리고 신경[2, 3, 4, 5, 6] 등과 같은 구조물 사이에서 연결을 제공한다. 묘사적인 해부학 모두는 딱 거기까지이다. 이어서 매우 상이한 수준인 – 세포의 수준에서 인간조직을 탐구할 광학의, 전자의, 삽입의, 스캐닝을 이용한 현미경의 그리고 전송 기술의 시대가 도래했다.

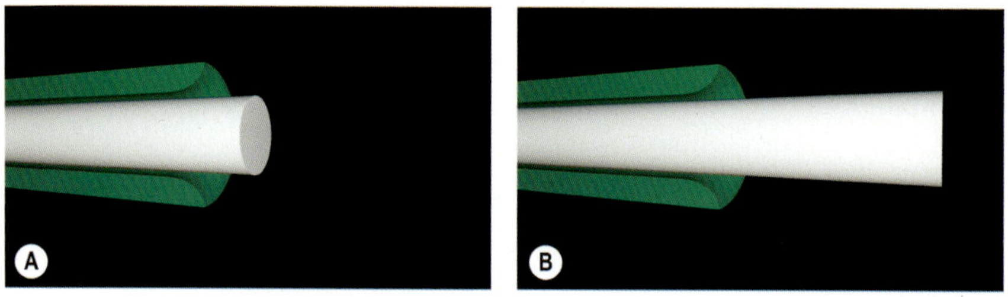

그림 *1.2*
가상의 공간
A와 B. 총의 총신 안의 총알의 움직임과 같이 해부학적 구조물들 사이에서 활주 움직임을 비교하는 복잡한 현상의 가장 단순한 모델

수술중 조직내부의 내시경은 새로운 패러다임으로 이어진다 Perioperative intratissular endoscopy leads to a new paradigm

조직내부의 내시경 수술은 인간 해부학에시 우리의 인식을 변화시켰다. 이것은 우리에게 움직이는 살아있는 조직의 생생한 영상을 전해준다. 우리는 인간의 정적인 사체형태와는 다르게, 이제 인간조직을 살아있고 움직이는 상태에서 연구할 수 있다.

오늘날, 수술 중 우리는 확대의 세 가지 상이한 수준에서 살아있는 신체를 연구할 수 있다.

- **거시적인 수준**: 이러한 생생한 절개처럼, 맨눈으로 볼 수 있다(그림 1.3과 비디오 1.1).

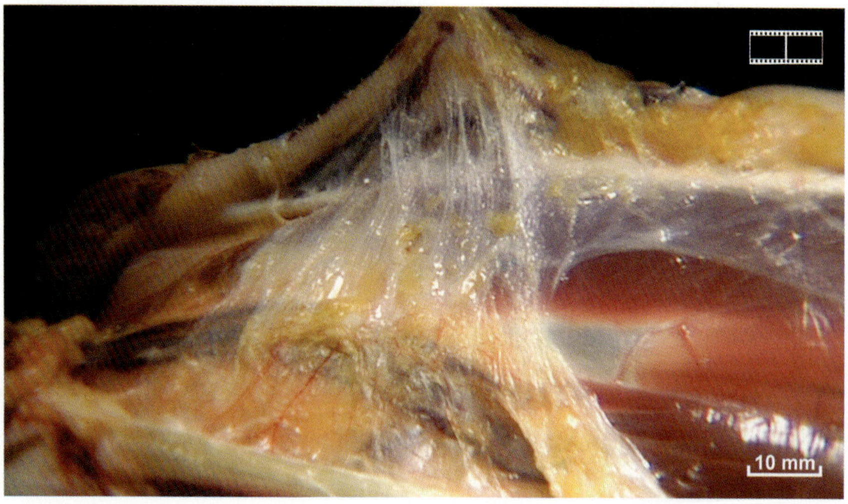

그림 *1.3*
거시적인 수준에서
아래팔의 전면의 절개

비디오 *1.1*

- **중간시각적 수준**: 맨 눈으로도 볼 수 있지만, 이러한 2× 생생한 절개 사례에서처럼(그림 1.4) 더 낳은 해상도를 위해서 약간의 확대가 필요하다.
- **미시적인 수준**: 맨눈으로 보기에는 너무 작지만, 표준적인 현미경으로 관찰하기에는 지나치게 크다; 여기에서 피부아래의 10×와 40× 확대가 보여진다(그림 1.5와 1.6).

핵심 주장
중간시각적 수준에서, 주목해야 할 첫 번째 관찰은 조직의 연속성이다(그림 1.7).

그림 *1.4*
중간시각적 수준에서(2×) 아래팔의 전면의 피하 절개

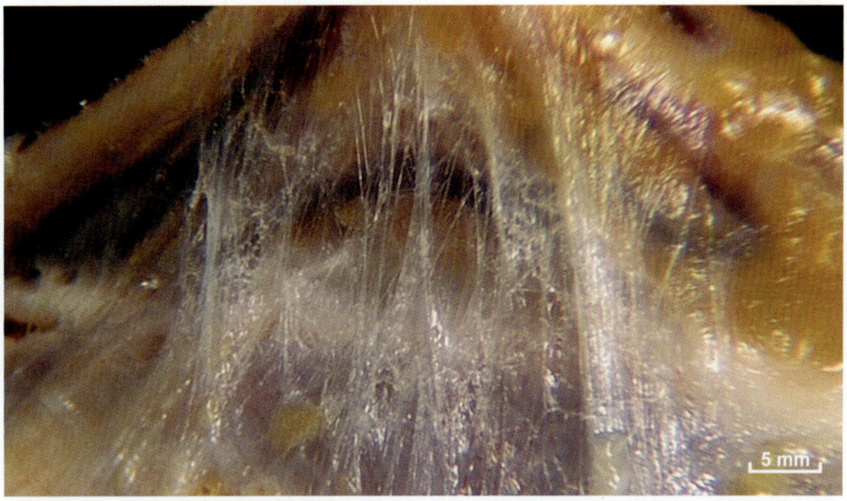

그림 *1.5*
미시적인 수준에서(10×) 아래팔의 전면의 피하 절개

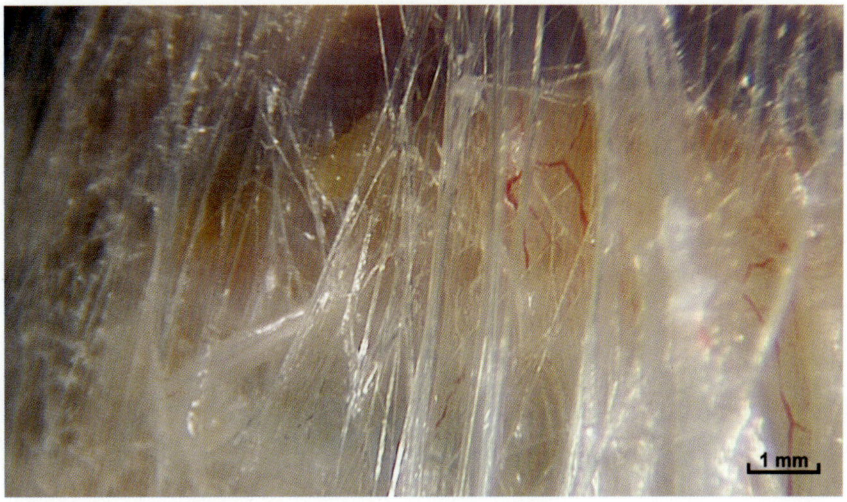

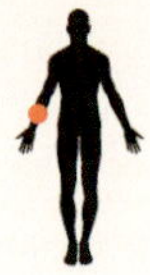

그림 *1.6*
미시적인 수준에서(20×)
아래팔의 전면의 피하 절개

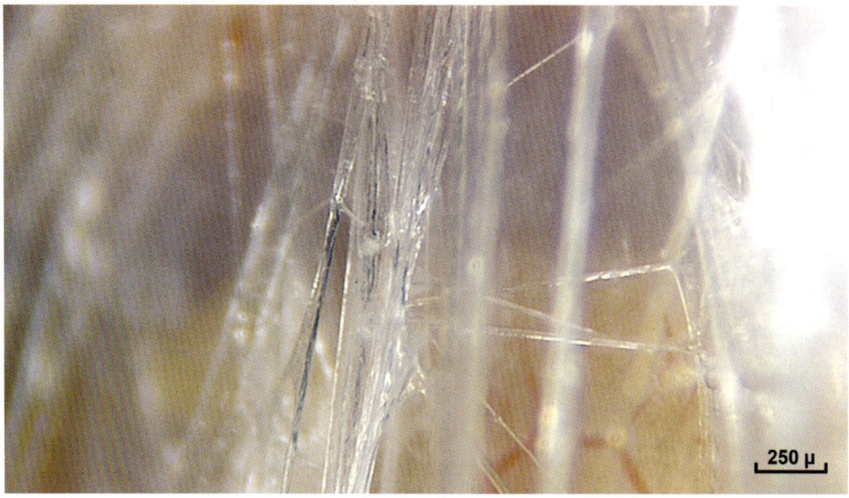

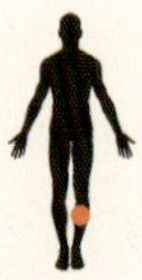

그림 *1.7*
거기에 아무런 외형상의 순서도 없지만, 연속성은 존재하는 피부 아래의 세계에 대한 우리의 첫 인상이다(20×).

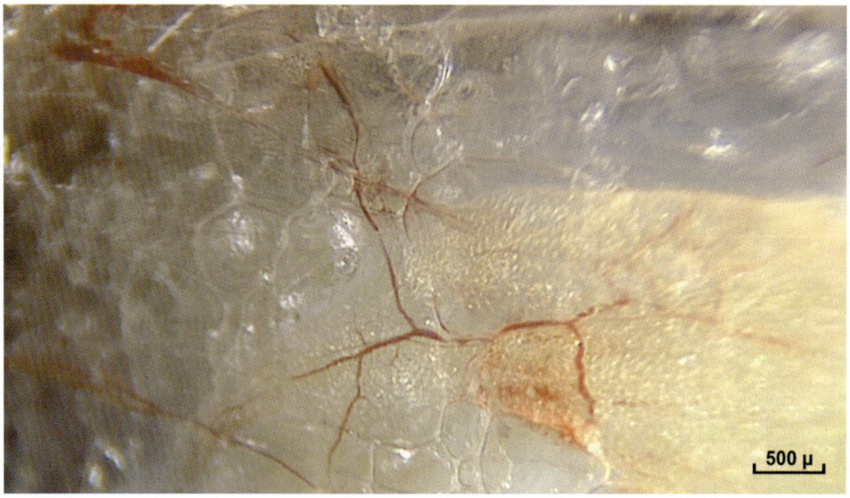

조직 연속성의 이러한 개념을 논의해야 하는 것은 좀 이상하게 보이겠지만, 과거에 해부학자들은 신체를 구획화하려는 성향을 보유했다. 그렇지만 우리가 보게 될 것처럼, 결합조직은 이전에 믿었던 것보다 신체 안에서 훨씬 더 복잡하고 중요한 역할을 수행한다.

전반적인 해부학적 결론 General anatomical conclusions

조직 연속성: 층도 없고, 빈 공간도 없다.

맨눈에서, 결합조직은 처음에 지극히 일정하며 별로 중요하지 않은 듯 보이며 해부학자들에게 별다른 관심을 주지 못했다. 그렇지만 카메라가 분명한 근육그룹들 사이의 영역으로 천천히 도달하면서, 빛을 반짝이는 섬유들의 진정한 휘감김과 서로 엮여져 있음은 우리에게 깊은 인상을 주었으며, 우리는 이러한 섬유

그림 *1.8*
섬유의 세계는 모든 구석 구석에 존재한다(65×).

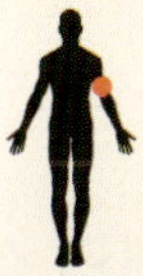

비디오 *1.2*

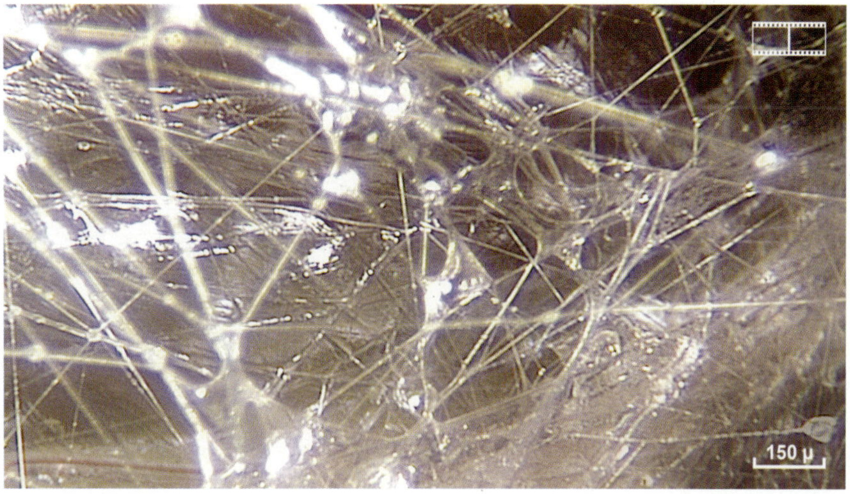

들이 전체적 연속성의 연결을 만든다는 것을 볼 수 있다. 수술적 절개 중 이러한 영상은 빛나고, 반짝이는, 다른 것으로 바뀌면서 거의 즉시 사라지는 덧없는 빛의 모빌 거울의 나열로 전환된다(그림 1.8 그리고 비디오 1.2). 이러한 반사는 무엇인가? 어떻게 그리고 어째서 이러한 반사가 만들어지는가? 어째서 이것들이 근육들 사이에 그리고 피부 아래에 존재하는가?

수술 중 자주 그것을 알아채지 못하면서, 외과의사는 그 장기의 일부인 듯 보이지 않으며 빈번히 장기에 접근을 방해하는 이러한 혼합물을 분리하고, 벗겨내며 파괴할 필요가 있다. 처리할 필요가 있는 그 부위를 노출시키기 위해서, 그 외과의사는 접근경로를 만들어야 하며 그 과정에서 반드시 모든 내장기들을 함께 이어주며 둘러싸고 포장하는 것으로 보이는 혼합된 섬유인, 이러한 치밀한 물질을 통과해야 한다. 신체 전반에 절쳐 모든 공간 안에서 존재하는 이러한 섬유들의 연속성은 우리가 통상적으로 결합조직이라고 부르는 그것이다. 이러한 소위 결합조직이 신체 내부에의 모든 곳에서 존재하며, 근육 깊이에서부터 피부의 표면까지 분리된 구조들을 이어주고 있다는 것을 강조하는 것이 중요하다.

핵심 주장

결합조직의 그물망이란 것이 거시적인 수준에서부터 미시적인 수준까지 신체 전반에 걸쳐 존재하며, 미세섬유의 그리고 조직학적인 연속성을 제공한다.

이러한 전신에 걸친 미세섬유 그물망의 연속성은 많은 도수치료사의 일원론적인 관점과 일치한다. 전통적인 교육과는 다르게 우리는 이제 신체 안에 어떤 빈 공간도 없으며, 서로간에 조직 활주작용의 분리된 공간도 없다는 것을 발견했다. 신체 내부에서 결합조직의 **전체적인** 특성은 명백하다. 그렇지만, 이러한 조직만이 유일하게 *연결적인가?* 이것이 정말 유일한 역할인가?

미세섬유의 연속성: 세포외부 세계의 실존

세포는 어디에서나 볼 수 있는 것이 아니다

기본적인 형태학적 단위로서 세포를 인정하는 것 그리고 단백질 생산에서 그것의 역할을 이해하는 것은 중대한 발견이었다. 모양은 세포들의 함께 모여 집단화함에 의하여 결정되며, 그것들은 당연히 **지방세포**, 근육모세포 또는 뼈세포 등이 된다. 간, 갑상샘 그리고 뼈 등은 모두가 제각기 자체의 고유한 기능을 보유한 치밀한 세포성 구조물의 사례가 된다. 그렇지만 확실히 필수적이긴 하지만, 그것들을 구성하는 세포성 요소들은 그것들의 형태를 전적으로 결정하는 것은 아니다. 때때로 세포들은 해부학적 구조의 모양에 영향을 주기에는 지나치게 흩어져있다.

핵심 주장
세포들은 조직 연속성을 책임지지 않는다(그림 1.9)

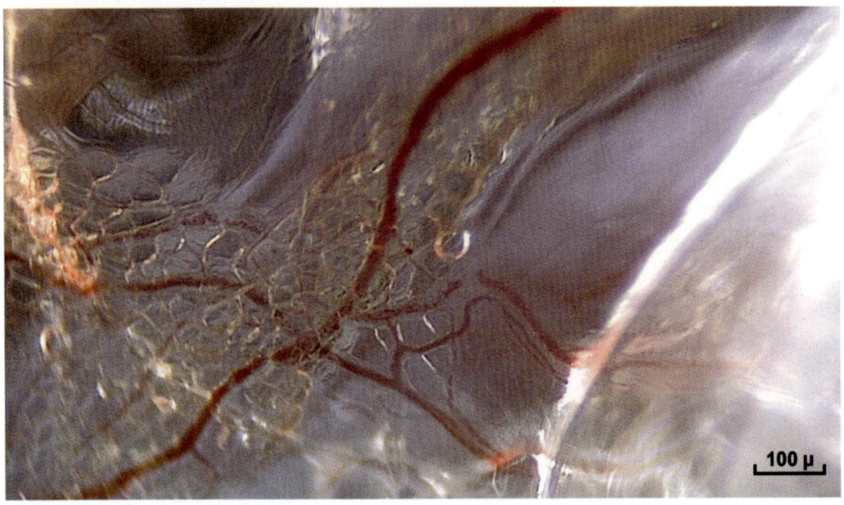

그림 *1.9*
세포들이 여기에 존재하지만 지나치게 흩어져 있으며 그것들의 수와 용적은 모양이나 형태에 어떤 영향을 주기에 너무도 부족하다(100×).

세포는 외부의 환경에 민감하며 살아있고 기능하기 위해서 일종의 구조적인 받침이 필요하다. 세포는 고립되어 생존할 수 없다.

세포의 연구는 독점적인 과학적 관심을 받았으며 광범위한 자원을 동원했지만, 세포외부의 세계는 여전히 거의 알려지지 않았다. 모든 의도와 목적에서 이것은 과학적인 황무지이다. 만약 우리가 현미경의 렌즈를 통해서 오로지 세포만 연구한다면, 우리는 그것들을 감싸고 있는 그 무엇을 잊게 될 위험에 놓인다.

신체의 영역에서 아마도 완전하게 세포가 존재하지 않을 수 있는 반면, 동일한 주장은 미세섬유성 세포외부의 물질에 대하여 주장할 수 없다(그림 1.10). 그렇게 풍부한 섬유에 대해서, 대부분의 해부학과 조직학 교재의 그림들이 그 부위를 비만세포와 섬유모세포들 사이에서의 단지 콜라겐이나 엘라스틴 섬유의 몇 가닥으로 나타낸다는 것은 놀라울뿐이다(그림 1.11). 어째서 그것이 그렇게도 단순한 방식으로 설명된 것인가? 그것이 그렇게도 단순하다면, *결합조직, 세포외기질, 바탕질 그리고 간질성 공간 등과 같이 그것을 묘사하는* 여러 가지 용어들이 어째서 존재하는가?

그림 *1.10*
일부 부위들에서, 이 사례에서처럼 세포들은 거의 존재하지 않는다. 그렇지만 미세섬유성 물질은 항상 존재한다(65×).

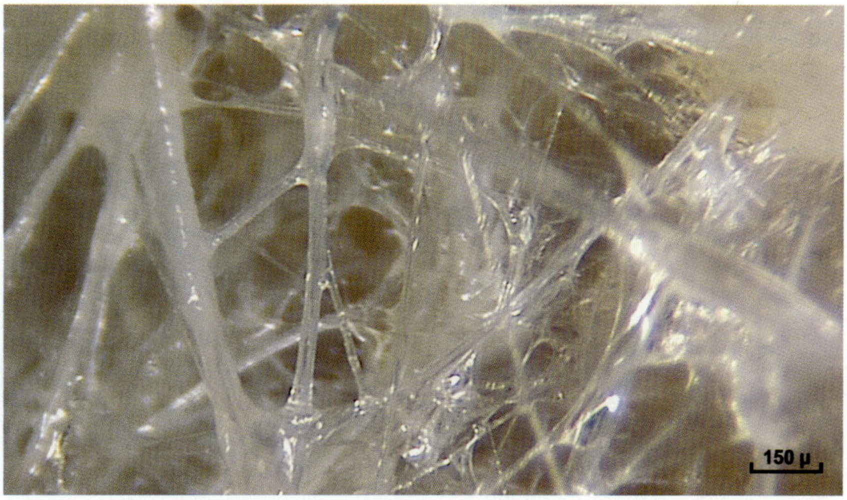

그림 *1.11*
오늘날의 해부학과 조직학 교재에서 가장 빈번하게 볼 수 있는 세포외기질의 전형적인 모습이다.

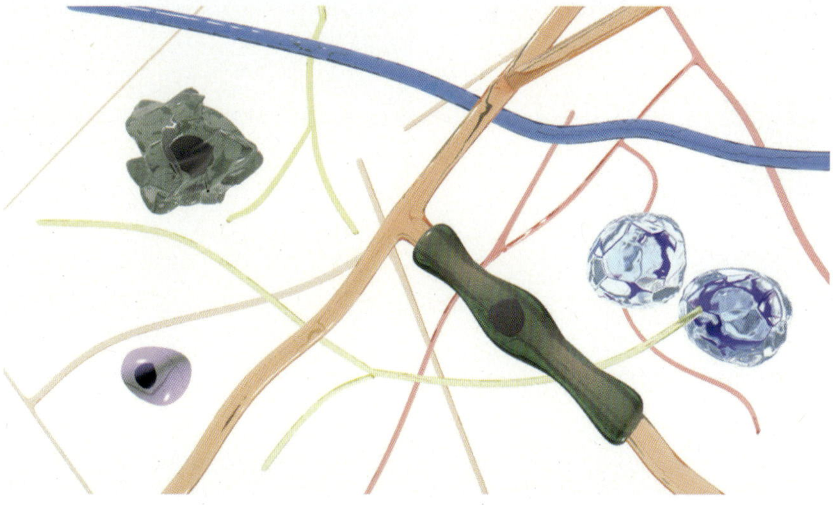

우리의 관찰은 세포외부의 미세섬유 세계— 복잡하고 모두를 둘러싸는 —가 훨씬 더 중요하다는 것을 보여준다. 이것은 세포를 둘러싸며 모양과 형태를 제공하고 유지하도록 도와주지만, 이것은 오로지 살아있는 상태에서만 충분히 이해될 수 있으며 진정으로 감상될 수 있다. 그러므로 이것을 연구하기 위해서 우리는 *살아있는* 물체를 조사할 필요가 있다. 우리가 살아있는 환자에게서 살아있는 조직을 연구하기 위해서 비디오내시경을 사용해 온 것은 바로 이러한 이유에서였다.

이러한 세포외부의 세계는 어떠한가? 살아있는 신체에서 관찰될 때, 그것의 모든 곳에 존재하는 특성이 명백해지며, 이제 그것의 중요성을 탐구하고 이해할 시기인 것이다.

구성적인 연속성: 미세섬유의 서로꼬임과 미세용적

미세공포의 개념

피부를 통해서 절개한 후, 만약 당신이 그 절개면의 어느 쪽이든 작은 갈고리로 가볍게 당긴다면, 서로 간에 처음에 포개져있으며 쌓여있는 구조적인 요소들이 점차적으로 드러나게 된다(그림 1.12 그리고 비디오 1.3). 그것들이 맨눈에 거의 보이지 않는다는 것을 명심하며, 그러므로 이것들은 고배율을 사용한 내시경을 통한 세밀한 관찰에서만 분명해질 것이다.

그림 *1.12*
고배율로 확대(20×) 하에서 피부를 위로 가볍게 당겨올린 동안 피하 섬유들의 출현을 지켜본다.

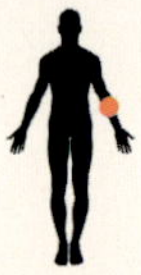

비디오 *1.3*

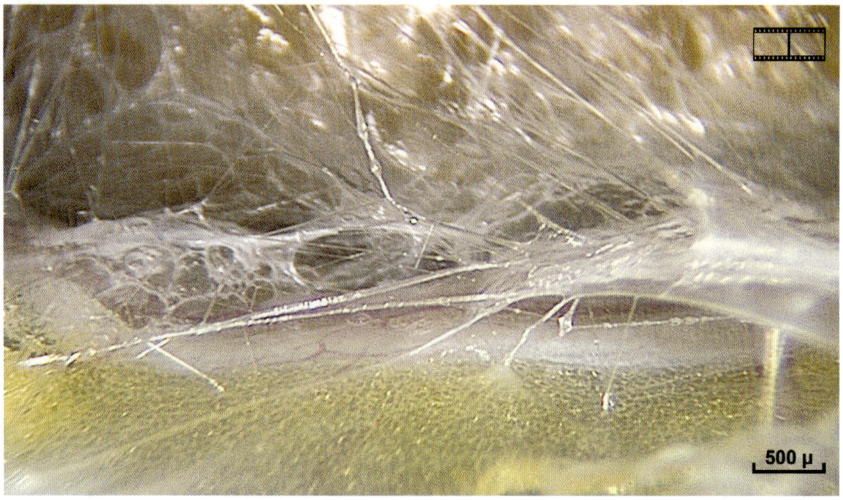

이러한 요소들은 평편하지만 서로 간에 겹침에 의하여 형태와 모양의 창조에 참여하며 용적을 만들어준다. 피부 아래의 세포가 규칙적인 방식에서 배열되어 있다는 그 공통적인 가설은 거짓이다.

핵심 주장
많은 세포-없는 공간이 존재하지만, 그 공간은 빈 공간이 아니다.

사실 그 공간은 다양한 색깔과 불규칙한 공간상의 형태를 보여주는 외견상으로 일정한 조직들로 채워져있다(그림 1.13). 10×와 60× 사이의 확대에서 살아있는 구조의 관찰은 내가 *미세공포*라고 이름붙인 **다각형** 단위의 반복을 바탕으로 한, 그물처럼 엮인 그물망을 보여준다. 그 미세공포는 미세섬유들의 교차 사이의 공간 안에서 만들어진 용적이다. 나는 세포들로 채워지지 않은 용적, 일종의 공간의 개념을 강조하도록 '미세공포'라는 이름을 선택했다. 나는 '미세소포(microalveolus)'라는 단어가 너무도 규칙적인 기하학적 구조물에 의하여 특징지어지는 폐의 구조물을 또는 벌통 안에서의 벌집을 지나치게 연상시키기 때문에 '미세소포'라는 단어를 포기했다.

그림 *1.13*
획일성을 갖는 다양성이 여기에서 분명한 순서가 없이 서로 엮어져 있는 섬유에 의하여 만들어진 색깔과 형태의 반사적인 껍질을 비춘다(65×).

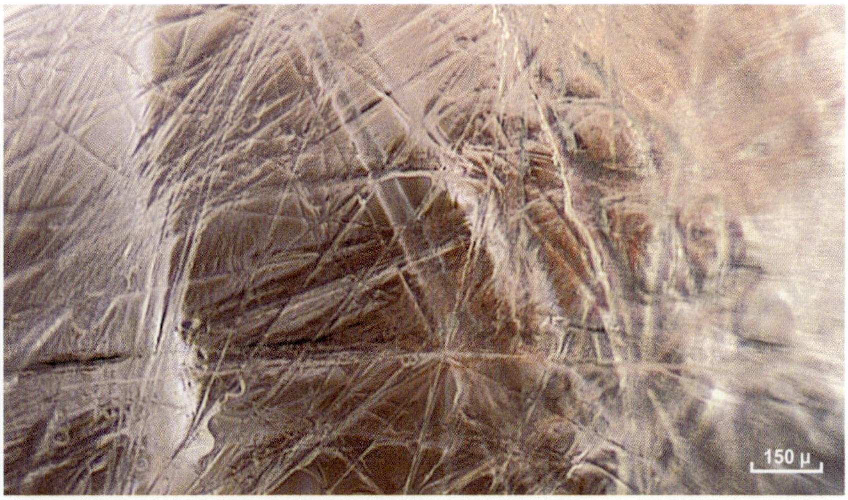

핵심 주장
미세공포는 현미경적인 공간 또는 미세용적을 둘러싸며 교차하는 미세섬유들의 연속적인 구성적인 그물망 내부에서 존재하는 용적 측정의 단위이다.

미세공포의 모양은 다각형(완전하게 불규칙하지만, 단순한)이다(그림 1.14). 각각의 미세공포는 자기 자체의 모양과 형태를 보유하며; 그 어떤 미세공포들도 절대로 동일한 것은 없다. 미세섬유는 모든 방향에서 주행하며, 놀랍게도 아무런 미리-확정된 패턴을 보여주지 않으며; 그것들의 배열은 아무런 외견상의 근

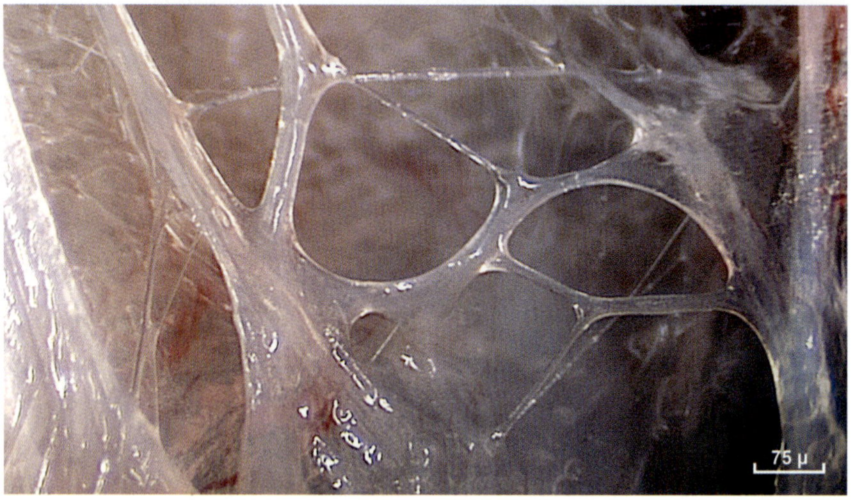

그림 1.14
미세공포: 용적의 불규칙한 다각형의 단위를 형성하는 삼차원에서 미세섬유의 교차 (130×)

거를 보유하지 않는다. 그것들은 서로간에 교차하며 상호작용한다. 그 미세섬유는 극단적으로 가변적인 길이와 불규칙한 두께를 보유한, 직경에서 불과 수 마이크론이며 무작위하고 혼란스런 모습 — 줄기의 격자무늬 만들기 —을 제공한다(그림 1.15).

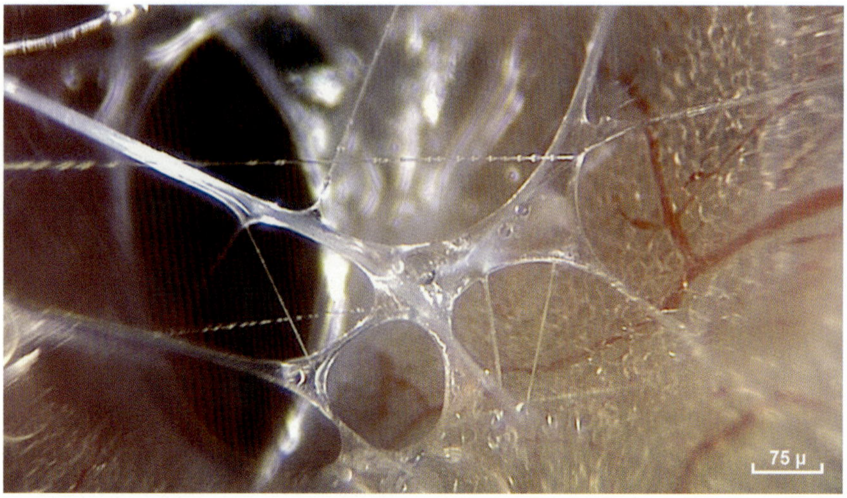

그림 1.15
미세공포의 연속에 의하여 미세용적이 형성되며, 그것들은 미세섬유 길이, 두께, 색깔 그리고 크기에서 무한한 다양성을 지속적으로 보여준다(130×).

이러한 세포외부의 세계 안에서 모든 것이 불규칙하고 다각형이 되는 경향이 있다는 것을 강조하는 것이 중요하다. 이러한 다각형은 단순한 모양이지만 모서리에서 그것은 주로 삼각형, 사면체, 오각형의 또는 육각형이 된다. 그것들은 드물게 좀 더 복합적이다. 이것은 일정한, 변화없는 관찰이다.

다양성은 어디나 존재한다. 우리는 긴 또는 짧은 미세섬유를 관찰하며, 이것들은 수직이고, 대각선 또는 횡으로 놓여있으며 함께 가까이 또는 멀리 떨어져 놓이며 다양한 밀도를 갖는다. 일부 생물물리학자들이 카오스같은이라 부르는[7,8,9]

구성은 이러한 불규칙한 그물망의 **프랙탈화**라는 또 다른 특징을 보여준다. 이것이 전통적인 교육이 우리에게 기대하도록 만들었던 모습과 다르기 때문에, 확실히 놀라우며, 혼란스러울 수 있다. 그렇지만 그것은 부정할 수 없는 사실이며 무시될 수도 없다. 유사한 설계의 보다 작은 구조가 커다란 미세공포 내부에서 확인되며, 그것들은 마치 러시아 인형처럼 함께 들어맞는다.

핵심 주장

신체 내부에서 어디서든 찾아지는 결합조직의 다중미세섬유의 그리고 다중미세공포의 multifibrillar and multimicrovacuolar 구성틀은 반드시 불규칙하고 프랙탈의 구성이다(그림 1.16).

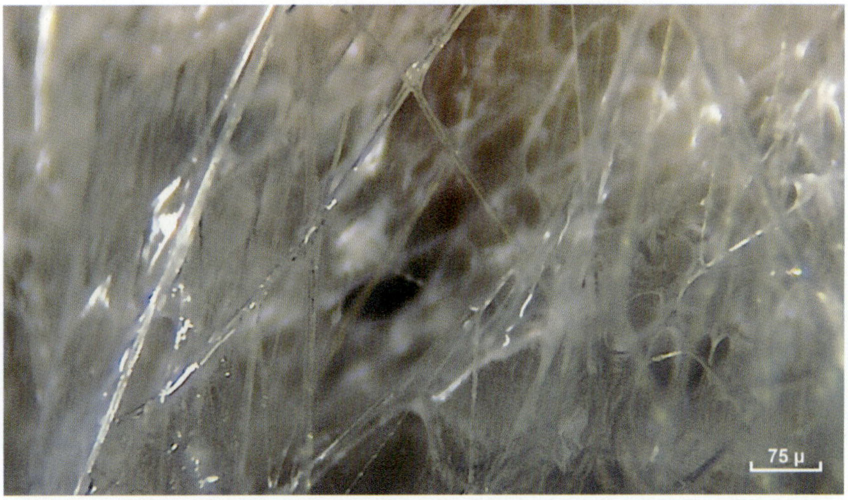

그림 *1.16*
다양성은 어디에서든 존재한다(130×).

*미세공포*가 신체의 구성적인 기본틀의 기초적인 형태학적 단위인가? 이러한 일반적인 인상은 오로지 세밀한 해부학적인 연구를 통해서만 얻을 수 있는 뒷받침해줄 증거가 요구된다.

세부적인 해부학적 결론들 Detailed anatomical conclusions

쉬운 이해를 위해서 우리는 조직 층들의 기준화된 분류법과 배열법을 적용했으며, 표피로부터 아래 진피, 피부밑조직 그리고 피부아래의 조직을 통해서 널힘줄, 힘줄, 근육 그리고 뼈와 같은 보다 깊은 구조들 까지의 해부학적 배열을 적용했다. 뒷장의 그림은 피부의 표면에서부터 골막까지 펼쳐지는 조직 내부의 미세섬유 그물망의 연속성에 대한 단순화된 표현이다. 신체 내부에서, 거기에 어떠한 조직의 단층도 존재하지 않으며 그러므로 당연하게 개별화된 층도 존재

인간 조직 단면
표피부터 해면체골까지

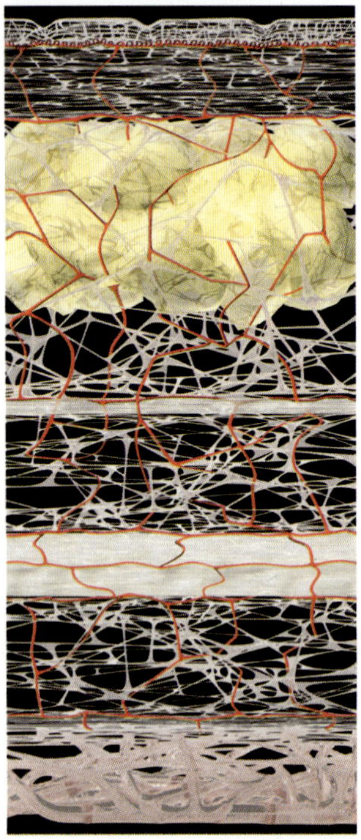

하지 않는다.

피부

신체의 내부 구성의 바깥쪽 경계는 피부이다. 피부는 두 개의 세계를 분리시킨다. 이것은 우리 자신과 다른 것들 사이의 경계이며, 인간형태와 외부환경의 경계인 것이다.

우리는 해부학자, 임상치료사 그리고 과학자들의 연구를 통해서 이미 피부에 관한 지식의 엄청난 양에 익숙해져있다. 자기와 환경 사이의 경계면으로서 피부의 이러한 인식은 시인, 미술가 그리고 철학자들에게 영감을 주었다. 보다 최근에 과학자, 해부학자 그리고 임상치료사들은 피부의 형태와 기능을 매우 상세하게 연구했으며, 그러므로 피부의 구성은 분명하게 정의되었다. 그렇지만 비록 피부의 구조와 그 구성이 충분하게 이해되었을지라도, 다음의 의문이 남게 된다.

- 피부는 어떻게 *움직이는가?*
- 피부의 모든 구성요소가 움직임 중 서로에 대한 연결과 적응을 어떻게 유지하는가?

우리의 첫 관찰은 피부 표면의 형태학에서 광범위한 가변성이다. 동일한 사람에게서 피부가 그 많은 형태를 나타내는 것을 보는 것은 매력적이며, 그것들 전부는 동일한 기본적인 다면체 패턴의 변형이다. 이러한 패턴은 표피를 구성하는 삼차원적인 다각형의 구조의 많은 가시적인 바깥 표면에서부터 형성되며, 우리는 이것을 다음 단락부터 자주 보게 될 것이다.

구성 표면은 아마도 사각형과 비슷하거나, 그것들이 우리에게 모래 능선을 상기시키는 능선이 있는 나란한 원통형으로 보이거나 또는 파도처럼 보이는 다이아몬드-모양의 판자로도 보인다. 피부는 젊음과 함께 빛나거나 나이와 함께 쳐지고, 기후에 따라 주름지며 또는 사람이 체중을 상실할 때 더 가늘어지기도 한다. 우리는 손작업하는 사람의 손바닥이나 조깅한 사람 발의 발바닥에서처럼 그 사람의 활동에 대한 반응에서 변화를 볼 수 있다. 피부병에서 또는 임신 중 발생하는 진피의 끊어짐인 튼살에서 보이는 특징적인 깊은 파임과 같은 내인적인 영향의 결과로도 변화가 발생한다(그림 1.17).

피부의 형태는 상당하게 달라질 수 있지만, 그것은 다각형의 모양의 구성틀로 변화없이 엮어진다. 그것은 단순하며 기본적이고 불규칙하고, 아직은 해부학 문헌에서 거의 설명되지 않았다.

이러한 관찰은 더 많은 의문을 야기한다.

- 어째서 피부의 표면은 다면체의 모습으로 구성되는가?
- 어째서 피부 표면은 완전히 매끄럽지 않은가?

그림 *1.17*
신체의 상이한 부분에서부터
가변적인 피부 패턴(5×)
A 어깨
B 손바닥
C 지문
D 복부 (튼살)
E 허벅지
F 발바닥
G 젊은 피부
H 나이든 피부

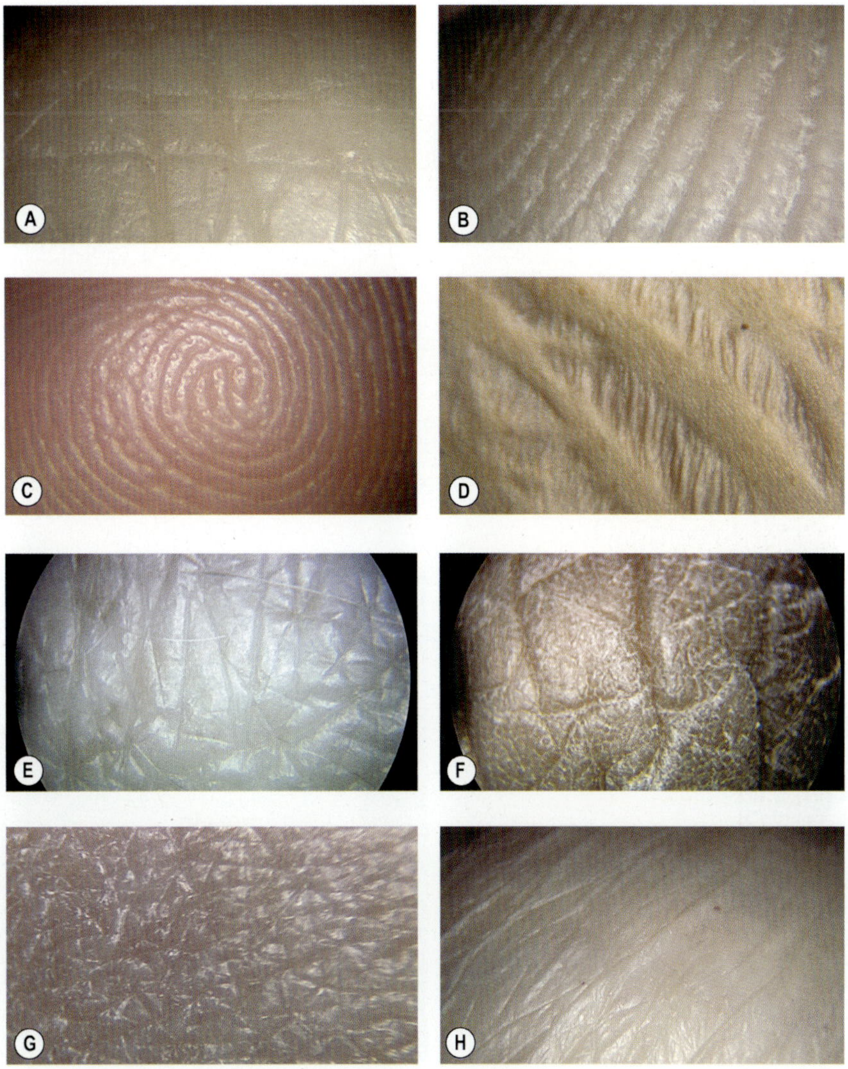

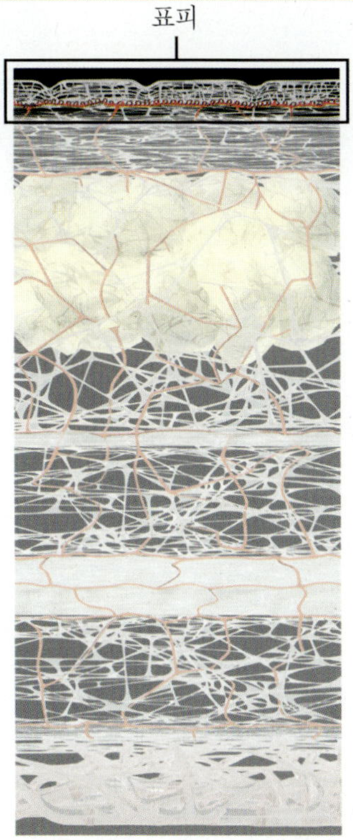

표피

표피는 그것의 표면 안으로 새겨진 작은 다면체를 보유하며, 그것들 모두는 불규칙하고 다르지만, 삼면, 사면 또는 다섯 면으로 한정된다. 각 모서리는 대략 500㎛ 정도로 측정되며, 각 다면체들 사이에 50㎛가량의 구분선이 있다. 어느 하나의 다면체도 그 이웃 다면체와 비슷해 보이지 않으며, 그것들의 분포도 매우 불규칙하다. 이러한 다면체들은 삼차원에서 움직이며(그림 1.18 그리고 비디오 1.14), 그것들이 움직이면서 우리는 표면에서조차도 그 변화를 볼 수 있으며, 그것은 그것들의 구성이 프랙탈일 것임을 나타낸다: 하나의 다면체는 안쪽의 또 다른 다면체에 들어맞으며 각각의 작은 다면체는 좀더 큰 다면체 안에서 자체의 이웃한 다면체에 맞춰진다.

핵심 주장

피부의 표면은 불규칙한 다면체의 복잡한 모자이크 패턴인 것으로 보인다 (그림 1.19).

피부가 일상의 활동 중에 늘려지고 주름질 때, 이러한 작은 다면체가 움직인다. 그것들의 모양과 모습이 달라지며, 힘이 제거될 때 그것들은 자체의 본래 상태로 복귀한다. 일상생활 도중에 시행된 각각의 움직임은 이러한 감지하기 어렵고 일반적으로 알아채지 못한 변화를 유도한다. 여전히 세밀한 관찰에서 우리는 피부에서 받는 압력의 정도에 따라서 수직에서부터 수평으로 변화하는, 이어서 흐릿해지며 덜 두드러지고 다시 나타나는 힘의 연결선을 볼 수 있다.

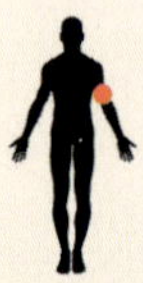

그림 *1.18*
피부의 표면은 모든 삼차원 안에서 펴서 늘려진다(65×).

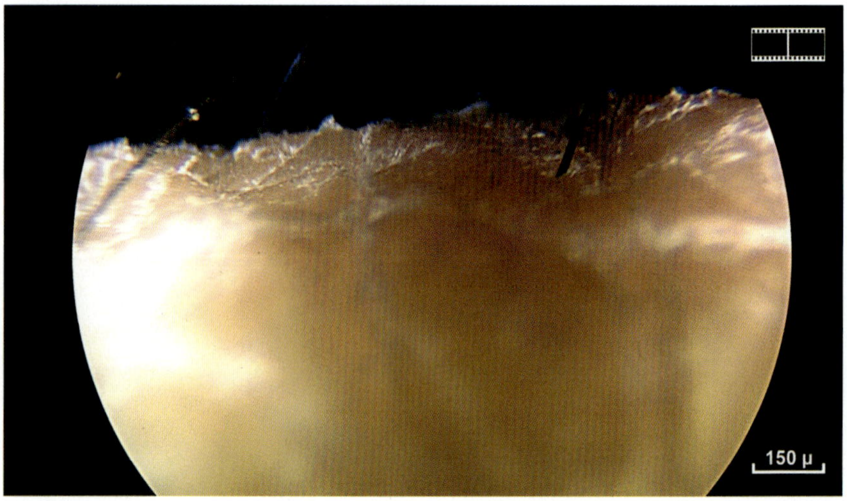

비디오 *1.4*

이러한 다양함은 우리가 사용하는 현미경을 좀더 가까이 가져올 때 더욱 인상적이 된다. 그렇지만 그 부분의 깊이가 감소되며 안정 시 호흡과 맥동에서부터 생기는 환자 내부에서의 미세한 움직임이 증폭되기 때문에 확대해서 선명한 사진을 찍는 것은 훨씬 더 어렵다.

그럼에도 주의깊은 관찰을 통해 우리는 각별히 고배율에서, 슬로우 모션으로 비디오를 상영하는 동안 비디오 기록에서 이러한 변화를 볼 수 있다(그림 1.20 그리고 비디오 1.5). 적용된 물리적인 힘에 의하여 주어진 제약에 대한 반응은 분명하다. 더욱이 각각의 다면체 내부에서 우리는 변하고 있는 차원과 형태와 함께, 긴장력이 그 섬유들을 압도하고 그것들의 최종 모습을 만들 때까지 비활성으로 남아있는 기타의 미세단위들을 관찰할 수 있다. 인접한 다면체들 사이의 경계선을 표시하는 패인자국은 스스로를 적용된 스트레스의 방향에서 힘의 작용선을 구성하도록 배열된다.

그림 *1.19*
A 피부의 표면 위에서 불규칙한 다면체들(40×)
B 확대해가면, 우리는 좀 더 큰 다면체 안쪽에서 동일한 다면체의 불칙성을 보게 된다(65×).

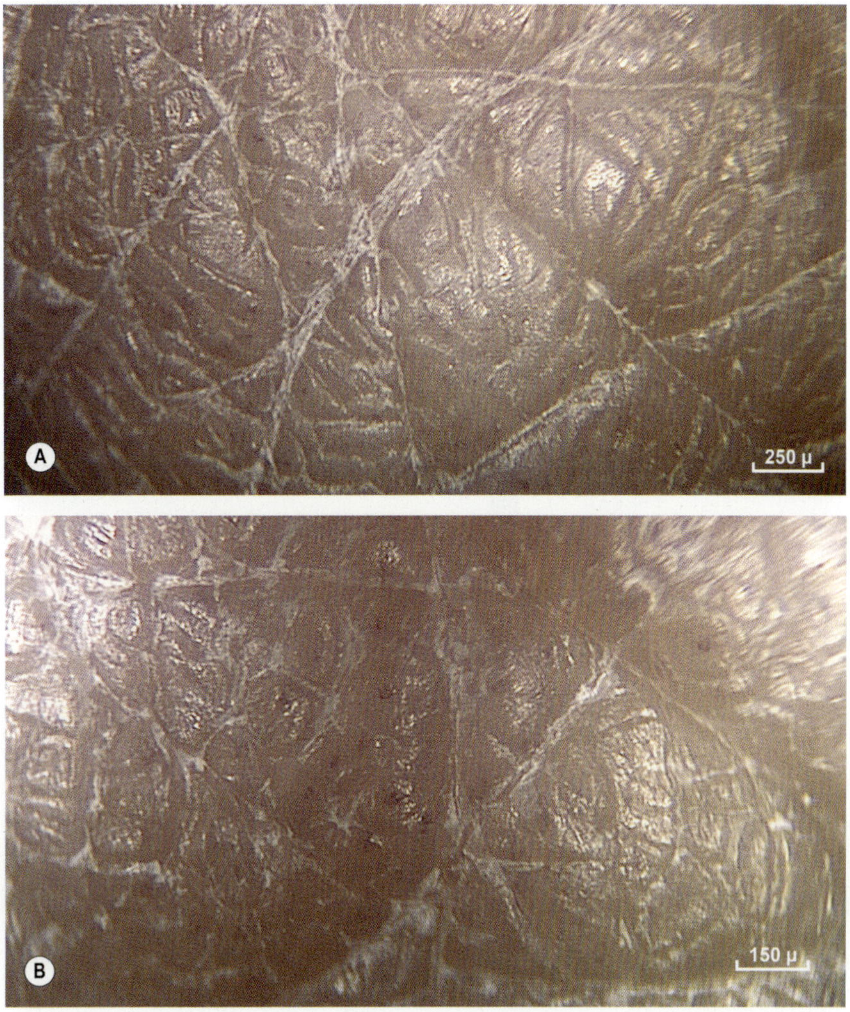

그림 *1.20*
피부의 안정위치와 적용된 역학적인 제약의 최종위치 사이에서, 피부의 표면에서 다면체는 자체의 모양을 변화시키며 새로운 힘의 작용선이 나타난다(100×).

비디오 *1.5*

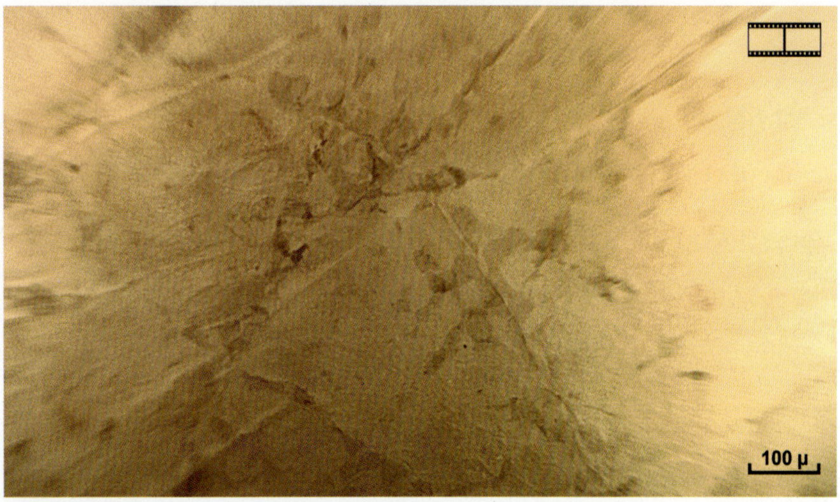

그 다면체들로 당김이 적용되면서 우리가 면밀하게 살펴본다면, 우리는 패인자국이 그들의 변화하는 모습에 적용되므로 그것들을 벌어지도록 분리시키는 패인자국을 보게 된다. 다면체들 사이에서 이러한 패인자국은 넓어지거나 좁아질 수 있으며, 이웃한 다면체가 종종 서로 간에 중첩된다(그림 1.21과 비디오 1.6). 이것은 변화가 가능하고 적용할 수 있는 전체적인 시스템의 증거인 것이다. 아무튼 그 제약이 제거되자마자 마치 기억에서부터 또는 전혀 실수없는 정확함으로, 그 시스템은 자체의 본래 모습으로 되돌아 온다. 그 시스템 내부의 모든 것은 같은 종류이며 밀착돼있다. 역학적인 제약의 분산을 도와주는 것은 아마도 프랙탈화일 것이다.

그림 *1.21*
피부의 다면체는 개별적인 움직임을 보여준다. 그것들은 서로간에 부딪치며, 서로간에 가깝게 움직이고 사라졌다 다시 나타나며 그리고 그 경계면은 이동되고 달라진다 (100×)

비디오 *1.6*

프랙탈 구성을 기반으로 한, 이러한 역동적인 행태는 매력적인 현상이며 5장에서 더 깊게 설명될 것이다. 이것은 손바닥의 피부처럼, 주름이 각별하게 잘 보이는 장소에서, 두껍게 노출된 피부안에서 쉽게 관찰된다(그림 1.22).

그림 *1.22*
보다 작은 다면체는 보다 큰 다면체 안으로 움직인다. 이러한 현상은 프랙탈화로 알려졌다(65×)

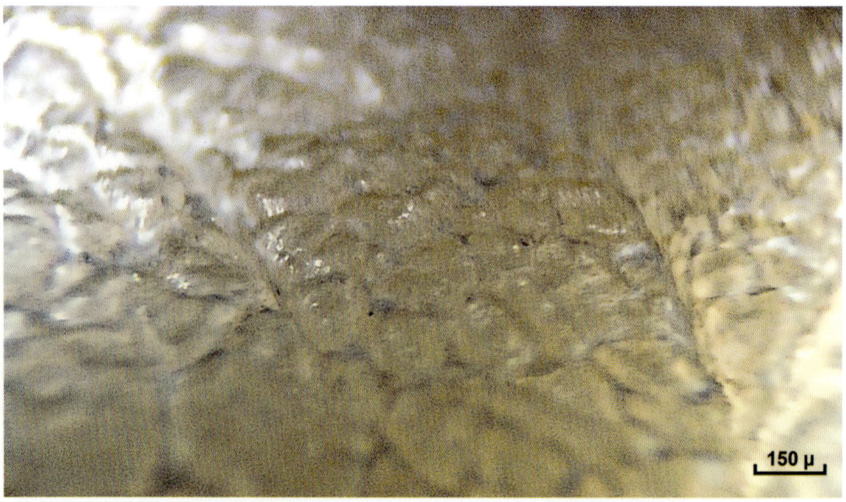

다면체의 운동상의 민첩성, 형태와 배열을 변화시키는 그것들의 분명한 역학적인 능력, 그리고 제약의 예측하지 못한 작용선의 발생 등은 피부의 표면과 표피의 깊은 곳 사이에서 물리적인 연결의 존재를 추측하게 만든다.

그 조직과 직접적인 접촉에서 내시경을 통해서 촬영된 그림 1.23에서의 사진은 살아있는 피부의 단면모습을 보여준다. 표피는 우리가 표피가 그래야 하는 것으로 기대한 것처럼 구조를 갖추며, 피부의 표면으로부터 진피까지 대체로 수직의 방향에서 주행하는 축을 따라서 힘의 수렴하는 연결선을 형성하는 섬유들에 의하여 형성된다. 표피 안에서 다면체 사이의 패인 틈의 바닥과 기저막의 표면 안에서 함몰 사이의 밀접한 연관성이 존재한다. *각질층* 표피의 표면 위에서 그 패인 틈은 지나치게 두드러지지 않을 때, 아래 놓인 층들— *과립층*, *가시층* 그리고 *종자층* —은 두드러지지 않은 아치형태로 다시 모양을 만든다. 각질층의 표피 상면이 깊게 패일 때, 이러한 아래놓인 층들의 재형성은 보다 두드러진다.

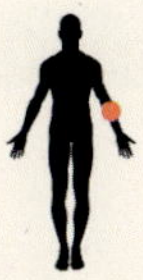

그림 *1.23*
A 다면체 사이에서 그 패인 틈은 표피와 진피 안에서 기원하는 그리고 대체로 수직으로 놓인 힘의 불규칙한 연결선과 일치한다(100×).
B 표피 표면의 구성은 진피 안에서 깊은 구조에 의하여 영향을 받는 것으로 보인다. 힘의 이러 한 연결선은 표피의 단면사진에서 볼 수 있다(100×).

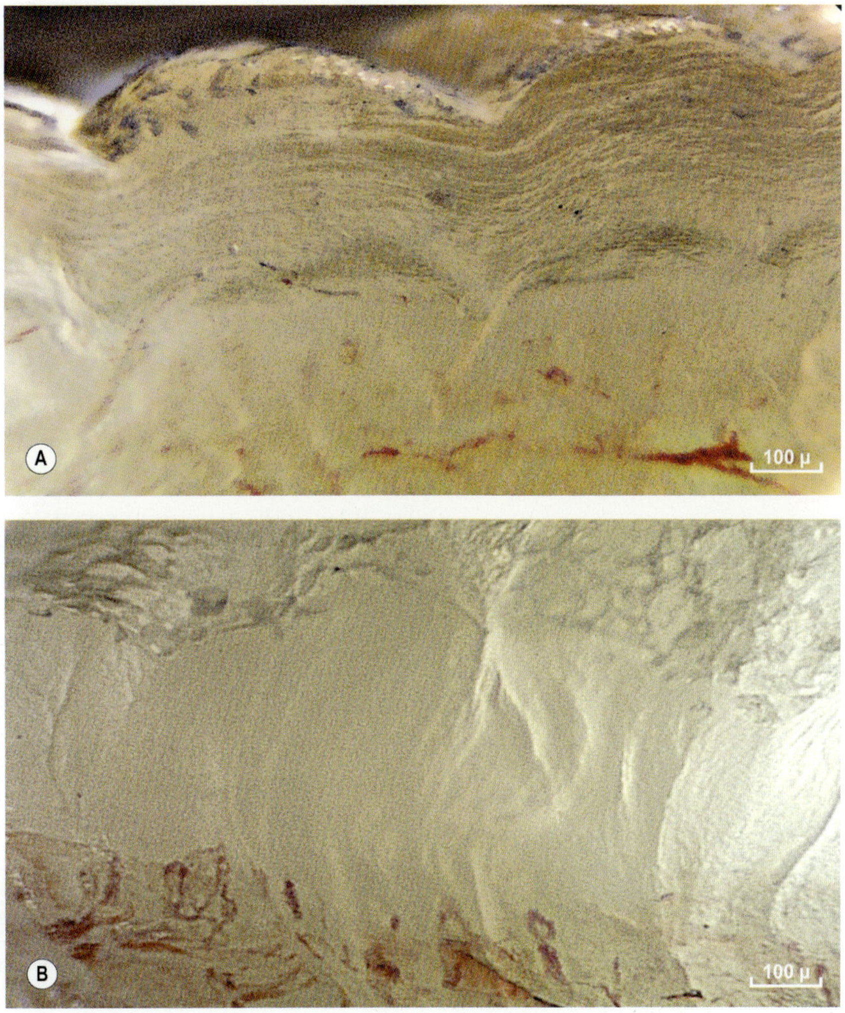

핵심 주장
표피는 밀접한, 미세섬유의 형태동역학적 구성을 보유한다 (그림 1.24).

그림 *1.24*
미세섬유의 그물망이 그 안에서 표피의 세포들이 들어있는 표피 표면의 모양을 만들고 형성하는 방법의 묘사(130×)

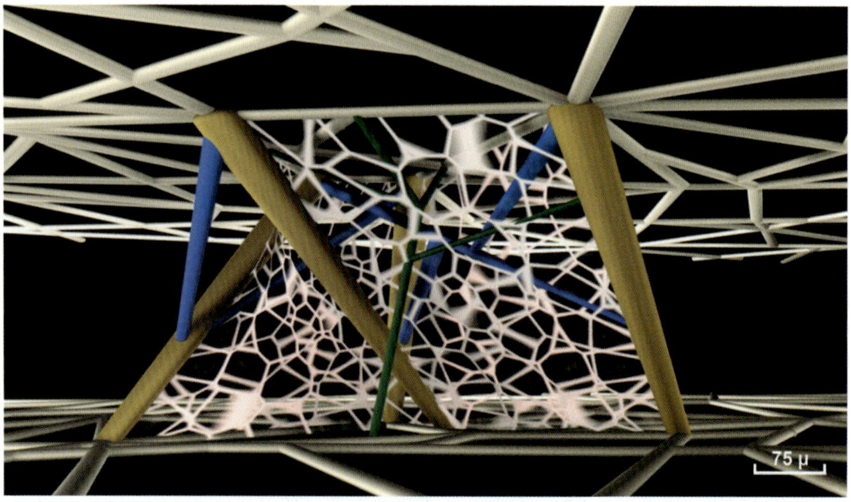

표피의 표면은 매끄러운 타일 바닥같지는 않으며, 그보다 혼란스런 모자이크 구조와 비슷하다. 이러한 피부의 구조는 움직이지 않는 것이 아니다. 이것은 섬유들의 프랙탈같은 그리고 불규칙한 분포와 함께 살아있으며, 제약을 받고 있다. 이것은 항상 완벽한 조직 기억과 함께 원래의 위치로 복귀한다.

진피

표피와 진피의 일부를 통한 절개는 우리의 초기 관찰을 확인하도록 허용한다. 진피의 안쪽 깊은 곳에서 우리는 진피의 기질을 뚫고 들어가며 침투하는 초미세섬유를 확인하며, 그것들은 거기에서 자체의 모양에 영향을 준다. 우리는 그것들이 오로지 10×의 확대에서만 볼 수 있기 때문에 이러한 구조를 초미세섬유라고 부를 것이다(그림 1.25).

그것들이 피부밑 조직의 깊은 곳에 존재하면서 뿌리를 내린, 이러한 초미세섬유가 어떻게 피부의 표면에서 불규칙한 다면체를 만들어내는가?

핵심 주장
피부 표면과 보다 깊은 구조 사이에서 확인할 수 있는 물리적인 연결이 존재하며, 그것이 피부의 유연성을 허용한다.

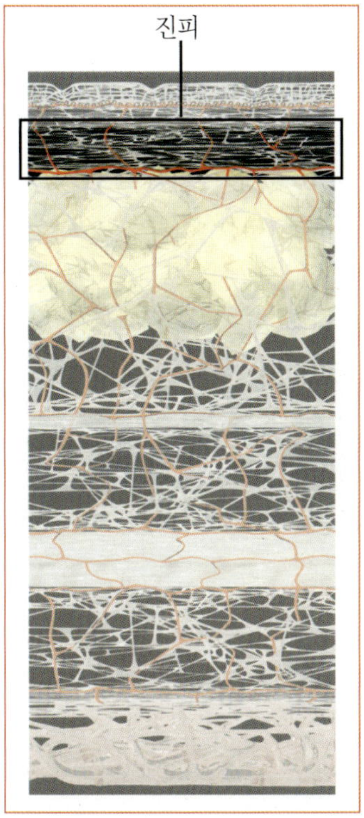

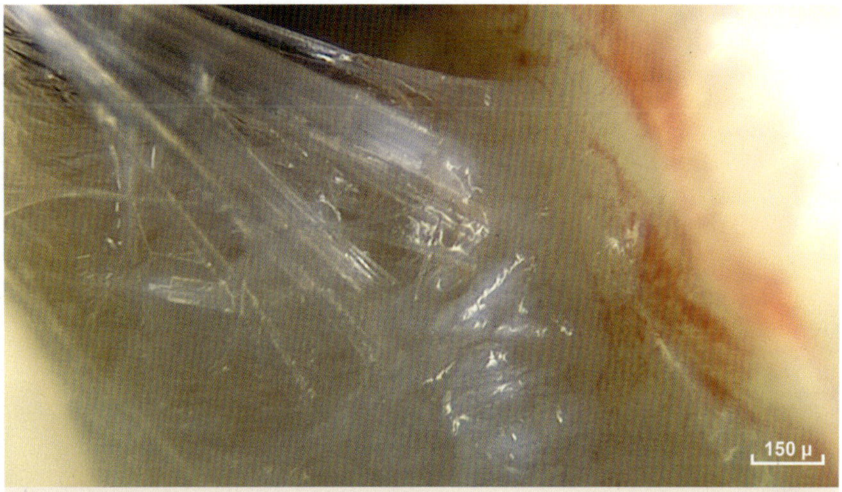

그림 *1.25*
이러한 섬유들은 피부밑 부위에서부터 시작하며 망상의 진피 안으로 뚫고 들어간다(65×)

표피와 진피의 특정한 단면모습에서, 당신은 기저막이 되는 진피와 표피를 통해서 지나가며, 표피의 다면체들 사이의 패인 틈 안으로 확장되는 섬유들을 분명하게 볼 수 있다. 초미세섬유는 **치밀층판**과 **기저층**을 가로질러 지나가며 표피와 자체의 표면의 모양을 만든다(그림 1.26). 이러한 물리적 연결은 사진에서 분명하게 보이지만, 표피와 유두형 진피라는 진피의 가장 위쪽 층 사이에서 상호연결성은 예상했던 것보다 훨씬 더 복잡하다. 모세혈관의 그물망은 표피의 진피부분과 유두형 진피 사이의 부위에서 존재한다.

그림 *1.26*
A와 B 수직의 방향에서 표피와 진피를 통한 섬유경로를 보여주는 진피와 표피의 단면, 연속성을 더욱 더 보여주며 복잡한 상호연결성을 제안한다(100×와 130×).

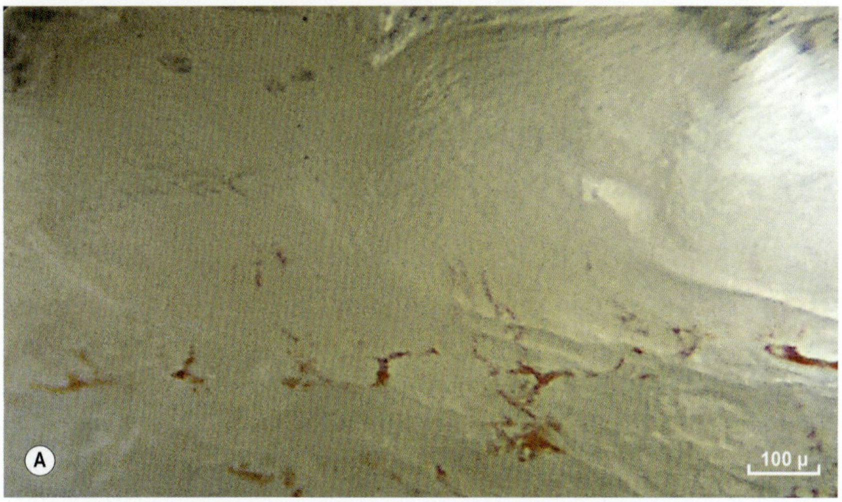

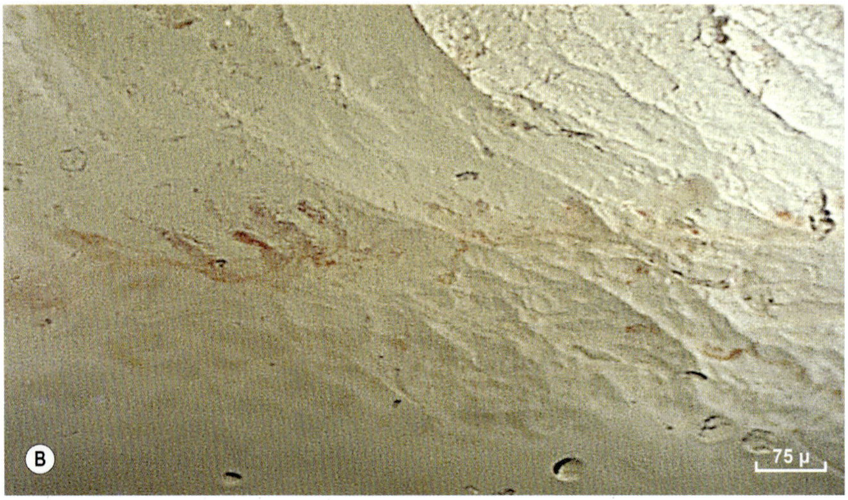

우리가 표피를 제거하면, 우리는 진피의 표면이 모양에서 표피의 표면과 유사하게 다면체와 그 사이 패인 틈으로 보이는 것을 알게 되겠지만, 동일한 것은 아니다. 이것은 그것들이 모두 비스듬한 축을 보유한 불규칙하고, 삼차원적인 구조이기 때문이다(그림 1.27).

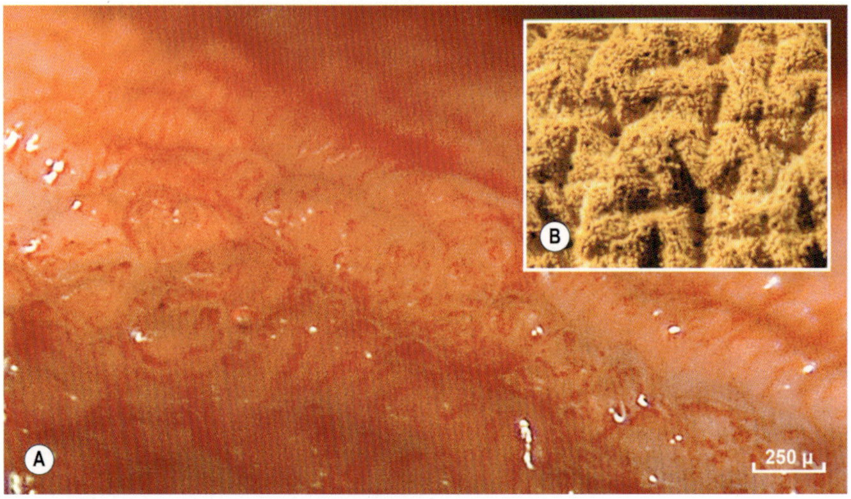

그림 *1.27*
A 외상-후 진피 위에서 표피의 걸쭉한 표면과 유사성을 보이는 손끝 표면(40×)
B 생체 샘플의 진피의 표면(40×) (J-P Delage에 의하여 준비됨)

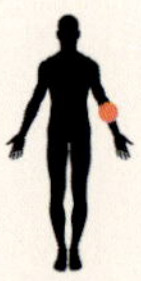

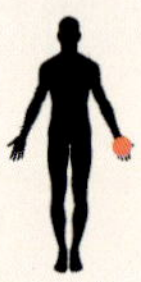

우리의 관찰은 진피의 표면 위에서 그 패인 틈의 각인이 2㎜ 이상의 깊이를 넘지 않는다는 것을 보여준다. 이것은 그 깊이 이상의 깊이에서, 세포외기질은 상이하게 모습을 갖추며 보다 불규칙한 것으로 보인다.

혈관과 신경은 유두모양의 능선이라고 불리는 혈관성 고리와 함께 수직의, 수평의 그리고 비스듬한 그물망 말단의 한 시스템을 경유해서 이러한 구조 내부 어디에서든 참여하며, 이것은 모양에서 상당히 가변적이다(그림 1.28).

그림 *1.28*
A 유두모양의 혈관, 이것은 진피의 혈관분포를 구성한다(100×).

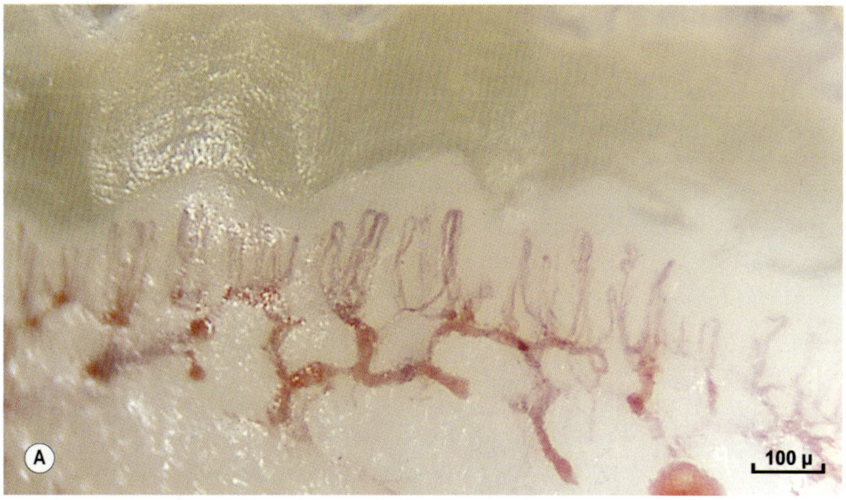

그림 *1.28*
B 미세섬유의 구조 내부에서 표피 세포들과 혈관성 고리의 통합성

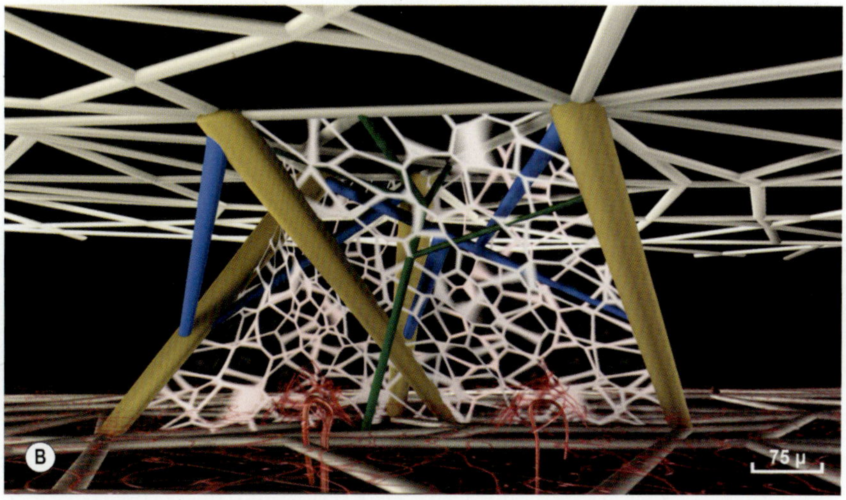

이러한 엄청난 가동성의 세계에서 우리에게 가장 인상적인 것은 표피와 진피의 전반적인 유연성이며, 이것들은 접혀지고 조작될 수 있다. 그것들 사이에서는 아무런 계층과 어떠한 분리도 존재하지 않는다 (그림 1.29 A). 진피의 움직임은 이러한 서로 얽혀있는 미로 내부에서 표피의 그리고 피부밑조직의 움직임과 이어지며, 그 미로 안에서 신경과 혈관도 미세섬유의 그물망과 함께 조화롭게 공존한다 (그림 1.29 B 그리고 비디오 1.7).

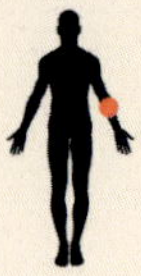

그림 *1.29*
A와 B. 분리된 층이란 착상을 제거하는 진피의 내부에서 그 치밀하고 불규칙한 미세섬유의 구성과 연결상태를 고려할 때, 표피와 진피의 유연함은 경이적이다(100×).
진피의 당연하게 여겨지는 가동성(65×)

비디오 *1.7*

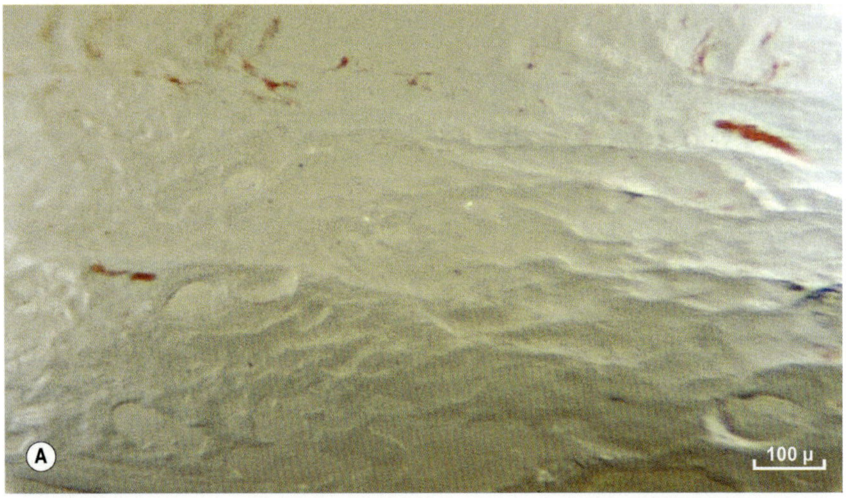

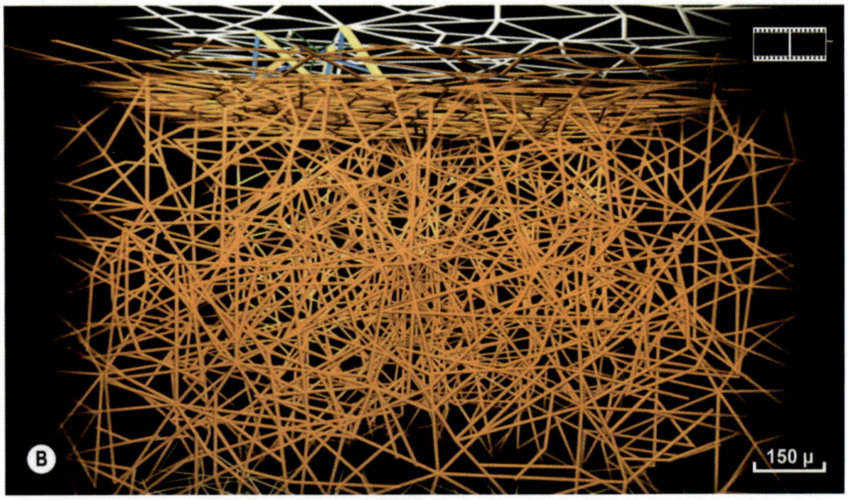

미세섬유의 그물망 내부에서 서로 간에 전체적인 물리적 연속성 안에 놓인 지방 덩어리는 망상의 진피 깊숙히 박혀있다. 표피, 진피 또는 피부밑조직 사이에서 조직들의 층별화된 또는 분리된 층들이 전혀 존재하지 않음에 주목하라.

이제 우리의 탐구를 이어가자.

피부밑조직

일단 진피와 표피가 절개된 후, 피부밑조직 내부의 가장 큰 가동성의 구조가 드러난다. 당김을 받는 지방 덩어리는 표면의 정맥들 사이에서 빠르게 부어오르며, 내부 압력의 영향 하에서 망상의 진피들의 절개면들 사이에서 마치 빛나는 노란 빙산처럼 드러난다(그림 1.30 그리고 비디오 1.8)

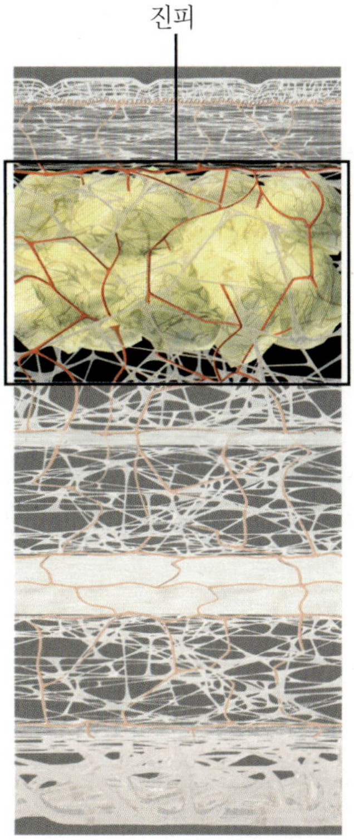

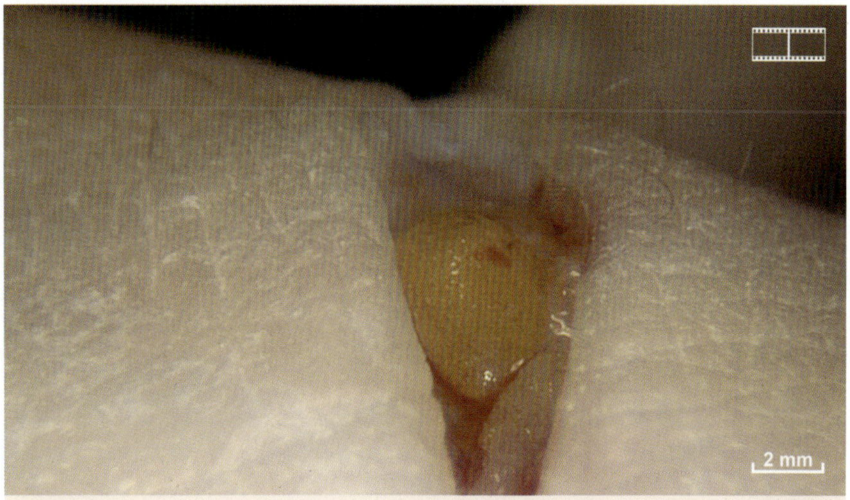

그림 *1.30*
절개되자마자, 지방 덩어리들이 바다 속의 빙산이 나오는 것처럼 나타난다(5×).

비디오 *1.8*

혈관분포는 망상의 그물들과 유두모양의 그물망 사이에서 이어진다(그림 1.31). 그리고 우리가 흔히 믿어왔던 것과는 반대로, 망상의 진피와 피부밑조직 사이에서 미세섬유의 연속성도 역시 전체적이다(그림 1.32).

그림 *1.31*
망상의 진피와 피부밑조직 사이에서 완전한 미세섬유의 연속성이 존재한다. 혈관 공급도 진피와 피부밑조직 사이에서 연속된다(10×).

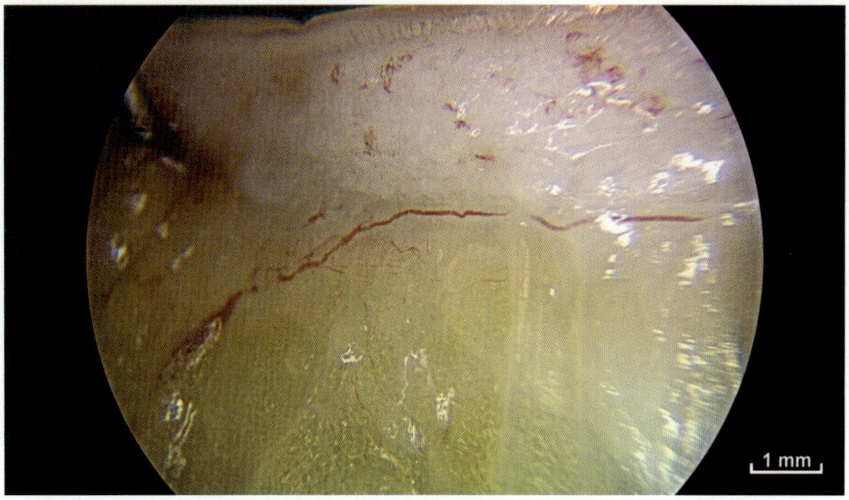

그림 *1.32*
진피와 피부밑조직 사이에 절대로 단절은 없다. 진피는 피부밑조직으로부터 껍질을 벗기듯 떨어지거나 분리되지 않는다. 절대로 개별적인 조직층이 존재하지 않는다(13×).

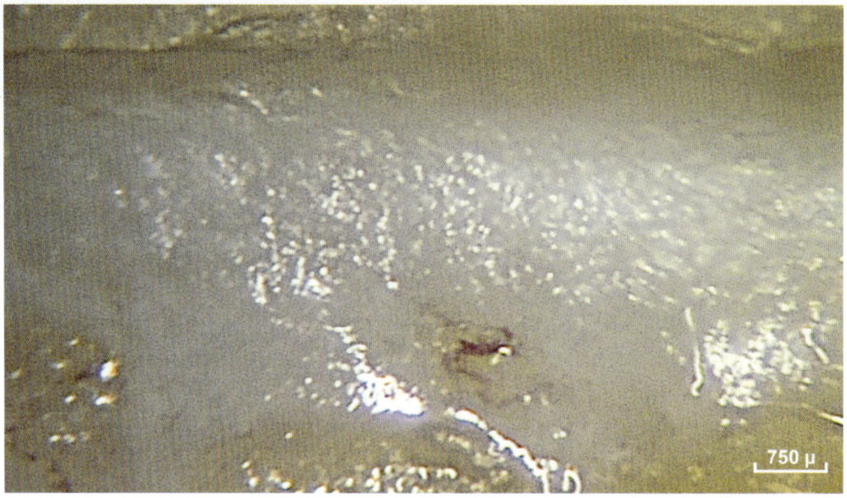

지방 덩어리는 올리브-모양의 풍선 비슷하게 보인다(그림 1.33). 그것들의 직경은 수 밀리미터로부터 1 또는 2센티미터까지 달라진다. 비록 그 덩어리의 크기는 상당하게 달라질지라도, 그것들은 모습에서 일정하게 매끄럽고 모양에서 둥글다(그림 1.34).

그림 *1.33*
지방 덩어리는 유사한 모습을 유지하지만, 크기에서 다양함을 보여준다(10×).

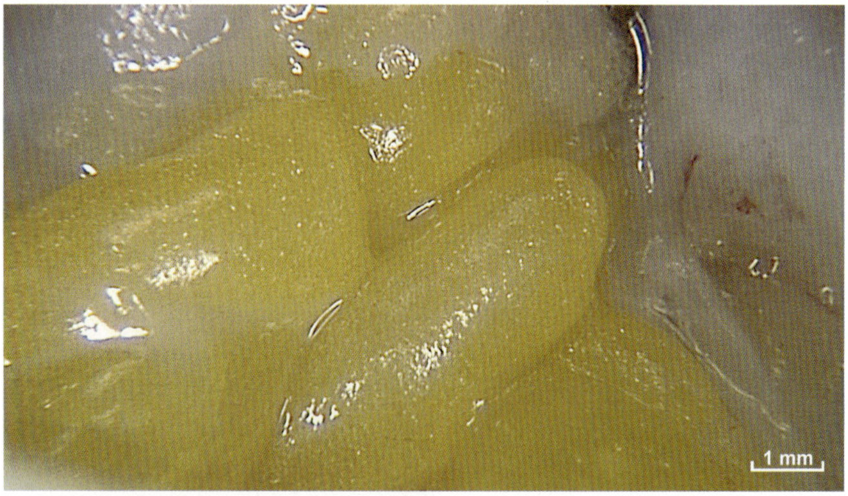

그림 *1.34*
섬유들과 미세섬유들은 지방 덩어리의 틀을 만들고 모양을 결정할 것이다(20×). 여기에서 완전한 조직 연속성이 존재한다.

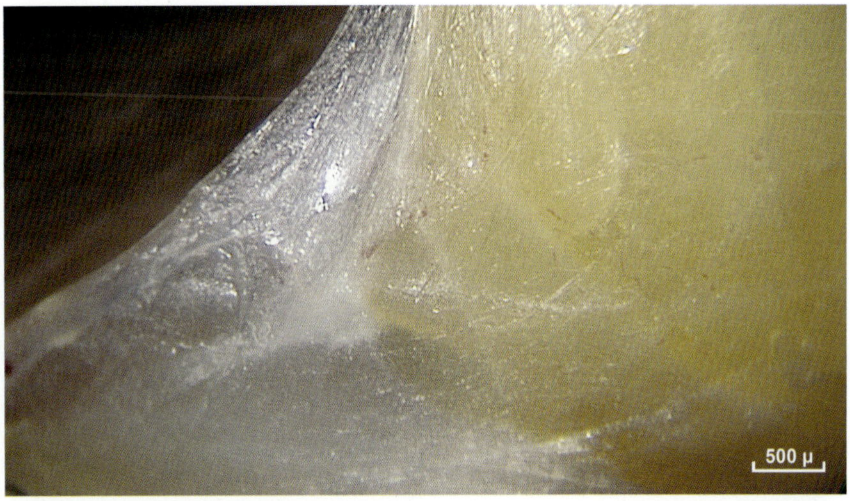

진피를 출발한 미세섬유는 지방 덩어리 안으로 들어가는 섬유들과 함께 이어진다. 이러한 덩어리들은 망상의 진피 안에서 깊숙이 박혀있으며 그 미세섬유의 그물망 안에서 서로 간에 완전한 물리적 연속성에 놓인다. 미세섬유는 그 덩어리들을 둘러싼다(그림 1.35). 그것들은 덩어리들 사이의 가동성을 보장하며, 그것들을 뚫고 들어가며 세포 사이의 구조와 수렴한다. 이러한 방식에서, 미세섬유는 그것들 내부에서 지방세포의 틀을 만들어서 그 지방 덩어리의 형태에 기여하며 결정하도록 도와준다. 그 미세섬유들 역시 얕은근막을 향해서 연장되며, 그 얕은근막은 지방조직의 기능적인 그리고 형태학적인 특성에 영향을 준다.

그림 *1.35*
섬유들은 개별 덩어리를 뚫고 들어간다. 그것들은 그 덩어리 내부에서 지방세포의 배열에 영향을 주며 그것들의 모양을 결정한다(65×).

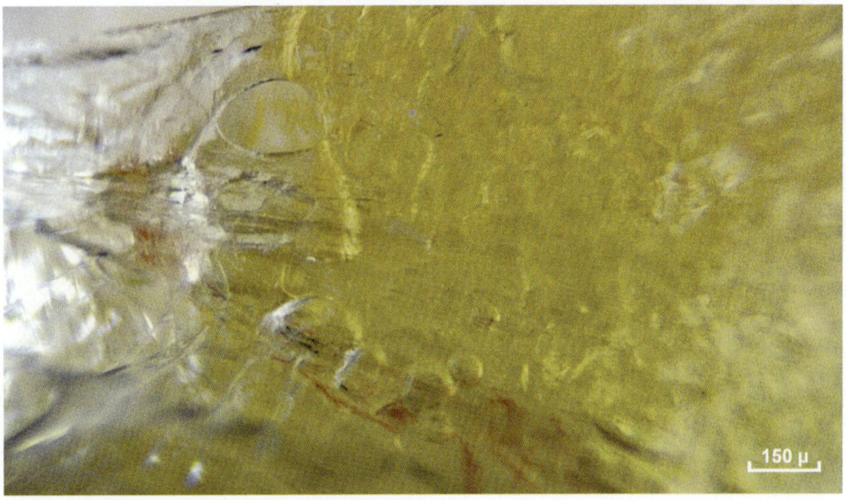

외부적으로 적용된 움직임 중 개별 덩어리 내부에서 수백 만개의 지방세포의 가동성은 매력적이다. 외과의사에 의하여 외부적으로 제약이 적용될 때 지방 덩어리들은 서로로부터 분리되거나 해체됨이 없이, 그것들이 담겨있는 공간 내부

에서 평편해지고, 넓어지며, 회전하고, 비틀리면서 그것들 사이에서 완벽하고 완전한 조화를 유지한다(그림 1.36과 비디오 1.9).

그림 *1.36*
지방세포들 모두는 동시에 움직이며, 미세섬유의 그물망에 의하여 유지된다. 지방세포는 그 미세섬유의 그물망 안에 박혀있다(100×).

비디오 *1.9*

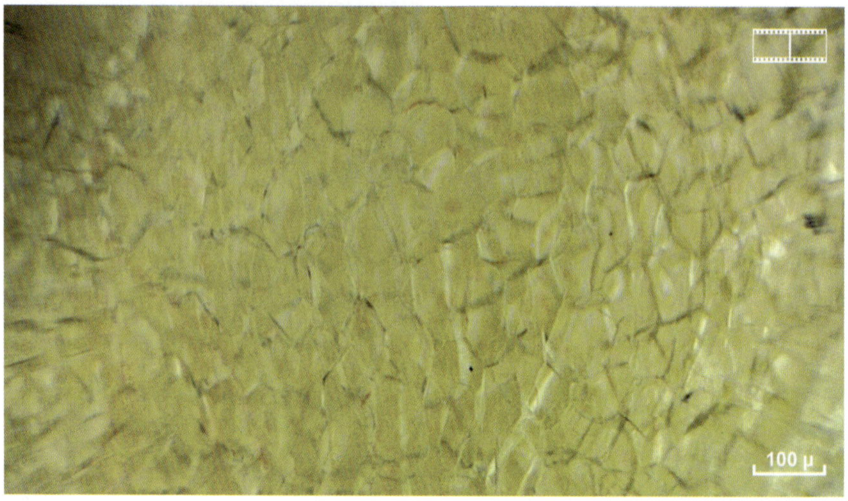

지방세포들은 모두가 정확하게 동일한 색깔은 아니다(그림 1.37). 지방조직은 일부 환자들에게서 특정 부위 안에서 백색일 수 있다. 이것은 또한 흐린 노랑부터 밝은 노랑에서 황갈색까지, 노란색의 상이한 음영을 보여준다. 주사전자현미경 하에서의 우리의 조직샘플 연구로부터, 갈색세포들이 사실 커다란 핵을 보유한 미성숙한 다중기능의 세포들인 것으로 보이며, 이것들은 역시 콜라겐을 생산하는 것이 가능하다. 우리는 오로지 이러한 세포의 다양성에 대한 이해에서 첫 발을 내딛었을 뿐이다.

그림 *1.37*
서로간에 가깝게 놓인 지방 덩어리들조차도 다른 색깔을 띨 수 있다. 색깔에서 그 차이에 대한 이유는 아직 모른다(40×).

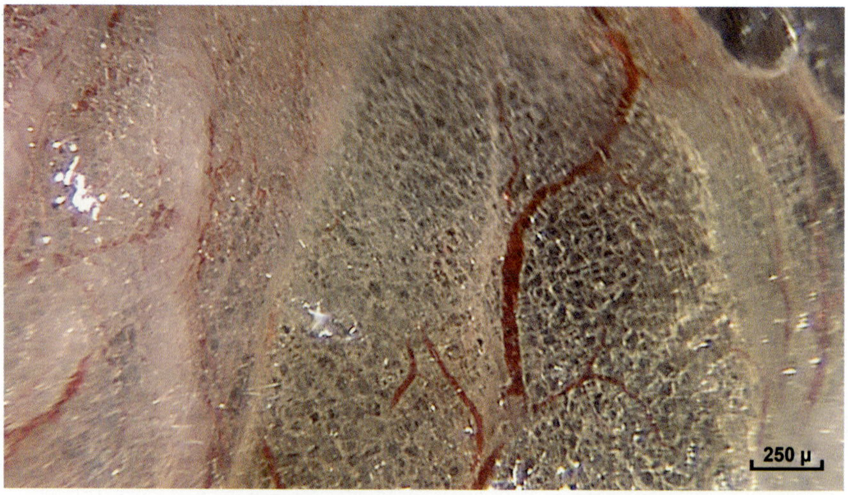

얕은근막

피부밑조직 안에 위치한, 그리고 진피로부터 이어진 미세섬유 시스템과 연결해서, 우리는 소위 얕은근막을 보게 된다. 피부밑조직으로부터 얕은근막을 구분하는 것 또는 그것을 수술적으로 분리하는 것은 종종 어렵다(그림 1.38). 일부 20세기의 저자들은 이러한 연속성을 관찰했으며 신체 내부에서 분리된 조직 층들의 개념에 의문을 던지기 시작했다.[10]

핵심 주장
얕은근막은 미세섬유성 강화물 그리고 그 미세섬유성 그물망의 치밀화로서 구분될 수 있지만, 이것은 절대로 다른 구조물들과 분리된 일종의 껍질로서 생각될 수 없다.

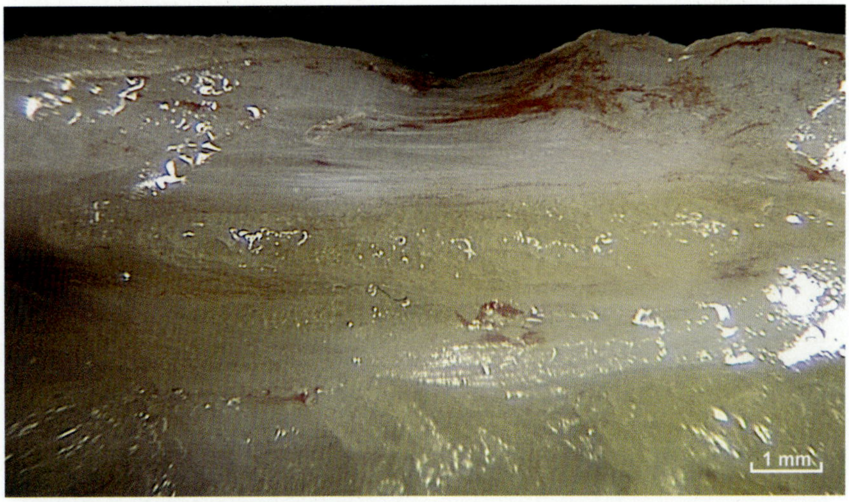

그림 *1.38*
얕은근막은 피부밑조직 안에서 미세섬유의 그물망의 치밀화로서 묘사될 수 있다. 이것은 적은 수의 세포를 담고 있다(10×).

인접한 조직과 함께 조직 연속성은 전체적이다. 얕은근막 안으로 절개함은 진피의 절개에 의하여 형성된 그 틈을 현저하게 넓혀줌으로 이어진다. 얕은근막의 역할은 그러므로 긴장 하에서 피부밑조직의 나머지 부분을 유지함에 의하여 형태의 안정성을 유지할 수 있는 것이다.

피부아래 조직

얕은근막과 피부밑조직을 넘어서, 그 조직은 여기에서 다중미세공포성 시스템이 보다 길고, 보다 덜 딱딱한 섬유들로 구성되며 미세섬유 사이의 공간이 더 커지기 때문에, 활주작용을 위한 더 커진 가능성과 함께 증가한 유연성을 보인다. 정맥, 동맥 그리고 신경 등을 담고있는 것은 이러한 비교적 느슨한 부위이

그림 *1.39*
Richet 소포(5×) (수술실 환경에서 대기중 공기에 노출된 후)

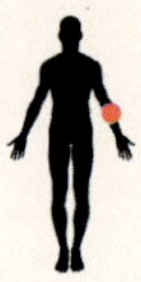

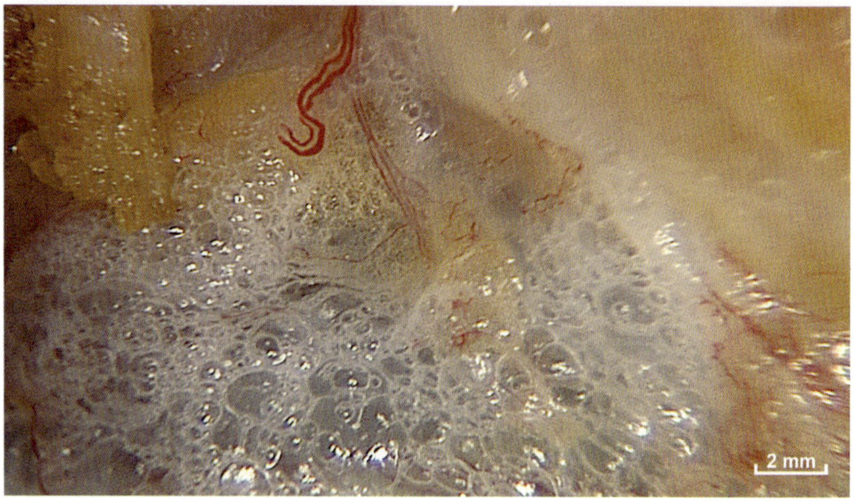

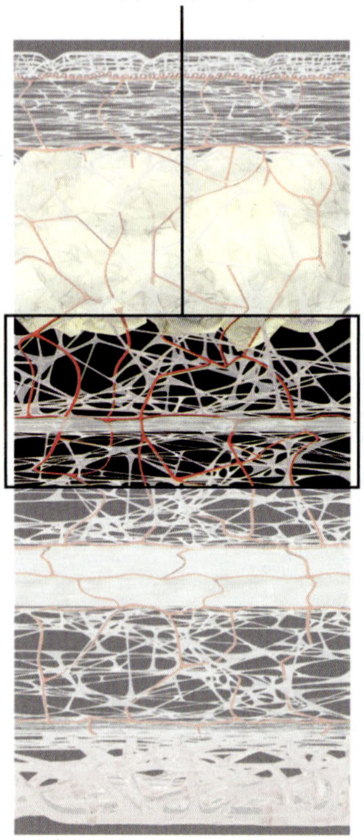

다. 이것은 전통적으로 그물눈의 결합조직이라고 불렸다. 해부학자들은 피부밑 조직 아래에서 점착성 조직의 존재를 오래전부터 인식해왔다. 이러한 조직은 어떤 구조나 형태도 보유하지 않는 것으로 보였으며, 이것이 구멍(Richet의 작은 구멍으로 알려진, 그림 1.39)으로 가득한 듯이 보였기 때문에 처음에는 '벌집' 또는 '소공질의' 조직이라고 불렸다.[11]

19세기가 열리면서, 이러한 조직은 'logia' 또는 '작은 칸(cellula)'라고 알려진 작은 구획들을 담고 있는 것으로 확인되었으며, 이러한 이유에서 그것은 '피부아래 작은 칸의 조직'이라고 명명되었다.[12] 그렇지만 이러한 조직 안에서 확인된 구조가 핵과 세포질을 담고있는 세포는 아니며, 이러한 잘못된 명명법은 상당한 혼란을 야기했다. 결국 이것은 '성긴 결합조직' 또는 '소공성 조직'이라고 다시 명명되었다.

성긴 결합조직은 피부밑조직 아래 지역에, 근육을 둘러싸는 깊은근막 바로 위에 위치하며, 그것은 또한 힘줄을 둘러싸는 것으로 확인될 수 있으며, 거기에서 이것은 힘줄 주변조직(peritenon 또는 paratenon)으로 알려졌다. 이러한 부위는 신체 내부에서 엄청난 가동성의 부위며 성긴 결합조직의 역할은 근육수축을 그리고 힘줄의 활주동작을 도와주는 것이다(그림 1.40 그리고 비디오 1.10).

우리는 이제 능동적 움직임의 영역으로 들어갈 수 있다.

그림 *1.40*
피부밑조직의 깊이와 근육앞 널힘줄을 둘러싸는 피부아래 조직 사이에서 미세섬유의 연속성(2×)

비디오 *1.10*

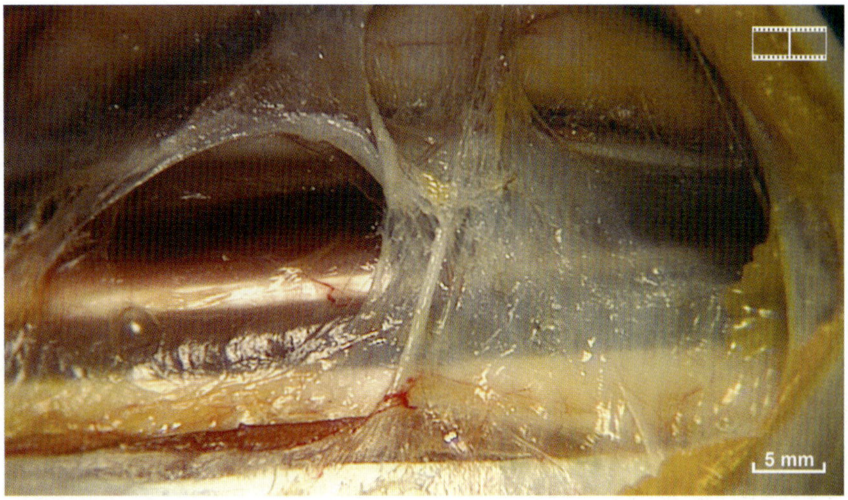

깊은근막

근육-앞 널힘줄 또는 소위 깊은근막(fascia profunda)이라는 것이 피부아래 조직 밑에서 확인된다(그림 1.41 그리고 비디오 1.11). 이것은 얕은근막보다 더 두껍고 단단한 미세섬유 치밀화의 상이한 부위이다. 이것은 근육사이의 중격에서 그러하듯, 거의 전적으로 단단하게 엮인 섬유들로 이루어진다. 이것은 근육을 둘러싸고 덮어주며, 근육이 수축할 때 제자리에서 잡아주고 받쳐준다. 둘러싼 근막의 경직성은 근육이 수축하므로 에너지의 분산을 막아주며, 그러므로 근육섬유의 최적한 수축을 보장한다. 그 힘이 종방향으로 근육을 통해서 힘줄로 곧바로 향하기 때문에 에너지 상실은 최소화되며, 근육수축은 보다 효율적이게 된다. 깊은근막과 함께 이것 그리고 기타의 널힘줄은 둘러싸는 구조와 함께 완전하게 이어진다.

그것이 널힘줄이든 또는 중격이든, 이러한 근막성 구조가 강력한 내부적인 조

그림 *1.41*
근육앞 널힘줄: 깊은근막(fascia profunda 또는 deep fascia)(포장의 근막이라고도 알려짐) (2×)

비디오 *1.11*

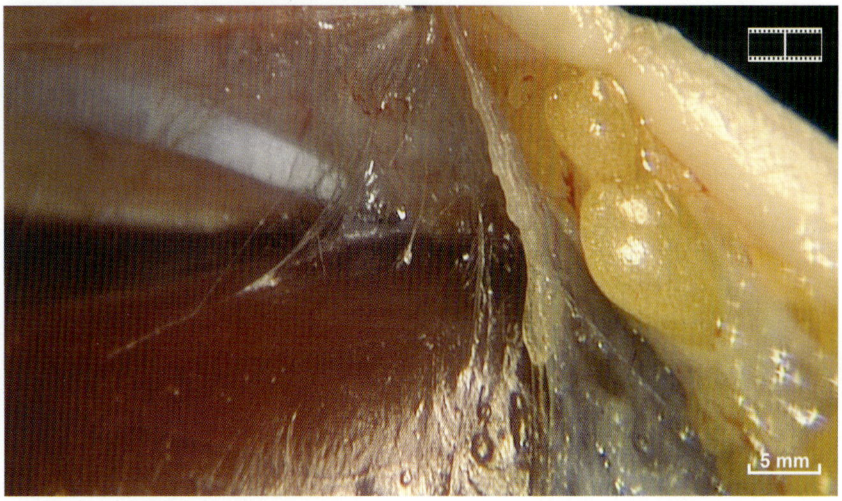

직 긴장력을 부여하는 동일한 미세섬유 조직의 단순한 치밀화된 영역이라는 것을 주목하라. 그 긴장력은 자체의 기능적인 역할에 따라서 달라진다. 그것들은 분리된 구조로 확인될 수 있지만, 오로지 가변적인 미세섬유의 치밀화라는 바탕에서 만이다. 그것들 모두는 동일한 미세섬유 시스템에서 생기지만 구조적으로 콜라겐과 엘라스틴 미세섬유의 다양한 비율로 이루어진 것과 함께, 상이한 방식에서 구조적으로 조직된다(그림 1.42).

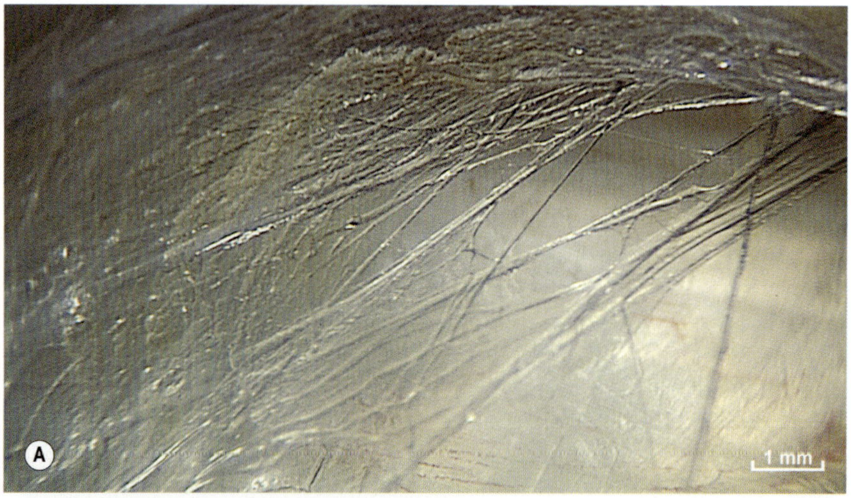

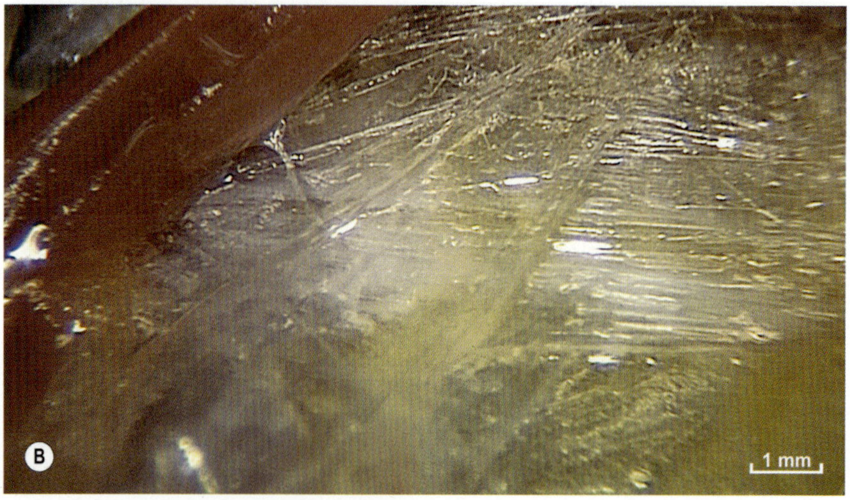

그림 *1.42*
널힘줄 또는 중격은 동일한 미세섬유 그물망의 치밀화된 영역이다. 그렇지만 그것들의 구조는 그것들의 상이한 기능적인 역할로 인해서 달라진다.
A 근육앞 널힘줄(10×)
B 근육간 중격(10×)
(노란 색깔인 세포들의 여러 송이의 존재에 주목하라)

이러한 미세섬유 시스템의 구조적인 완전성은 전체적이지만, 여기에서 우리는 분화하는 그 능력의 사례를 보여준다. 이러한 다양성의 더 많은 예는 인대와 관절주머니를 포함한다.

근육앞 널힘줄 아래에서, 우리는 조금 덜 딱딱한 섬유들과 좀 더 큰 미세공포와 함께 느슨한 미세공포 시스템을 보게된다. 이것은 **근육껍질막**의 시작이며, 이것들은 근육을 직접 둘러싸는 영역 안에서 확인된다(그림 1.43)

그림 *1.43*
근육앞 널힘줄 아래에서 당신은 근육껍질막을 볼 수 있으며, 이것은 근육다발막과 이어진다. 그것들 사이에서는 절대로 분리가 존재하지 않는다(10×).

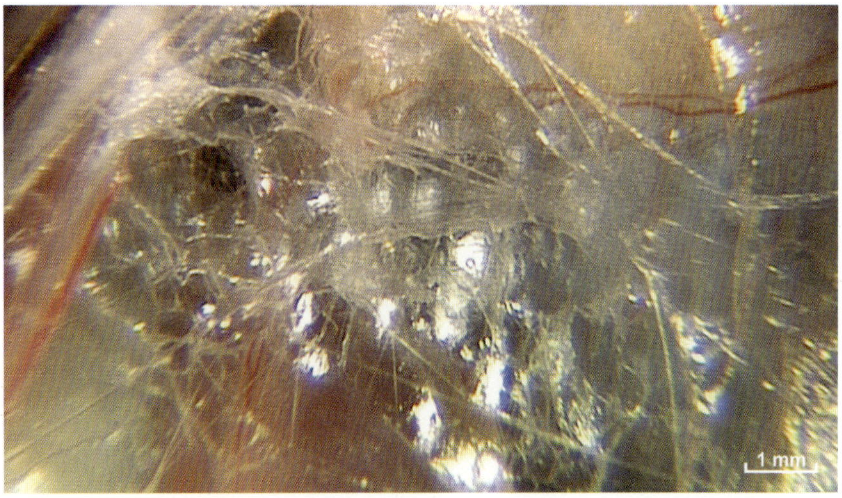

근육

일단 우리가 피부를 통해서 절개해 들어가면, 근육은 그리 멀리 있지 않다. 근육은 그것의 자줏빛 색깔과 이상한 질감에 의하여 구분될 수 있을 것이며, 우리가 전기수술칼을 사용하자마자 수축한다. 근육은 종종 그것이 마치 이웃한 해부학적 구조물들로부터 완전하게 구분된 그리고 분리된 실체인 것처럼 보여주고 치료적으로 다뤄진다. 그렇지만 이것이 우리가 근육껍질막이라고 부르는 피부밑조직 안에서의 섬유들과 이어지는 섬유들인, 그래서 피부의 표면과 연속하게 되는 결합조직에 의하여 둘러싸이기 때문에, 근육은 분리된 별개의 것으로 간주될 수 없다. 근육껍질막의 섬유들은 또한 근육섬유들의 한 묶음씩 분리해주며 또한 이어주고 있는 **근육다발막** 안으로 진입하고, 결합하며 그 안으로 뚫고 들어간다. 여기서 다시한번 우리는 모든 것이 연결된 것을 그리고 거기에서 그 이어짐에서 어떠한 단절도 없다는 것을 보게된다(그림 1.44).

그림 *1.44*
근육껍질막의 섬유들은 피부밑조직 안으로 이어지는 섬유들과 연결된다. 그러므로 그것들은 피부의 표면과 연속성에 놓인다 (5×).

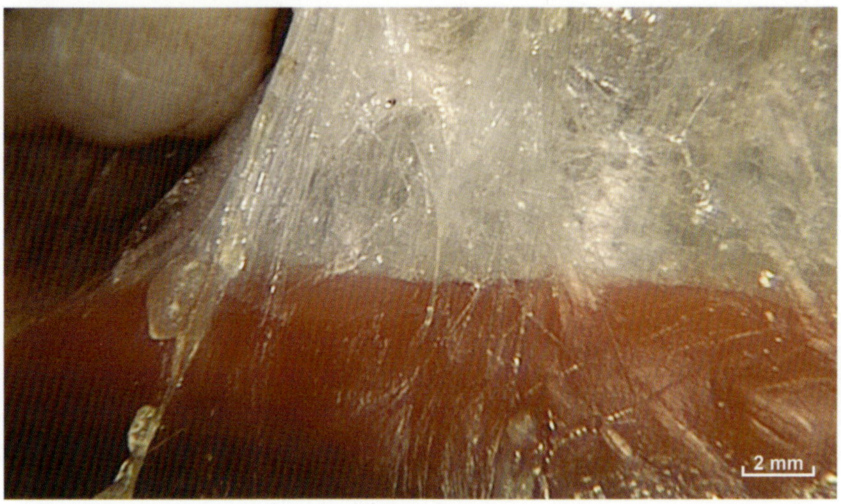

근육의 구조로 도달하기 위해서, 당신은 근육을 둘러싸주는 근육껍질막을 벗겨내야 한다. 별개의 근육 그룹들 사이의 영역 검사에서, 우리는 다시 똑같이 유광색을 내는 섬유들의 더 많은 서로엮임과 서로꼬여있음에 의해서 만들어진, 근육들 사이의 연속적인 연결을 다시 보게 된다(그림 1.45). 조직 층들이나 미세 층들로 구분하는 껍질은 존재하지 않는다.

핵심 주장

근육껍질막, 근육다발막, 그리고 근육섬유막들은 함께 하나의 연속적으로 이어진 구조를 만든다. 근육세포의 길어진, 종방향의 그리고 나란한 측면과는 반대로, 그것들의 구성은 평행하지도 규칙적이지도 않다.

그림 *1.45*
근육다발들을 이어주는 근육다발의 섬유들(13×)

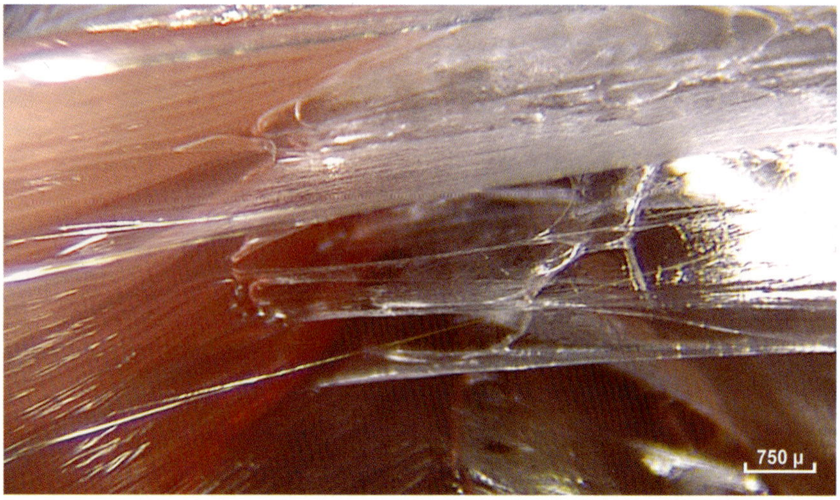

근육다발의 섬유들이 근육세포들의 다발을 둘러싸고, 뚫고 들어가며 포장하는 그 방법을 좀더 깊이 살펴보도록 하자(그림 1.46). 너무도 놀라운 것은 근육세포들과 콜라겐 섬유들이 외견상의 해부학적 독자성을 유지하는 한편으로, 이러한 근육다발 내부에서 콜라겐 섬유들과 근육세포들 사이의 조직 융합의 인상인 것이다.

그림 *1.46*
근육다발의 섬유들이 근유세포들의 다발을 뚫고 들어가는 장소에서 근육주변의 섬유들을 면밀히 살펴봄(20×)

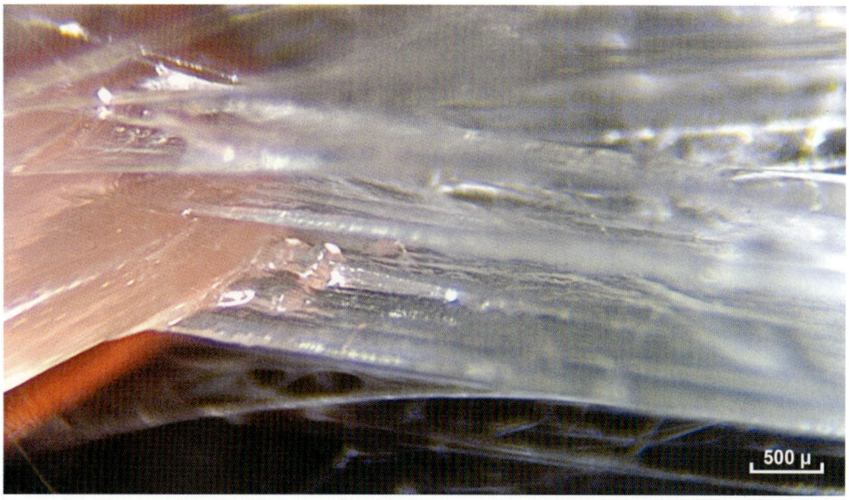

근육세포들은 지방세포들이 지방 덩어리들 내부에서 안주하는 것과 동일한 방식에서 이러한 미세섬유의 구조 안에서 안착한다. 이것은 콜라겐섬유들이 자체의 밀접한 구조적인 연관성의 결과로서 근육세포의 틀을 만들며 모양을 결정하는 것으로 보인다(그림 1.47).

핵심 주장

근육껍질막, 근육다발막 그리고 근육섬유막 등과 같이 근육섬유들 사이의 연결을 제공하는 일종의 프랙탈 구성을 우리가 확인하는 것이 가능할 수 있는가? 만약 그렇다면, 우리는 그때 개별화된 조직 실체가 아닌 결합된, 전신적이며, 기능적인 조직을 다루게 되는 것이다.

그림 *1.47*
이러한 미세섬유의 구성 내부에서 근육세포들이 안주한다(65×).

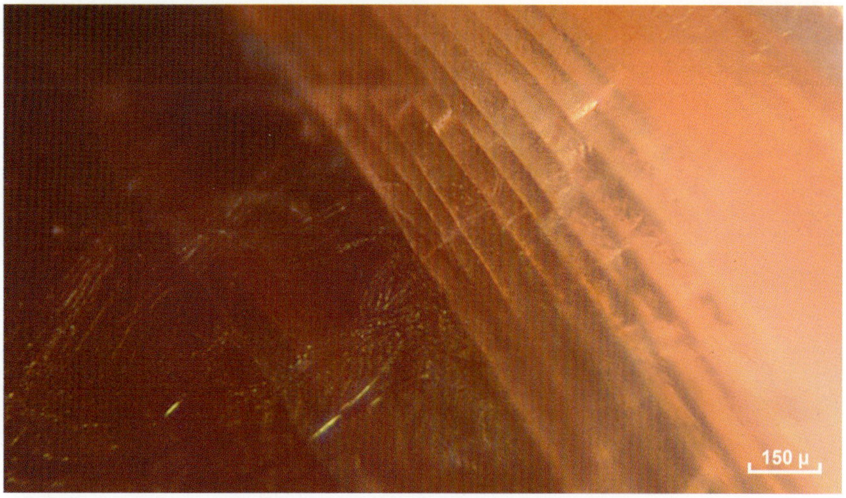

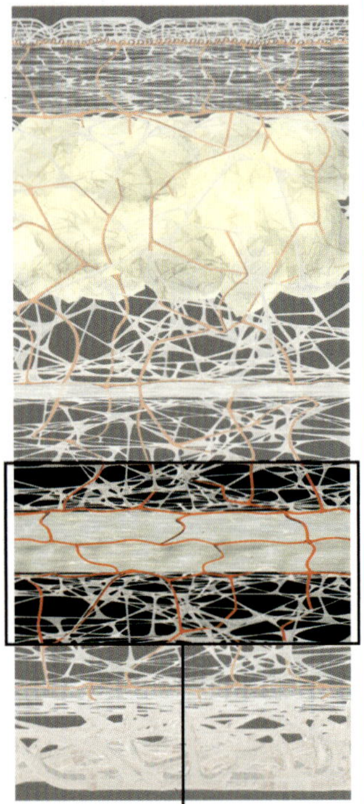

힘줄 주위의 활주 시스템

힘줄 주위에서 활주 시스템

힘줄 주위에서 활주 시스템은 미세섬유의 치밀화가 적으며 비교적 적은 세포들이 존재하기 때문에, 거기에서 미세섬유의 구성과 행태를 연구하고 이해하기 위한 이상적인 공간을 제공한다. 두 가지가 즉각적으로 분명해진다:

- 힘줄 주위에서 혈관의 광범위한 다양성, 그리고
- 힘줄의 움직임 중, 둘러싸는 조직이 안정적으로 유지되며 힘줄의 움직임에 의하여 영향을 받지 않으며, 그러므로 거기에 반드시 어떤 형태이든 힘의 흡수 시스템이 존재해야 한다는 사실.

우리는 모든 구조물들이 서로 연결되었기 때문에, 어떤 특정한 구조의 움직임이 선형적인 방식에서 주변의 조직으로 전해져야 할 것이라고 생각할 것이다. 그렇지만, 이것은 그렇지 않은 것이며, 우리는 분리된 해부학적 구조가 상이한 속력에서 움직이는 것을 보게 된다. 예를 들어, 혈관은 힘줄로 일정한 혈액공급을 보장하도록 힘줄의 활주움직임에 동반된다. 동일한 그물망 내부에서의 개별적인 혈관은 상이한 속력에서 움직이며, 서로가 함께 가깝게 움직이거나 멀리 떨어지게 움직일 수 있다. 이러한 상이한 움직임은 움직임 중 각각의 해부학적 구조의 정확한 생리학적 요구에 의하여 예견되었다. 이러한 개별적인 구조를 이어주는 다중미세섬유의 그물망은 그것들이 미세섬유의 구성틀 내부에서 독립적으로 움직이는 것을 허용한다(그림 1.48 그리고 비디오 1.12).

그림 *1.48*
진행의 상이한 속력이 동일한 물체(부위) 안에서 존재하며 여전히 거기에서 전체의 혈관성 연속성도 존재한다(5×).

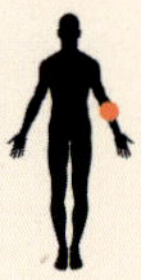

비디오 *1.12*

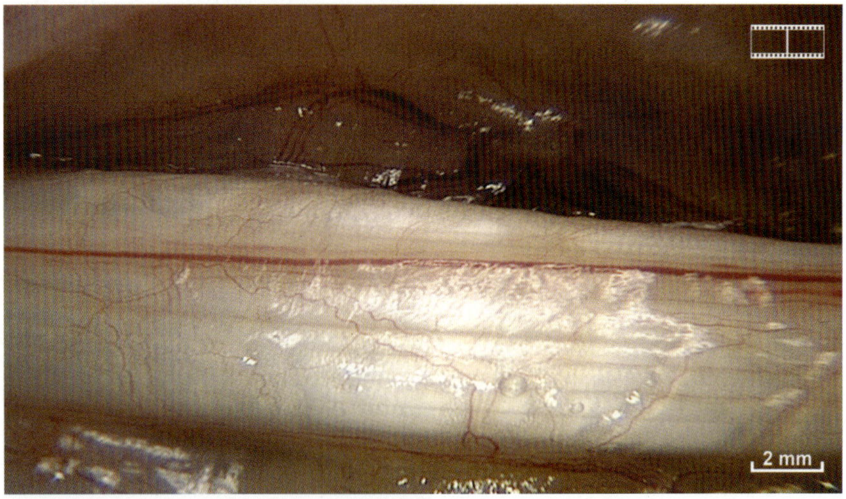

비디오에서 Y-자 모양의 혈관을 살펴봄에 의하여 우리는 그 문제에 보다 단순하게 접근하는 것이 가능했다. 혈관은 바닥의 한 지점 A에서 이어짐과 함께 1과 2라는 두 개의 가지를 보유하며 끝부분을 B와 C 라고 한다. 그 움직임을 보다 면밀하게 분석함으로, 우리는 굽힘 동안 두 개의 큰 혈관 1과 2가 정말로 벌어지게 움직이는 것을 관찰했다. 그렇지만 작은 혈관인 3번과 비교해서, B와 C

사이의 간격이 두 배가 되었기 때문에, 그것들은 가장 빠르게 움직였을뿐만 아니라 그 두 개의 가지가 다른 속력에서 움직였다.

그러므로 구분된 해부학적 구조물들의 속력과 진행의 여러 가지 형태가 동질의 살아있는 물체 안에서 병존하는 것으로 보인다. 이것을 어떻게 설명할 것인가? 그 유일한 논리적인 설명은 점차적으로 줄어드는 직경을 보유한 결합조직의 여러 가지 동축성의 층들이 혈관성 구조물들 사이에서, 속박하며 그리고 받쳐주고 활주한다는 것이라고 생각되었다. 이러한 귀납주의자적인 선형적인 생각은 최근 연구가 우리에게 인간의 신체에 관하여 가르쳤던 그 무엇과는 더 이상 들어맞지 않는다. *생체에서* 힘줄과 힘줄-주위의 조직 사이에서 분명한 절개평면을 한정하는 것이 수술적으로 불가능했기 때문에, 관찰은 이러한 과정을 의미없게 만들었다(그림 1.49). 서로에 이웃해서 분명하게 저장된 층별화된 띠를 보유한 구분된, 층판화된 층들 전혀 존재하지 않는다. 오랫동안 힘줄의 움직임을 설명하도록 이용되어왔던, 점차적으로 감소하는 직경을 보유한 *여러 개의* 동축성의, 함께 모여진 층들의 전통적인 개념은 그 층 사이에서 가상의 공간 이론적인 개념에 의존한다. 그 문제가 많은 사람들에 의하여 마치 총열 안에서의 총알처럼, 미끄러짐을 위한 접촉이 없이, 자체의 껍질들 안에서 미끄러지는 힘줄의 개념에 의하여 해결된 것으로 간주되었기 때문에, 이러한 역학적인 현상은 거의 연구되지 않았다. 함께 활주작용하는 원형의 층들이란 이러한 이론은 수직계층적인 조직학적 분포의 존재를 가정했다.

우리는 이제 이러한 수직계층의 조직학적 분포가 존재하지 않는다는 것을 알고 있으며, 이것은 우리가 사고의 새로운 방식을 필요로 함을 의미한다. 우리는 **전신적인 동역학**과 연속적인 물체의 의미에서 그 문제를 살펴볼 필요가 있다.

만약 모든 것이 연결되었다면, 모든 것이 동시에 상이한 방식에서 움직인다면, 우리는 움직임 중 서로 간에 적응하며 그 모든 구성요소들을 이어주는 방법을 설명하는 것이 반드시 가능해야 할 것이다.

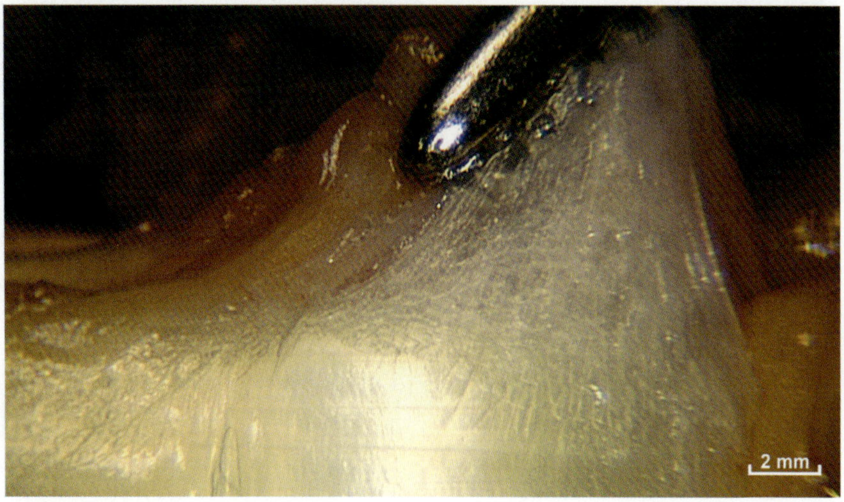

그림 *1.49*
생체에서 관찰 중 우리는 힘줄과 주변의 조직들 사이에서 미세섬유의 미세해부학적 그물망이 존재한다는 그 사실에 직면했다. 이것은 힘줄과 힘줄-주변조직 사이에서 확실한 절개를 방해한다. 이러한 그물망 안에서 그 미세섬유는 힘줄을 둘러싸며 뚫고 들어간다 (5×).

핵심 주장
우리는 조직 연속성의 개념을 처리할 수 있는 한 가지 이론을 반드시 개발해야 한다. 이것은 활주의 구조에 대한 전통적인 관점에 완전하게 반대될 것이다.

우리가 상이한 평면 안에서 그리고 상이한 속력으로 움직이기에는 너무도 밀접하게 함께 놓여있는 구조물의 이러한 능력을 어떻게 설명할 수 있는가? 이러한 의문에 답하기 위해서, 우리는 그것의 특성 그리고 그것의 상이한 역할에 대하여 힘줄을 둘러싸는 조직에 대한 우리의 지식을 증진시켜야 할 필요가 있다.

생체에서 비디오 관찰은 힘줄을 둘러싸는 광택이 있고, 겔-비슷한 조직을 밝혀주도록 이러한 지금까지 접근 불가능했던 미세해부학적인 구성을 열어주었다(그림 1.50 그리고 비디오 1.13). 우리는 콜라겐 섬유들이 혈관을 동반하고 힘줄을 교차하는 그 반짝이는 물체 내부에서 무작위한 방식에서 분포되는 것을 볼 수 있다. 우리는 힘줄과 주변 조직들 사이에서 구성 물체의 존재와 함께, 전신적인 동역학의 개념이라는, 새로운 개념에 직면한다. 위에서 언급한 그 반짝이는 물체는 사실 힘줄과 그 이웃한 해부학적 구조 사이에서 위치한 성긴 결합조직이다.

그림 *1.50*
종종 힘줄주변조직 또는 힘줄둘레라고 불리는 이러한 활주하는 조직은 사실 섬유로 이루어진다(10×).

비디오 *1.13*

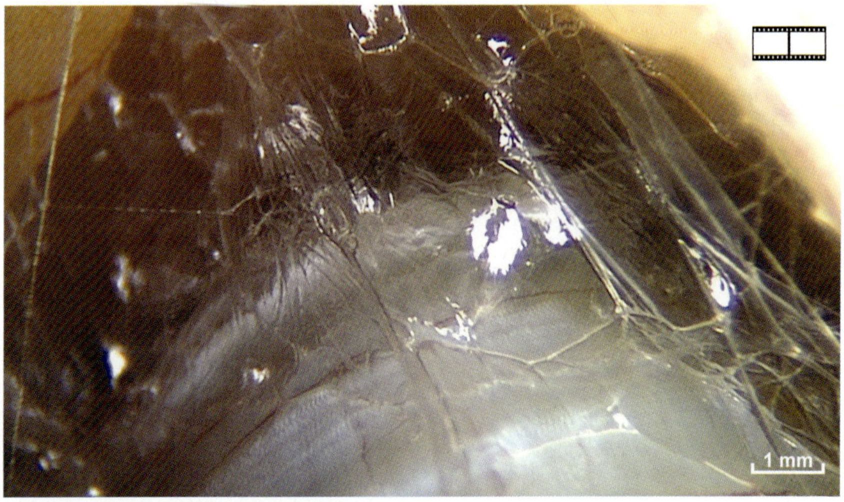

당신이 좀더 면밀하게 살펴볼 때, 당신은 거짓형태학적으로 모양을 갖춘 미세섬유 구조 또는 힘줄이나 건막을 둘러싸는 초미세섬유를 담고있는 조직을 볼 수 있다(그림 1.51과 비디오 1.14). 이러한 초미세섬유는 아마도 칼과 비슷하게 날카로운 모서리를 보유한 그리고 투명한 표면을 보유한 채 상당히 넓겠지만, 그것들은 또한 좁고, 길고 또는 짧고, 부풀어오르거나 원통형일 수도 있다. 다양성은 어디에서나 존재하며, 거기에서는 무한한 다양성이 존재한다. 우리는 밧줄모양, 삭구장치 모양, 고정벨트 모양, 투명한 닻모양, 그리고 이어진 대나무 줄기와 비슷한 일부 섬유들의 단단함을 강화시키는 고리모양을 보유한 이슬방울 모양 등을 볼 수 있다. 조직 연속성은 전체적이며; 혼합은 동질성이고 구성은 완전하게 불규칙하고, 혼란스러우며, 프랙탈과 비슷하다. 보다 작은 미세섬유는 유사한 특성의 좀 더 큰 섬유들 사이에서 확인되며 이렇게 계속된다.

그림 *1.51*
활주 시스템은 힘줄을 뚫고 들어가는 섬유들로 이루어진다. 그 섬유배열은 다면체 모양이며 섬유들은 행태의 고유한 유형을 나타낸다(5×에서 100×까지).

비디오 *1.14*

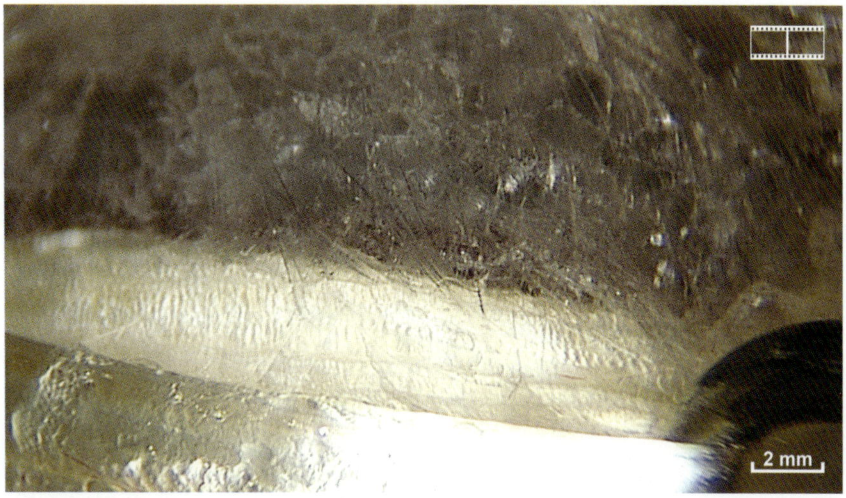

힘줄을 둘러싸는 이러한 반짝이는 조직은 미세공포의 용적을 형성하는 구획들을 만들고 있는 서로 엮어져 있는 다중방향의 필라멘트로 이루어진다. 우리는 한때 그것의 기능적인 그리고 구성적인 역할을 강조하기 위해서 이것을 다중미세공포의 콜레겐성 흡수 시스템이라고 명명했다. 이러한 삼차원적 조직 그물망은 미세공포의 용적들의 수십억 개로 이루어진 하나의 연속적인 구조이다. 이러한 활주의 구성틀의 기본단위는 바로 미세공포가 된다(그림 1.52 그리고 비디오 1.15).

그림 *1.52*
다중미세공포성 콜라겐의 흡수 시스템(MVCAS)의 힘줄-주위의 미세섬유의 구성의 설명 그림

비디오 *1.15*

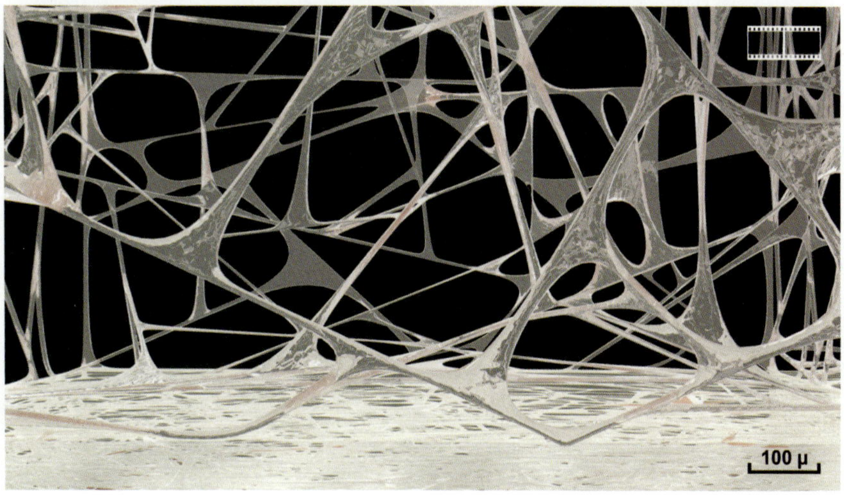

우리가 이미 말했듯, 미세공포는 직경에서 불과 몇 마이크론에서부터 수 백 마이크론으로 측정되며 흩어진, 가지를 내는 그리고 프랙탈의 패턴에서 구성된다. 일부 지방세포와 섬유모세포와는 다르게, 비교적 적은 수의 세포들이 이러한 다중미세섬유의 그물망 내부에서 존재한다. 이러한 그물망 내부에서 미세섬유의 역학적인 행태에서 우리의 가장 광범위한 연구는 힘줄 주변의 결합조직 안에서 시행되었다. 우리는 그러므로 3장에서 활주 시스템 내부에서 이러한 섬유의 역동적인 행태와 분포를 묘사할 것이다.

힘줄

힘줄의 해부학은 그 특정한 위치와 각 힘줄의 기능에 의존하며 달라진다. 발가락의 폄근 힘줄은 손가락의 굽힘근 힘줄처럼 거의 동일한 형태를 보유하지만, 크기와 모양은 다르다. 부족한 설명에서 이러한 다양성의 범주를 보여주는 것은 불가능할 것이며, 우리는 다음의 사진들에서 그것을 주장하지도 않을 것이다. 그렇지만 우리는 이러한 다양성이 존재한다는 것을 강조하고 싶다. 우리는 또한 세포가 그 수에서 적다는 것을 주목한다. 만약 당신이 힘줄 주변에서 활주 시스템을 구성하는 그물눈 조직을 제거한다면, 노출된 힘줄은 백색의 다발 또는 섬유다발로 이루어진 것으로 보일 것이다. 섬유다발은 섬유들의 한 묶음으로 구성되며, 그 섬유들은 자체가 미세섬유로 이루어지며, 그 미세섬유는 서로에 대하여 나란하게 그리고 종방향으로 배열된 것으로 보인다(그림 1.53A). 그렇지만 우리는 힘줄 안에서 섬유다발의 항상 이러한 종방향의 나란한 정렬을 보게 되는 것이 아니며, 그보다 섬유다발들의 교차가 빈번하게 발생한다. 그 섬유다발들 사이에서, 우리는 그것들을 함께 이어주는 미세섬유의 그물을 보게된다(그림 1.53B).

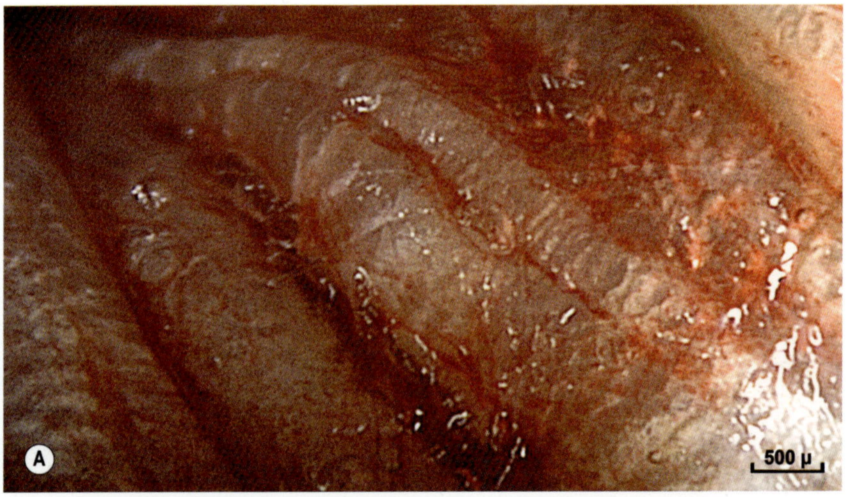

그림 *1.53*
A 힘줄 내부의 섬유다발은 종방향으로 그리고 나란한 방식에서 배열된 것으로 보인다. 그렇지만 이것은 확실한 사실이 아니다(20×).

그림 *1.53*
B 힘줄은 섬유다발로 이루어지며, 섬유다발은 그 자체가 미세섬유로 이루어진다. 이러한 구성요소들 모두는 비-선형적인 미세섬유의 그물망에 의하여 연결된다(그리고 서로 연결된다) (40×).

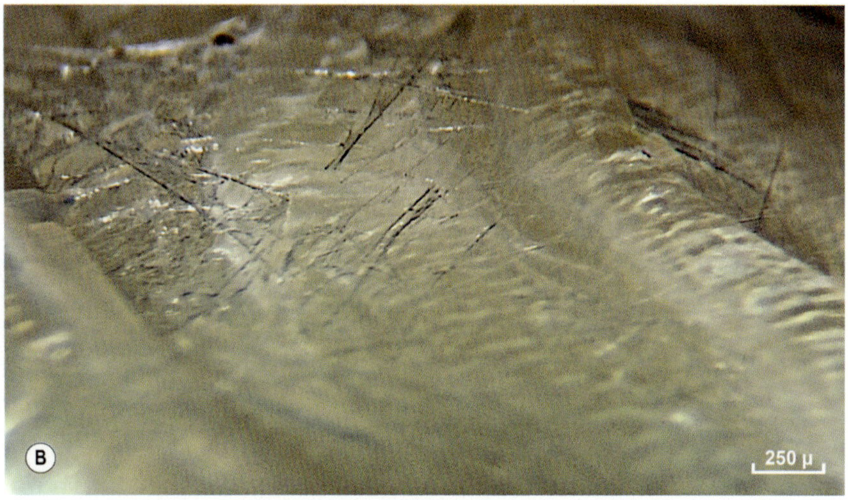

힘줄의 혈관분포는 섬유다발을 연결하는 미세섬유 그물의 엮임의 밀도에 적응하며 그 힘줄이 반드시 처리해야 하는 기능적인 제약에도 적응한다. 그러므로 힘줄 내부에서 섬유들은 엄정하게 나란한 것이 아니다. 그것들의 배열은 교차연결과 함께 불규칙적이며, 그것들의 구조는 대체로 광섬유 케이블의 구조보다 덩굴식물의 구조와 더욱 비슷하다.

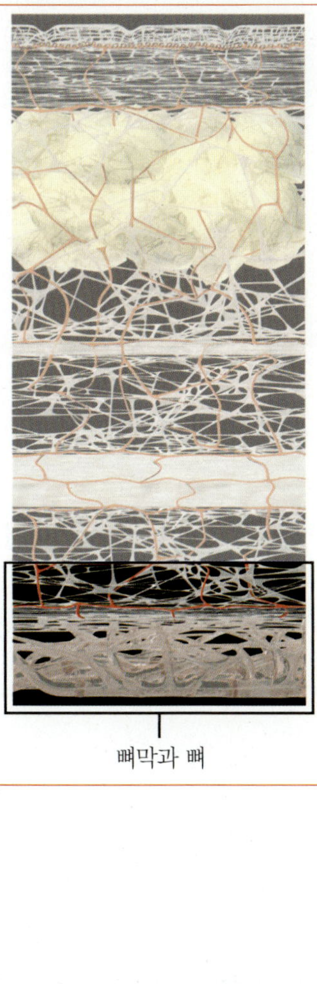

뼈막과 뼈

우리의 철저한 전반적인 구조적 탐색은 이제 뼈막과 뼈로 이어진다. 내시경을 통해서 활주의 공간을 탐색하는 것보다 뼈막으로 접근하는 것은 더욱 더 어렵다. 뼈막도 역시 섬유로 이루어지지만, 그것들은 앞서 설명된 섬유들 보다 훨씬 더 두껍고 더욱 치밀하게 엮어져 있다. 그것들은 확실히 화학적인 관점에서 보다 복잡하다.

핵심 주장
뼈막과 뼈는 신체-전반의 미세섬유성 그물망의 완전한 부분이 된다 (그림 1.54).

그림 *1.54*
뼈막은 표면골을 뚫고 들어가는 보다 두껍고, 더 치밀하며, 상당히 단단하게 엮어진 섬유들로 이루어진다(20×).

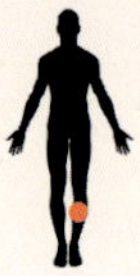

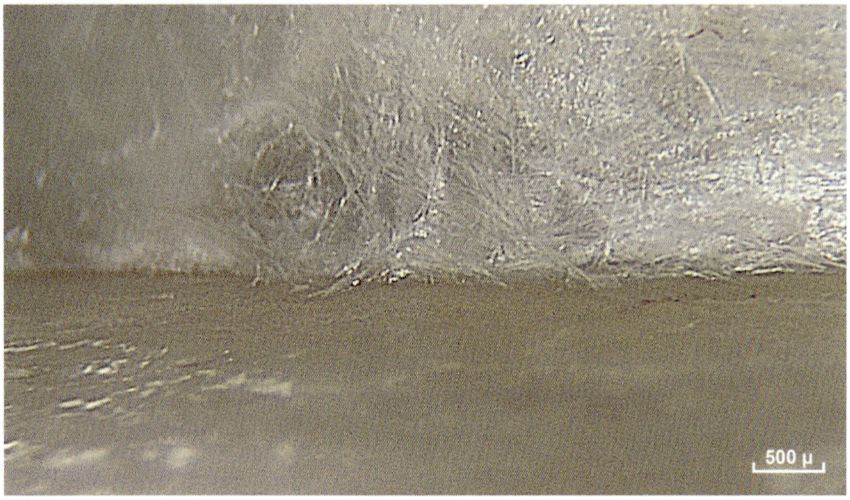

뼈막과 표면골 사이에서 변환은 단계적인 무기질 침착과 함께 점진적이다. 다양한 지점들에서, Sharpey의 섬유로 알려진 강력한 연결이 존재한다. 표면골은 서로에 대하여 대체로 평행하게 배열된 무기질 침착된 섬유들로 이루어진 외견상으로 층판화된 구조물이다(그림 1.55).

그림 *1.55*
표면골의 구성은 무기질이 침착된 섬유들과 함께, 층판되는 경향이 있다(40×).

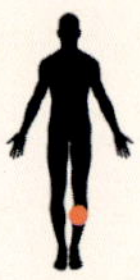

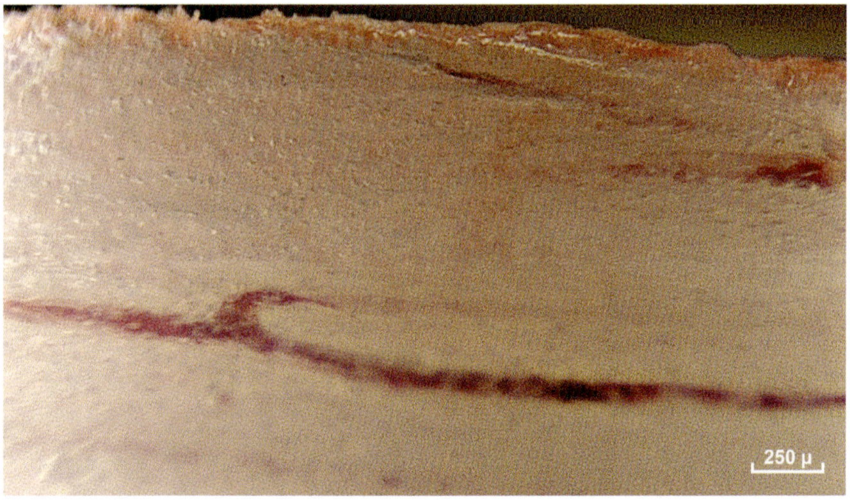

해면체골 내부에서, 우리는 진피의 구성과 매우 비슷하지만 표면골에 평행한 미세섬유와 혈관분포의 극단적인 치밀화를 보유하는 구조형성을 발견한다. 이어서, 점차로 우리가 뼈로 깊이 들어가므로, 그 미세섬유들은 점점 더 느슨하게 쌓여지고 동일한 다중미세공포의 구조가 나타나며, 이것은 종종 벌집-모양으로서 묘사된다(그림 1.56).

그림 *1.56*
해면체(스폰지)골의 구조적인 구성(구조형성)은 벌집모양을 닮은 다면체를 형성하는 서로 엮어지고, 서로 교차하는 미세섬유의 다면체에 의하여 특징지어진다(40×).

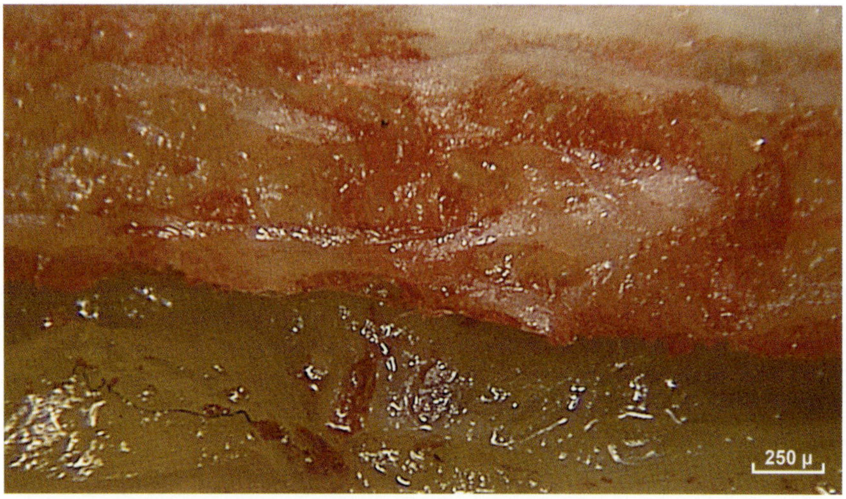

미세섬유의 시스템의 한 부분으로서 뼈에 대한 언급의 수용은 우리에게 상이한 방향에서 가지를 내고 서로간에 전체적인 연속성 안에 존재하는 중심을 향한 층판으로 이루어진, 이러한 **하버시안 시스템**의 구조형성을 더욱 잘 이해할 수 있게 했다(그림 1.57). 그 미세섬유의 카오스 상태 안에서 중심을 향한 원형의 형성은 논리적인 추론의 의미에서 이해하기 어려울 수 있지만, 우리는 나중에 7장에서 그것이 가능할 뿐만 아니라 비교적 간단함을 보게 될 것이다.

그림 *1.57*
하버시안 관을 보여주는 뼈의 단면모습. 하버시안 관의 복잡한 구성은 미세섬유의 그물망의 모양형성의 상이한 형태/유형에 의하여(결과로) 설명될 수 있다(40×).

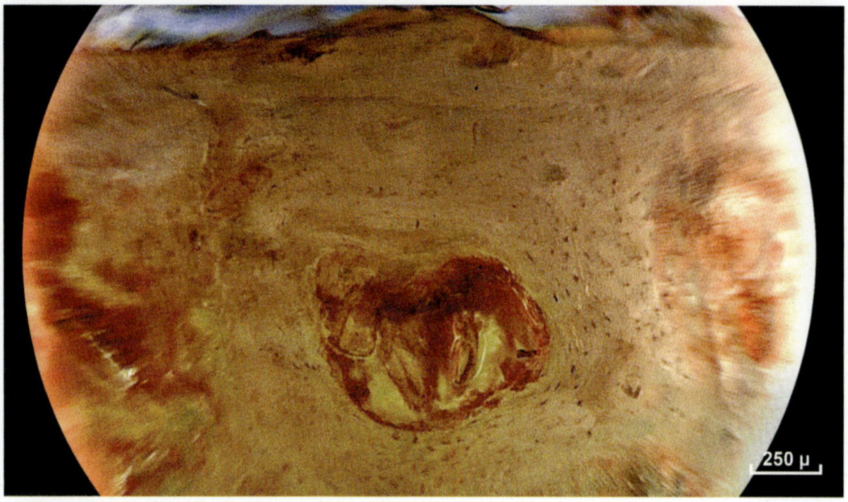

신경

말초신경계 주변에서 섬유의 분포도 역시 놀랍다. 비록 신경이 움직임에서 아무런 능동적인 역학적 역할을 담당하지 않을지라도, 그것들이 주변의 구조물들의 움직임 중 당연히 횡방향으로 그리고 종방향으로 움직이기 때문에, 힘줄의 섬유분포와 비슷하다. 신경은 당연히 가동적이다!

척골신경의 길이는 팔굽관절이 펴져있을 때와 비교해서 팔굽관절이 굽혀질 때 15% 정도 증가하며, 정중신경은 손목굴 내부에서 외측으로 1센티미터 정도 움직일 수 있다.

신경을 둘러싸는 것에서, 우리는 **신경껍질막**(그림 1.58)— 힘줄을 둘러싸며 미세섬유의 동일한 움직임을 보유한 것과 같은 동일한 시스템 —을 보게된다. 신경 내부에서, 섬유들은 **신경다발막**(그림 1.59)을 형성하도록 섬유다발들 사이에서 펼쳐져나온다. 이것은 그 신경의 말단부에서 보이는 미세섬유의 그물망과 이어진다.

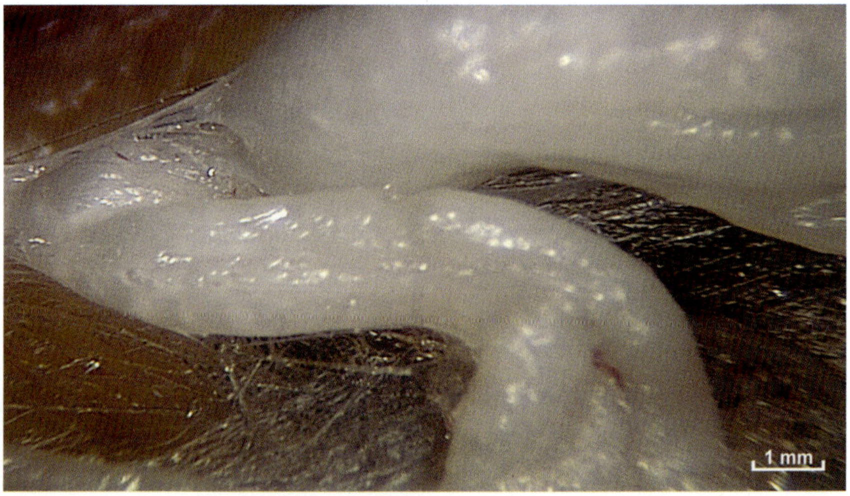

그림 *1.58*
신경을 둘러싸는 신경껍질막은 힘주주위 조직처럼 동일한 미세섬유의 구조형성을 공유한다(10×).

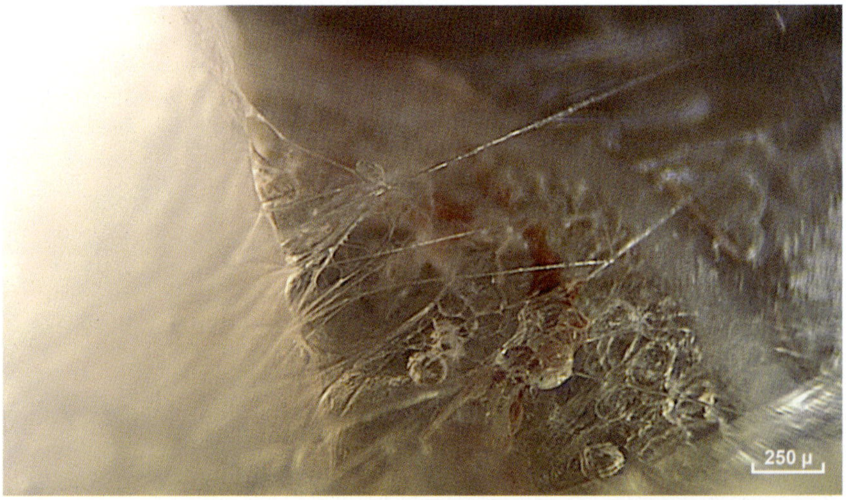

그림 *1.59*
신경다발막은 신경섬유막을 형성하도록 신경 다발들을 나눠주며 뚫고 들어가며 신경껍질막을 형성하도록 그 그물망과도 이어진다(40×).

이러한 관찰은 축삭과 신경다발막이 상이한 발생학적 기원(즉, 축삭은 외배엽으로부터 그리고 신경다발막은 중배엽에서부터)을 보유하며 개별적으로 성장하고 발달한다는 것과 같은 전통적인 관점에 이미 도전하고 있다.

혈관

우리는 동맥과 정맥들 중에서 미세섬유의 보다 더 불규칙하고 연속적인 분포를 보게되며, 이것은 우리가 마주치게 된 혈관 패턴의 기이성을 더 잘 이해하도록 만들었다.

핵심 주장
미세순환은 미세섬유의 그물망의 통합적인 구성요소이다(그림 1.60).

그림 *1.60*
이러한 혈관의 그물망은 이러한 신경의 미세순환의 한 부분이다(10×).

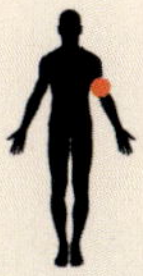

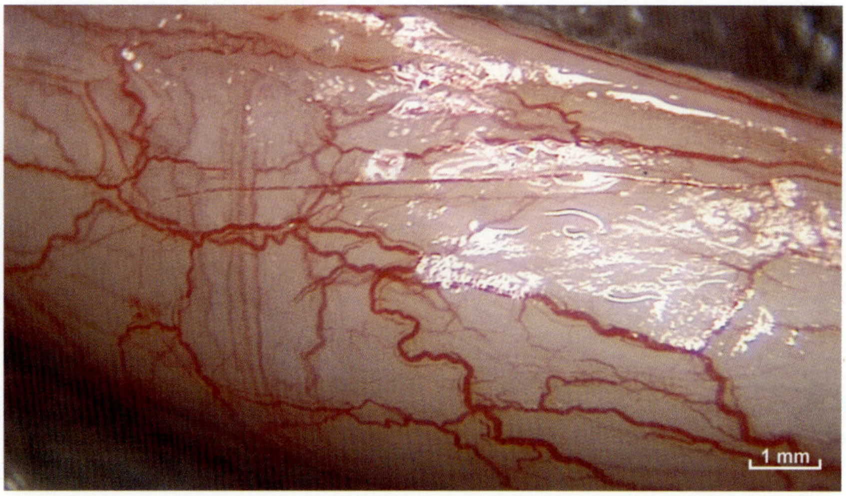

미세수술의 절개 중, 혈관성 구조물의 조심스런 분리가 요구된다. 우리는 조직들을 분리시키는 수술적인 평면을 만들지만, 이러한 평면은 해부학적으로 자연스러운 평면은 아니다.

활주 시스템은 동맥과 정맥의 벽 안으로 이어진다(그림 1.61). *바깥층(tunica adventitia)*, *중간층(tunica media)* 그리고 *안쪽층(tunica intima)*이라는 조직층들은 대체로 표피, 진피 그리고 피부밑조직과 동일한 방식에서 구성된다. 치밀화와 세포분포에서 차이는 저항이든 또는 정보의 전달에서든 상이한 역할이 수행되고 있다는 것을 확인한다.

그림 *1.61*
힘줄껍질에서 찾아진 활주 시스템은 정맥과 동맥의 바깥막(바깥쪽 껍질)의 모양을 만든다.
A 동맥의 벽으로 수렴하는 또는 거기에서 나오는 섬유들
B 정맥의 벽을 뚫고 들어가는 섬유들의 그물망

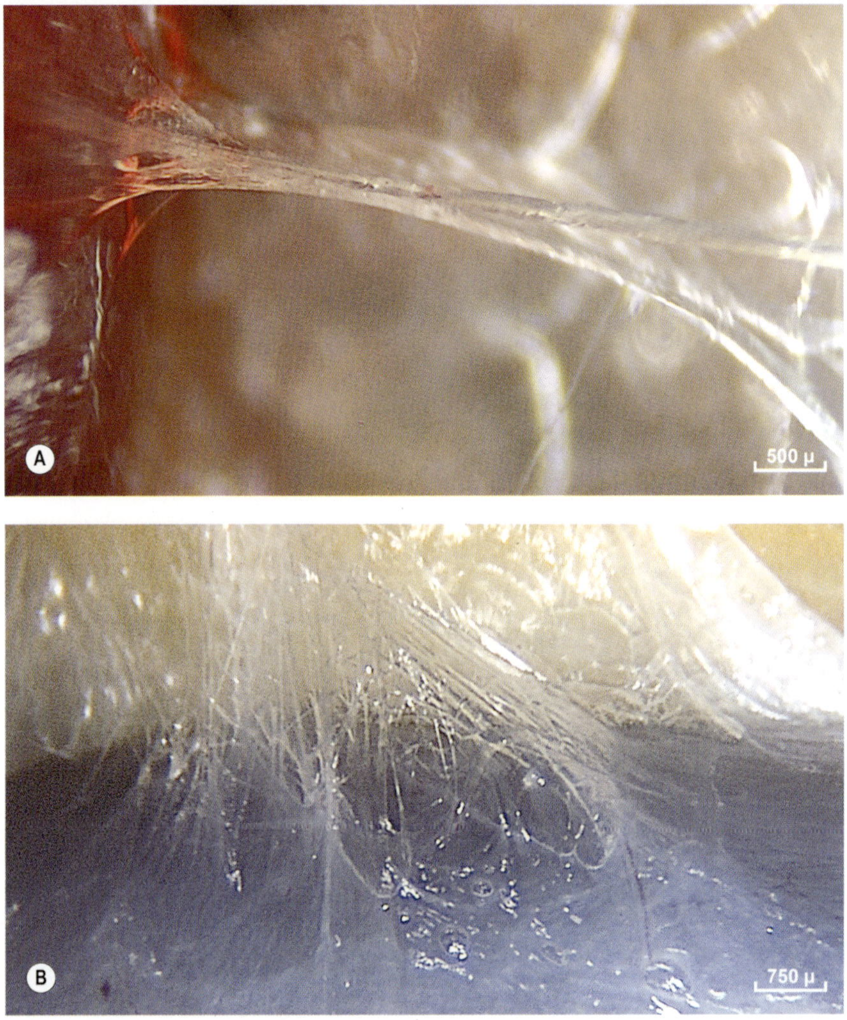

림프관

우리는 생체에서 림프 시스템을 탐색하기 시작했지만, 우리는 그것이 해부학책에서 설명한 그 시스템처럼 간단한 것이 아님을 발견했다. 세포들 근처인 그 시스템의 말단 부분에서, 우리가 확인한 모든 미세섬유의 구조물들이 림프 시스템의 한 부분이기 쉬울 것이기 때문에, 림프성 구조물을 분명하게 확인하는 것은 가능하지 않다. 예를 들어, 노뼈나 자뼈의 혈관성 뿌리 근처인 좀 더 근위부에서, 우리는 외견상으로 관 형태이며 도관을 닮은 종방향의 구조물을 확인했다. 그것들은 동맥도 아니고 정맥도 아니었으며, 그러므로 그것들이 아마도 림프관이 될 것이다. 그렇지만, 그것들의 구성은 단순하지 않으며; 그것들은 해부학 책에서 설명한 림프관과 비슷한 단순하고, 속이 빈 관형태의 구조인 것으로 보이지는 않는다. 그것들은 스폰지-비슷한 구조물로 보인다.

겨드랑이 안에서 림프 시스템을 확인하는 것이 손쉽겠지만, 우리가 보다 원위

쪽으로 이동하면서 이러한 점점 더 섬세해지는 구조물을 확인하는 것은 점점 더 어려워진다(그림 1.62). 우리가 그 세포외부의 시스템이 배출되는 방법을 이해하는 것을 가능하게 하기 위해서 더 많은 연구가 시행될 필요가 있다.

그림 *1.62*
자뼈동맥 주변에서 하나의 림프관의 절개는 림프액의 흐름을 보여준다(5×).

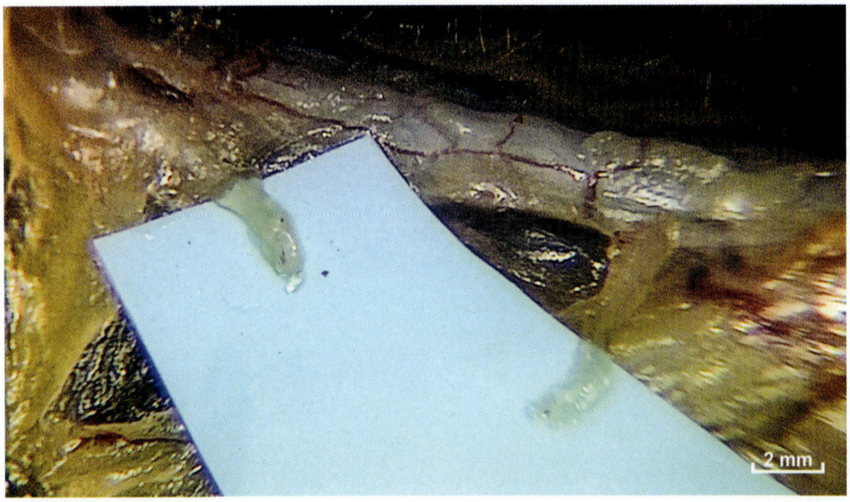

우리의 인상은 림프 시스템의 근위부에서 작은 관의, 도관-비슷한 관이 속이 비지 않은 그보다 실제로는 스폰지-비슷한 구조인 구조물들로 점점 더 원위쪽으로 진행한다는 것이며, 세포들 주위에서 동맥과 정맥을 동반하는 산뜻하게 배열된 작은 관모양의 림프관의 전통적인 모습은 지극히 의심스럽다(그림 1.63).

그림 *1.63*
원위부 림프관의 미세수술적 절개는 속이 빈 작은 관 모양의 구조와 대립되는, 스폰지 모양의 조직을 보여주었다. 더 많은 연구가 필요하다(65×).

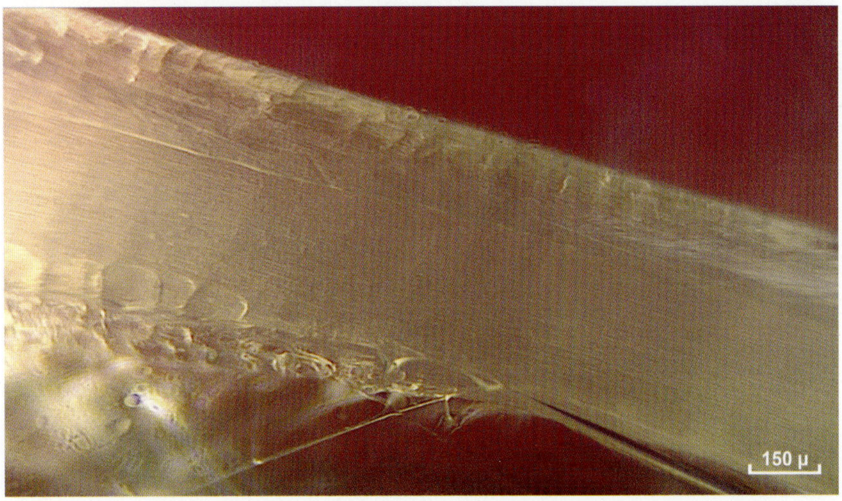

세포들

공간의 대부분은 특정한 기능을 보유한 세포들로 채워지지만, 그것들의 분포는 일정하지 않다. 그렇지만 세포들이 보이는 장소에서 우리는 그것들 주변의 동일한 미세섬유성 그물망을 보게된다. 분명하게 보이는 모습은 세포외부의 시스템들이 최소한이라도 세포를 위한 받침틀(비계)로 기능한다는 것이다.

나중의 장들에서, 우리는 세포와 미세섬유성 그물망 사이의 물리적인 연결을 보다 세밀하게 설명할 것이다. 그렇지만, 지금은 우리가 세포들의 집단을 둘러싸고 있는 미세섬유로 당김을 적용할 때, 우리는 단지 세포들이 움직이는 것뿐만 아니라 그것들이 모양도 변화시키는 것을 보게 된다; 그것들은 평편해지고 길쭉해진다.

핵심 주장

미세섬유의 그물망은 세포 내부에서 세포골격으로 부정할 수 없는 영향을 보유한다.

요약 Summary

전체적인 상호 연관성

지금까지 제공된 증거만으로도, 우리는 조직의 연속성이 신체의 모든 부위로, 모든 수준에서 확장하는 것을 이미 볼 수 있다. 거기에 완전한 미세섬유의 카오스가 존재하며, 이러한 미세섬유의 카오스는 우리 몸의 구석구석에서 확인된다(그림 1.64).

일반적으로 신경, 혈관, 그리고 뼈막 등과 같이 움직임과 연관되지 않는 구조물조차도 보다 크게 또는 작은 범위에서 이러한 섬유들로 이루어진다. 이러한 미세섬유의 그물망은 전신에 걸쳐서 존재하는 것으로 보인다.

이것이 근막인가? 해부학에서, *근막*이란 용어는 신체의 모든 부분을 통합하는 물리적인 연결로서 정의된다. 이러한 정의는 그물눈의 또는 성긴이라고 불리는 결합조직의 정의와 매우 유사하며, 이것은 조직의 상이한 유형을 받쳐주며, 이어주고 분리시키며 그리고 움직임의 협조성에 관여된다고 한다. 그렇지만 근막의 정의를 구성하는 그 무엇을 이해함은 세상의 상이한 장소마다 달라진다. 이것은 조직(표면의 근막과 같이)의 단순한 치밀화로부터 단단한, 근육힘줄성 구조(넙다리근막긴장근과 같은)까지 펼쳐진다. 근막이란 단어는 이제 매우 빈번하게 등장하지만, 그 용어의 정확하고, 모두를 포함하는 정의에서 의견일치가 부족하다. 이것은 해부학적 그리고 치료적 관점 모두에서부터 혼란을 야기한다.

전통적으로 형태는 신체의 바깥쪽 모습을 묘사하도록 사용되었다. 수술중 내

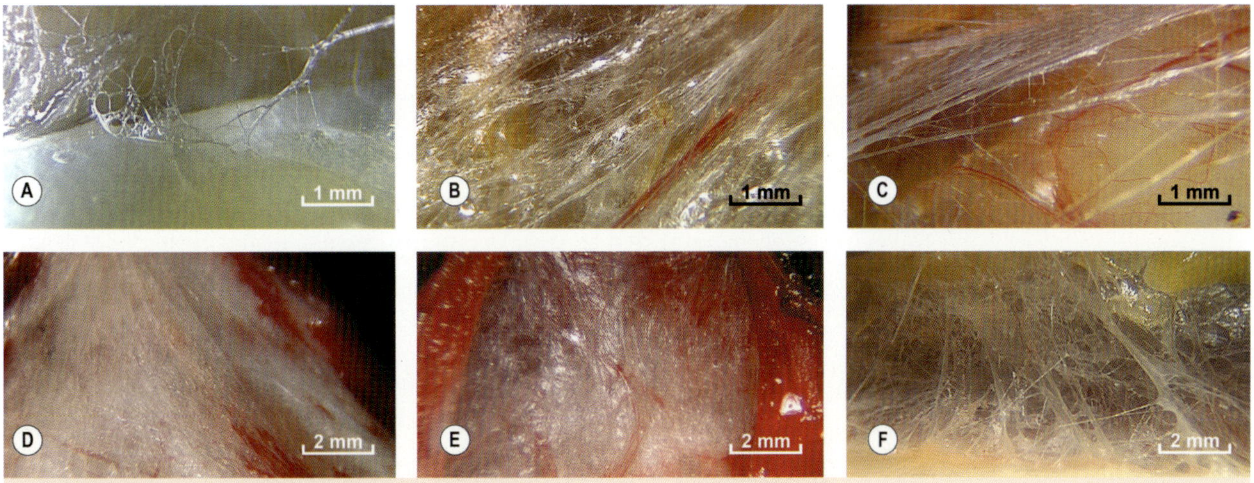

그림 *1.64*
이러한 미세섬유 조직의 연속성은 모든 수준에서 신체의 모든 부위 안으로 이어진다.
A 손에서 폄근 힘줄(10×)
B 배곧은근 근처의 배 부위(10×)
C 넓은등근 아래, 등 부분(10×)
D 가슴 그리고 큰가슴근 사이에서(5×)
E 두피 안에서(5×)
F 다리에서 뒤넙다리근육의 부위에서(5×)

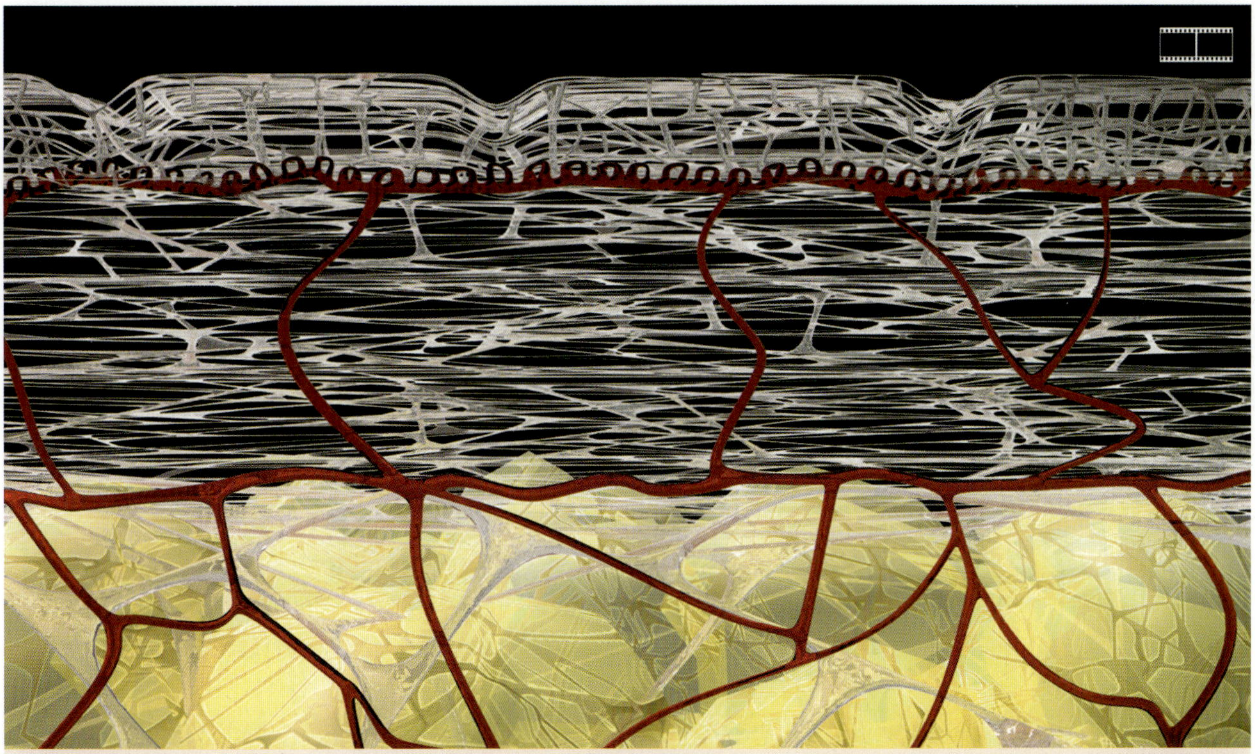

그림 *1.65*
표면에서부터 깊숙이까지 연속적인 미세섬유의 구조적인 구성의 그림설명

비디오 1.16

시경은 우리에게 인간 형태의 내부적인 구성을 연구할 수 있게 해주었다. 신체의 내부적인 구성은 보다 큰 또는 보다 적은 범위로 세포들에 의하여 식민지화된 미세공포성 공간과 함께 섬유, 미세섬유 그리고 초미세섬유 등으로 이루어진 일종의 이상적인 그물망인 듯 보인다(그림 1.65 그리고 비디오 1.16).

우리는 근막이 피부의 표면에서부터 세포의 핵까지 펼쳐지는 연속적인 미세섬유의 그물망인 것으로 보인다. 그렇지만, 우리는 이러한 멋진 구조물의 모든 측면이 이 책의 나머지 부분에서 완전하게 다뤄질 때까지 그 용어를 아껴둘 것이다.

운명의 실을 따라가기 Red thread questions

내시경 탐험은 우리에게 거기에서 아무런 외견상의 순서가 존재하지 않는 신체-전반의 다중미세섬유의 그물망에 의하여 제공된 전반적인 조직 연속성이 존재한다는 것을 보여주었다. 이것은 우리에게 다음의 여섯 가지 질문을 던졌으며, 우리는 그 질문을 이어지는 장에서 다룰 것이다. 우리는 이것을 '운명의 실' 질문이라고 불렀다. 테세우스의 그리스 신화에서, 아리아드네스의 빨간실(운명의 실)은 테세우스가 미노타우르를 죽인 후 미로를 빠져나올 수 있게 해주었다.

운명의 실 질문

1. 이러한 조직 연속성이 어떻게 구성되며, 이러한 섬유들이 어떻게 조직 결합을 보장하는가? 그것들이 구조화된 형태를 만들도록 어떻게 모이는가?
2. 이러한 미세섬유 연속성이 주변의 조직들에 아무런 영향도 주지 않은 채, 두 개의 극적으로 대립된 역할을 어떻게 허용할 수 있으며, 동시에 가동성, 힘의 흡수 그리고 미끄러짐을 보장하는가?
3. 이러한 섬유들이 어떻게 육체적인 노력 중 가동성과 중단없는 에너지 공급을 동시에 제공하도록 적응할 수 있는가?
4. 이러한 섬유들이 긴장하고 있을 때, 어떻게 이것들이 용적을 유지하고 우리 몸의 모양을 유지할 수 있는가?
5. 프랙탈의 그리고 카오스적 패턴의 조합과 모양의 다양함을 담고 있는, 이러한 외견상의 혼란한 미세섬유의 시스템이 어떻게 일관성 있고 효율적인 움직임으로 결과하며 움직임 후 그것들의 안정위치로 조직의 복귀를 보장하는 것인가?
6. 병리학적으로 또는 외상의 결과로서 정상적인 물리적 한계를 넘어서는 힘을 받게 될 때, 자연은 그 다중미세섬유의 그물망으로 조화를 유지할 수 있는가?

살아있는 물체의 형태학적인 동역학을 설명하려는 모든 시도는 이러한 질문에 대한 답변을 제공할 수 있을 것이다.

그리고 마지막으로, 이 책의 이러한 여섯 가지 핵심 질문이 답변된다면, 그것들은 하나의 주된 새로운 우선하는 질문을 유발할 것이다. 동일한 다중미세섬유의 구조가 피부로부터 근육까지 그리고 힘줄로부터 뼈막까지 신체 전반에 걸쳐 확인된다면, 일정한 미세섬유 내부의 그리고 사이의 움직임을 허용함과 상이한 특성의 세포들을 둘러싸는, 이러한 미세섬유 구조의 역학이 이전에 가정되었던 것보다 훨씬 더 중요할 수 있는가? 결합조직이 그저 비활동성의 포장조직이 아닌 거기에서부터 장기들이 발달하는 구성의 조직이 될 수 있는가? 만약 우리가 이것이 이러한 것임을 알게 된다면, 이것은 중대한 근본적 변화가 될 것이다.

Thomas W. Myers, LMT의 의견

아마도 10년 전쯤에 인체에서 치료 시 살아있는 근막에 대한 Dr. Jean-Claude Guimberteau의 독창적인 모습을 처음 접함은 보는 이를 믿지 못한 정도로 놀라게 만든다. 거기에 반드시 속임수나 장난이 있을 거야 – 이것은 조직의 실체일리 없어처럼. 그렇지만 이것이 바로 당신의 눈앞에서 펼쳐질 때, 그 경이로움은 기본적인 전제의 전환을 요구한다. 이러한 영상을 연구함의 결과로서, 나의 생각은 달라졌으며, 나의 교수법도 역시 달라졌고, 그리고 이미 30년의 도수치료 임상에서 연마한 나의 접촉도 역시 변화를 강요받았다.

내가 Guimberteau가 활주 시스템이라고 부른 것의 유동성과 적응적인 특성을 이해했을 때, 나는 섬유성 조직을 '늘려주려는' 노력을 중단했으며 그 조직 안에서 건강한 움직임을 조장하고 유착이 풀어지도록 유도하기 위해서 매우 정확한 평면을 따라서 보다 더 부드러운 방식으로 나의 접촉을 사용하는 것이 가능했다. 구조적인 지향성을 보유한 치료사는 마치 돛단배의 삭구장치를 조율하듯이 기계적인 밧줄, 철선 그리고 천들을 늘리지 말아야 한다. Guimberteau의 대담한 탐험에 비추어서, 우리는 이제 우리가 진정으로 점액다당질의 겔–졸 상태를 변화시키는 것을 볼 수 있으며 그러므로, 조직의 살아있는 기질 안에서 간질성 체액, 신경의 메시지 그리고 역학적 힘의 '흐름'도 볼 수 있다. 표면을 접촉하는 것은 깊은 내면을 휘젓는 것이다.

우리는 우리가 움직이는 방식의 또는 좀더 근본적으로, 무엇이 움직이는가의 기본적인 재착상의 한가운데에 놓여있다. 우리는 신체 움직임이 생체역학적으로, 열역학적으로 그리고 유체역학적으로 작용해야 한다는 것을 안다. 우리는 그것이 배아 안에서 대규모의 증식과 이동으로부터, 우리의 첫 호흡의 순간에 자궁으로부터 '공기가 가득한 세상'으로 이동의 짧은 날카로운 충격을 통해서, 세포외부의 기질에 의하여 둘러싸이고 보호되며 포장된 70조개의 태평하게 콧노래를 부르는 단위로서 성인에서 기능까지 그것이 세포단위로 작용해야 한다는 것을 안다. 어떻게 그럴 수 있는가?

유막에서부터 골간막까지, 우리는 책들 가운데서 기질을 보아왔다. 단단하고 건조한. 우리는 사체에서 기질을 보았다: 늘어나지 않고 들러붙어있는. 처리하지 않은 사체에서조차도, 근막은 수동적으로 놓여있다. Dr. Guimberteau와 함께 살아있는 신체 안으로 여행하는 것은 앞서 활동성이 없던 조직이 역동적인 삶으로 돌아오는 경이로움이다. 부착부분을 바꿈과 함께 이슬이 맺힌 연결선과 포말같은 막들의 아름다운 시를 감상하는 것은 다시 한번 신체가 움직임을 각별하게 활주할 때와 활주하지 않을 때를 다루는 방법을 새롭게 이해하는 것이다.

어떤 이미지를 만드는 행위는 관점에서부터 다른 어떤 것을 포함시킴에 의하여 한 가지를 밝혀주는 것이다. 해부학에서 사체를 분석하는 우리의 전통적인 방식은 물론 대단히 유용했지만, '그것들 사이에서 무엇'이 정확하게 좀 더 분명한 구조를 밝혀주도록 우리의 수술칼을 빼먹었던 바로 그 장소이므로, 이것은 구조물들 사이에서 무엇이 존재하는가에 대한 우리의 지식을 모호하게 만들었다. 그렇지만 보다 튼튼한 구조물들 사이는 또한 정확하게 바로 움직임이 발생하는 장소이며, 그러므로 움직임에 대한 우리의 기본적인 오해는 당연히 Guimberteau가 우리에게 단순하지만 경이로운 실체를 보여줄 때까지 이어졌다.

근막의 연속성에 대한 착상은 한동안 세상에서 널리 퍼졌다. 내 자신의 출간물도 근육들 사이의 기능적인 그리고 안정화의 연결을 위치확인하려고 시도했으며, 체강벽의 근육근막을 통해서 그 섬유조직의 결을 따라갔다. 해부학적 연결이라는 이러한 지도- 물론 다른 다수도 존재하는 -는 자세와 움직임에서 만성적인 어려움에 대한 혁신적인 전략으로 이어지는 예측을 만들었으며, 하나의 전체로 그 시스템들 내부에서 그 협력적인 특성을 환원적인 분석과 조사를 중단하려는 커다란 문화적인 운동의 한 부분을 구성한다.

Jean-Claude Guimberteau가 이룩한 업적은 너무도 중대하다: 그는 세포를 깨뜨림, 조직을 찢음 또는 흐름을 방해함 등이 없이 가장 활동성이 적은 사람들에게서도 하루에 반드시 수백 만 번이나 발생해야 하는 그 세포들 사이의 붕괴, 움직임의 '붕괴'를 우리 자신과 같은 세포들의 식민지가 실질적으로 처리하는 방법의 한 가지 '새로운' 시스템- 그것을 우리가 한때 모호하게 보았던 -의 상당량을 발견했다.

우리는 수세기 동안 스스로가 신경계에 의하여 활성화된 근육들이 인대에 의하여 제한된 관절을 가로질러 뼈들을 움직인다는 모델이 인간의 모양과 안정성을 설명했다고 만족해왔다. 정골의사들, 롤퍼들, 그리고 일부 다른 이들은 신체-전방의 근막성 그물의 착상에 대하여 입발린 찬사를 보냈지만 여전히 단단한, 확인할 수 있는 결합조직 구조를 경유하는 한쪽 끝에서부터 다른 쪽 끝까지 작용하는 개별적인 근육에 의하여 만들어진 지렛대와 힘의 생체역학이란 의미에서 치료적 효과를 설명했다.

지금부터, 이러한 모델이 이러한 작업에 부적절하다는 것 그리고 그것의 현행적인 한계를 넘어서 발전하기 위해서 생체역학은 장력통합성 인체공학, 체액 흐름에서 프랙탈적인 계산 그리고 개별적인 신경운동의 단위의 역할에서 인공두뇌 연구의 의미를 포함시켜야 필요가 있다는 것이 분명하다. Guimberteau의 탐구는 피부 아래에서 조직들 안으로 효율적으로 긴장력을 분산시키고 움직이는 부위 안에서 세포들에 대한 모든 손상을 완화시켜주는, 그것에 적용된 힘에 대하여 즉각적으로 그리고 내부적으로 반응하는 신체를 가로질러 모든 곳에서 체액, 겔 그리고 섬유들의 고도로 적응적인 시스템을 밝혀주었다.

우리가 대순환 시스템의 한 부분이 되는 넙다리동맥을 볼 때 우리는 매우 잘 알게 된다. 비슷하게, 위팔신경얽기가 하나의 구조로서 확인될 수 있겠지만, 그것은 또한 분명하게 전체 신경계의 한 부분이 된다. 그렇지만 생체역학에서 연구하고 있는 우리들은 종종 아킬레스 힘줄, 반가시근 또는 등허리근막 등을 이러한 구조물들이 다른 두 개의 시스템들처럼 똑같이 역동적이며 자가-조절적인 세 번째 신체 전반의 효율적인 시스템인 근막성 그물 내부에서 존재한다는 동일한 이해도 없이, 마치 그것들이 개별적인 구조가 되는 것처럼 빈번하게 치료한다.

Guimberteau의 이미지와 연구를 통해서, 우리는 이제 우리가 이전에 인식했던 것보다 훨씬 더 자기-구성적이며, 더욱 체액성이고 카오스적인 생체역학적 반응의 전신의 연속성을 보게 된다. 미래의 세대들은 '당연하게' 말할 것이며, 우리의 역학적인 모델을 구식으로 퇴출시킬 것이며 그의 개척가적인 통찰을 기반으로 할 것이다. 그렇지만 나는 Dr. Guimberteau가 자신의 여행에서부터 그 자신에게 보여주도록 가져온 그 매력적인 그리고 너무도 중대한 그 이미지들에 의하여 이러한 세대에 속함에 그리고 충격받고, 겸손해지며, 기뻐하며 마지막으로 변화되어 감에 기쁘기 한량없다.

2 미세섬유의 연속성과 형태
Fibrillar continuity and form

다중미세공포의 그물망의 구조형성의 역할

미세섬유의 구성틀

구조를 갖춘 형태의 개념

운명의 실을 따라가기

요약정리

이 장에서 우리는 살아있는 물체가 연속적인 미세섬유의 그물망안에서 조직되는 방식을 보여줄 것이다. 우리는 이러한 그물망 구조형성의 역할을 설명할 것이며, 그것은 신체의 구조와 모양에 기여하며 세포를 위한 구성틀을 제공한다. 이것은 내재하는 조직구성, 구조물 그리고 구성요소의 구조 사이에서 영구적이며, 연속적인 연결 등을 의미한다. 그 미세섬유들이 우리가 존재할 것이라고 기대하고 생각했던 순서에서, 규칙적으로 또는 예측가능한 방식에서 조립되지 않았기 때문에, 이러한 그물망의 구성은 당황스럽게 만든다. 반대로 모든 것이 완전하게 무질서한듯 보이지만, 면밀한 관찰에서 우리는 그 미세섬유가 내가 미세공포라고 명명한 용적을 측정할 수 있는 단위를 구성한다는 것을 발견했다.

다중미세공포의 그물망의 구조형성의 역할

The structuring role of the multimicrovacuolar network

압력을 받고있는 미세용적

외과의사가 피부 안에서 절개를 하며 보다 깊이 진입하도록 그 조직들을 칼로

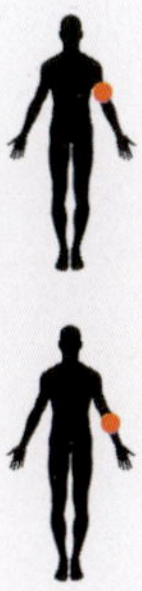

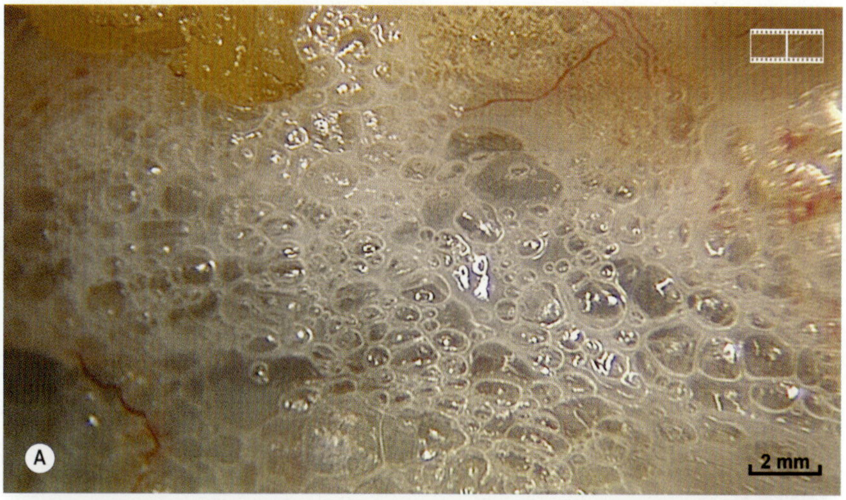

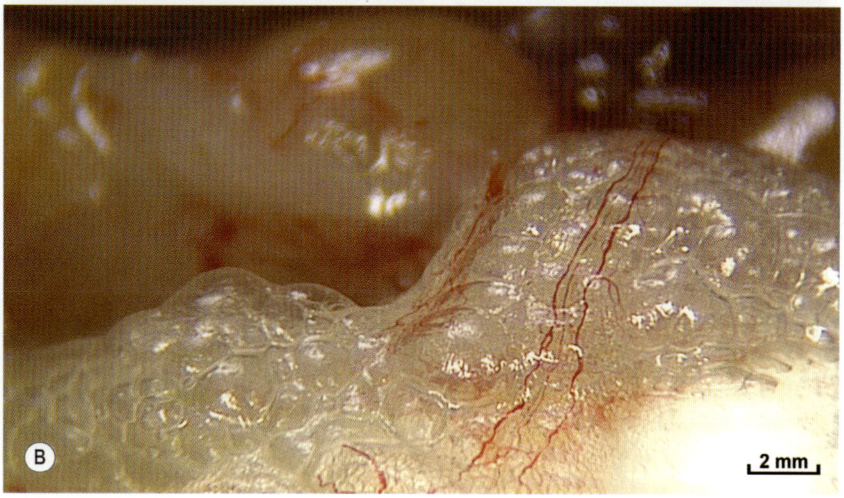

그림 *2.1*

A 외과의가 피부를 절개하며 더 깊이 진입하도록 조직들을 절개할 때, 작은 거품이 대기압에서 노출된 구조물의 표면에서 나타난다. 이것은 절개가 만들어진 후 몇 분 이내에 발생한다(5×)

B 이러한 동일한 현상은 근육, 힘줄 또는 참으로 신체 내부의 모든 장기 근처에서 나타난다.

비디오 *2.1*

나눠갈 때, 아마도 근육, 힘줄 또는 진정한 신체 내부의 어떤 장기가 될 노출된 구조물의 표면에서 작은 거품이 나타난다(그림 2.1과 비디오 2.1). 이것은 절개한 후 몇 분 안에 발생한다. 직경이 1mm 정도 크기로 측정되는 이러한 미세거품들은 그 조직들 내부에서 자연적으로 존재하는 용적인 미세공포의 발현이다. 그것들은 정상적인 대기압의 공기가 그것들의 벽을 가로질러 뚫고 들어가거나 확산함에서든, 아무튼 미세공포들 안으로 들어갔기 때문에 나타난다. 이것은 미세공포들의 내부 압력이 대기압과는 다르기 때문이다. 이것은 분명하게 정해진 경계면들과 함께 압박을 받는 미세용적이란 착상을 이끌어내기 때문에, 이러한 관찰은 기본적이다. 우리는 이것을 생체에서 내시경의 탐색 도중에 규칙적으로 보게된다. 이것은 모든 우리 관찰에 대하여 핵심이다.

만약 우리가 수술실의 겸자로 미세거품들이 만들어진 그 조직을 잡는다면, 그 당김은 대기압에서 이러한 거품들의 터짐에 의하여 만들어진 낫선 움직임을 만든다(그림 2.2와 비디오 2.2). 이러한 현상은 압력 차이를 보유한 일종의 수압장

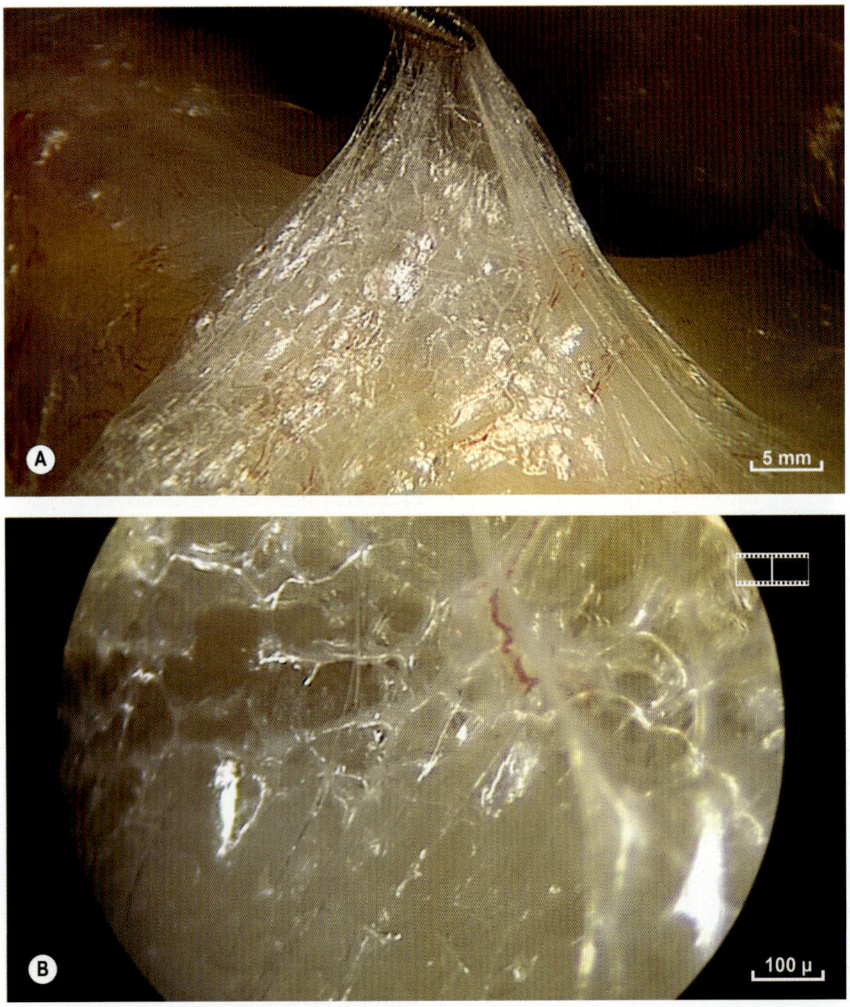

그림 2.2
A 나타난 미세거품과 함께 그 조직을 겸자로 잡고 이어서 당겨질 때, 당김은 그 미세거품들을 긴장력 하에 놓이게 만든다(2×).
B 작은 기포들의 거품과 섬유들은 오로지 당김이 적용될 때만 나타난다. 이것은 대기압에서 미세거품의 터짐에 의하여 생기는 낫선 움직임을 유발한다.

비디오 2.2

치(hydraulic system)의 존재를 나타낸다. 우리는 힘줄을 둘러싸는 결합조직으로 언제든 당김이 적용될 때마다 이러한 수압현상을 볼 수 있다. 작은 기포의 거품은 즉시 나타나며, 이것은 활주작용의 조직을 그것의 완전한 상태로 구성하는 것으로 보인다. 그렇지만 이것은 오로지 *생체에서* 이러한 조직으로 당김이 적용될 때만 발생한다. 이러한 현상은 사체에서는 그리 쉽게 관찰되지 않으며 가공된 조직 안에서는 전혀 볼 수 없다.

1장에서 이러한 미세거품의 검사는 카오스 상태로 분포된 서로 엮어져 있는 미세섬유들로 구성된 세계를 밝혀준다. 아무런 직접적인 공유도 없이, 상이한 크기들의 실들로의 진정한 엉킴(그림 2.3). 완전한 미세섬유의 카오스인!

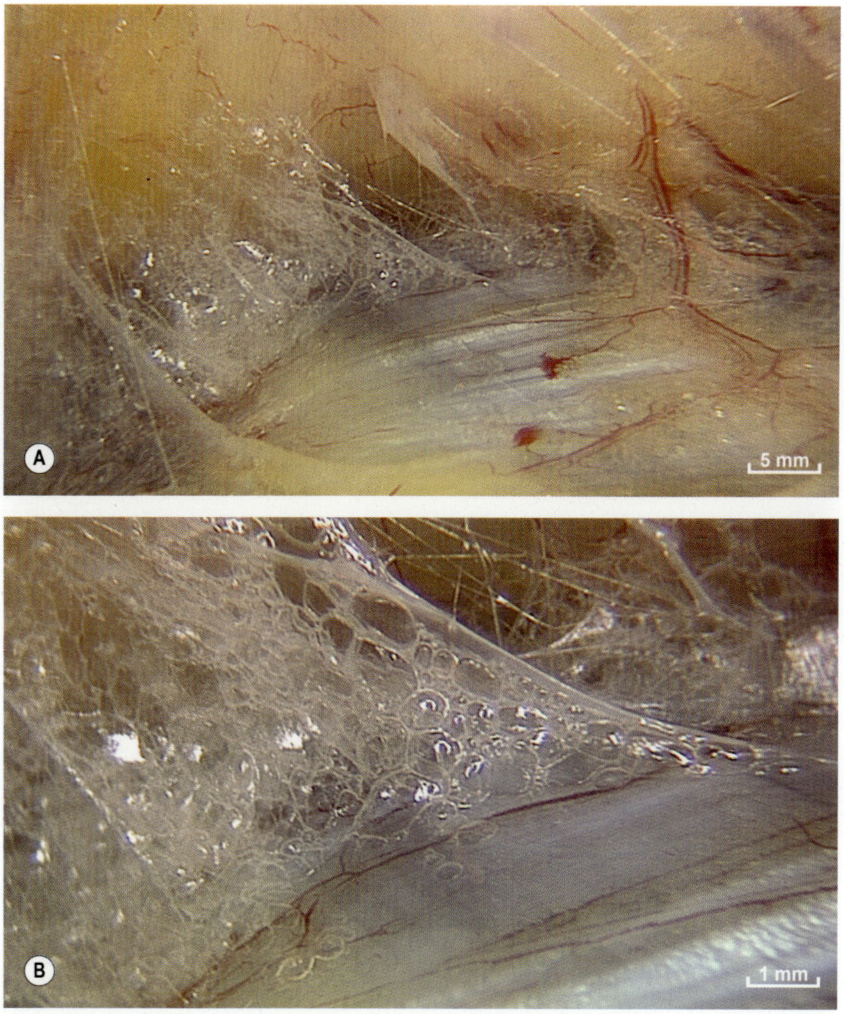

그림 *2.3*
다양한 크기와 모양의 미세거품들
A 2× 확대
B 10× 확대

그림 *2.3*
C 40× 확대
D 아무런 직접적인 공유도 없는, 상이한 크기의 미세섬유들의 진정한 얽힘 (100×)

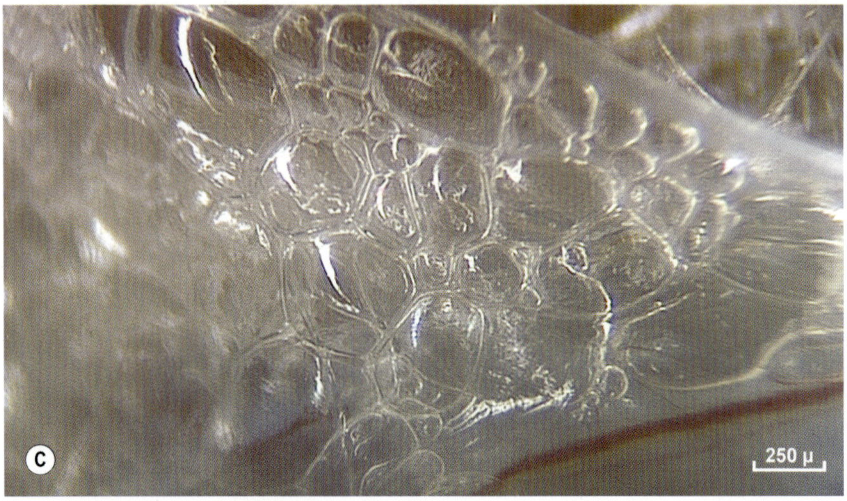

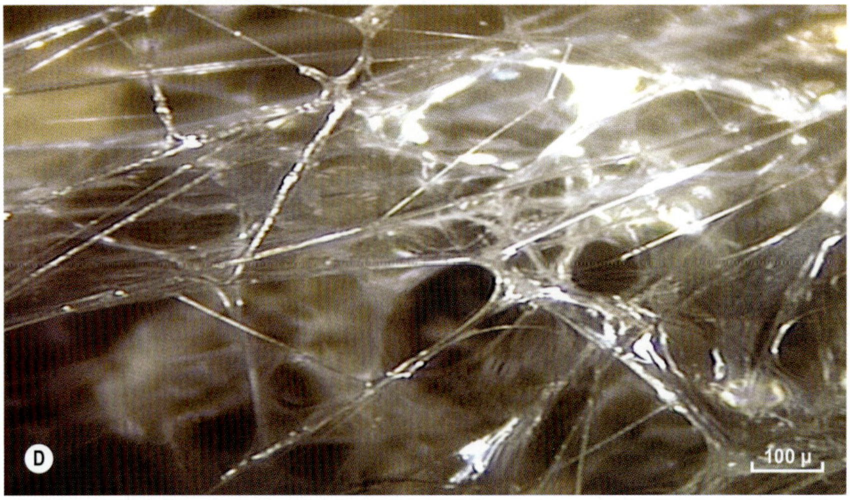

조직된 카오스

우리는 우리 몸의 물질들이 순서있게 그리고 바르게 조직되길 선호할 것이지만, 그것은 살아있는 물체에 대한 우리의 내시경 탐험 도중에 우리가 발견한 모습이 아니다. 인간의 마음은 순서상의 일부 유사함을 그리고 이러한 카오스 상태의 시스템이 효율적으로 기능할 수 있는 방법에 대한 일종의 논리적인 설명을 본능적으로 추구할 것이다. 그렇지만 우리는 이미 이러한 미세섬유의 카오스가 인접한 구조물들 사이에서 적절한 활주작용을 완벽하게 만들어 준다는 것, 그러므로 효율성과 카오스가 함께 손잡고 나아간다는 것을 이미 알고 있다!

이러한 서로 꼬이고 서로 엮인 섬유들의 외견상 무작위함 안에서 내재한 질서가 존재하는가?

우리가 내시경을 이러한 다중미세공포성 공간으로 가깝게 가져가면서, 내시경에서 비쳐진 그 빛은 미세공포의 반짝이는 작은 표면에서 반사되었으며, 미세공포는 마치 수북한 무더기로 아무렇게나 던져진 작은 거울들의 무더기를 닮았다(그림 2.4와 비디오 2.3). 세밀한 관찰에서, 우리는 그것들이 액체로 둘러싸인 동일한 서로 꼬인, 무작위하게 분포된 섬유들로 이루어진 것을 보게 된다. 오로지 *제자리에서* 살아있는 조직의 관찰에 의해서만 드러날 수 있는 이러한 구조들을 목격하는 것은 외과의사만의 특권이다. 우리가 개별화된 조직 샘플을 조사할 때, 조직 내부의 미세섬유는 더 이상 긴장력을 받지 않으며 그러므로 내재한 구성도 볼 수 없다.

그러므로 마치 이상한 나라의 엘리스처럼, 우리가 이러한 불균질한 물체로 들어가는 문을 찾아보도록 허용하고 그래서 우리가 인간신체 내부의 이상한 세계를 이해하기 시작하도록 만들자.

그림 *2.4*
우리가 내시경을 이러한 다중 미세공포의 공간으로 가깝게 가져가면서, 내시경에 의하여 방출된 그 빛은 미세공포의 작은 표면들에서 반짝임으로 반사되었으며, 이것들은 아무렇게나 수북하게 던져진 거울의 무더기와 비슷하다(40×).

비디오 *2.3*

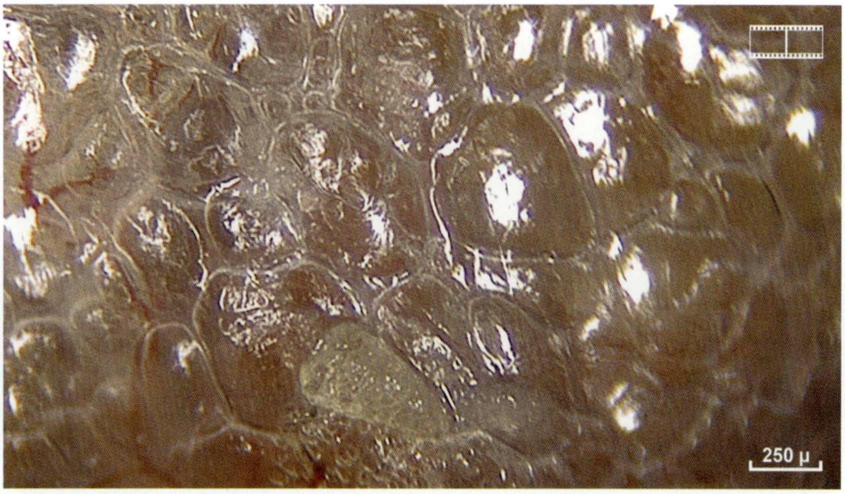

미세용적과 다양성

우리는 단지 외견상의 카오스뿐만 아니라 *각각의 미세공포도 독창적이기* 때문에, 아마도 구분 가능한 *규칙성에* 대한 우리의 탐색을 포기하도록 유혹될 것이다. 우리가 보게 될 첫 번째 형태는 액체로 채워진 불규칙한 다면체 모양인 우리의 미세공포가 될 것이다(그림 2.5). 일단 노출된 후, 미세용적의 그 물리적 상태는 불안정해지며; 내시경과의 접촉은 그것을 깨지게 만들며, 오로지 그 틀만 남겨둔다. 미세섬유의 구성틀과 그 틀안에 담겨있는 액체라는 미세공포의 두 가지 불 수 있는 구성요소는 그것들의 단순한, 그렇지만 셋 또는 넷 그리고 때로는 다섯이나 여섯 개의 모서리를 보유한 불규칙한 다각형을 드러내도록 해체된다(그림 2.6). 미세공포라는 이러한 다각형 단위는 조직 내부에서 구성하는 요소나 단위로서 작용한다. 그것들은 함께 모이며 형태와 모양의 발생에서 중대한 역할을 수행한다. 그렇지만 이러한 미세공포의 이차원적 모습은 잘못 알려진 것이다.

그림 *2.5*
A와 B 우리가 보게되는 그 첫 번째 형태는 다면체의 불규칙한 미세용적이지만, 하나의 미세용적의 물리적인 상태는 그 자체에서 불안정적이다(60×).

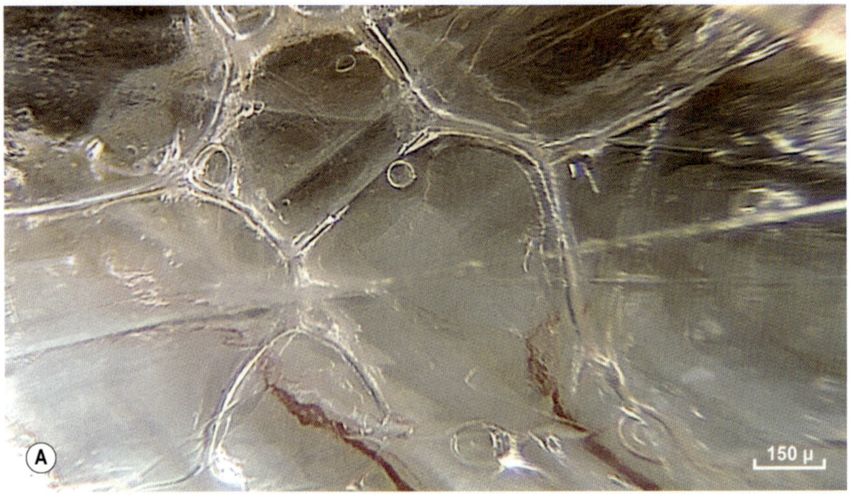

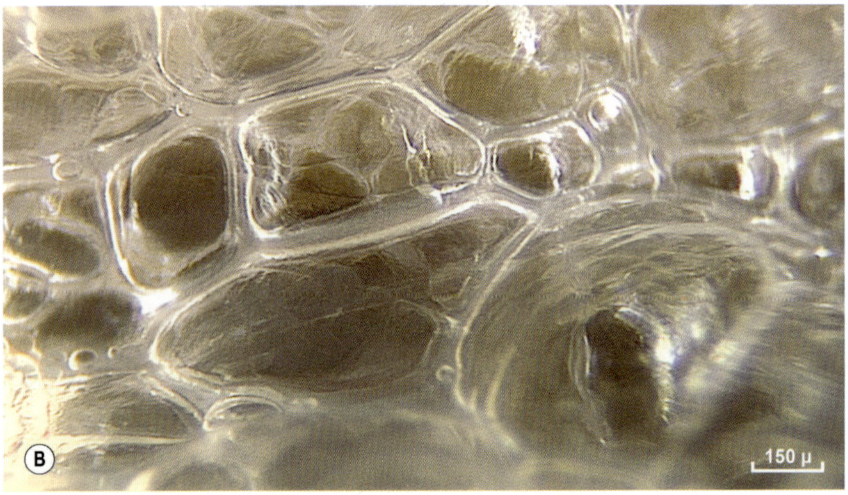

그림 *2.6*
A와 B 미세공포는 자발적으로든 또는 당김의 결과로서든 자체의 내용물을 상실한다. 오로지 그 미세섬유의 구성틀만 남게된다(60×).

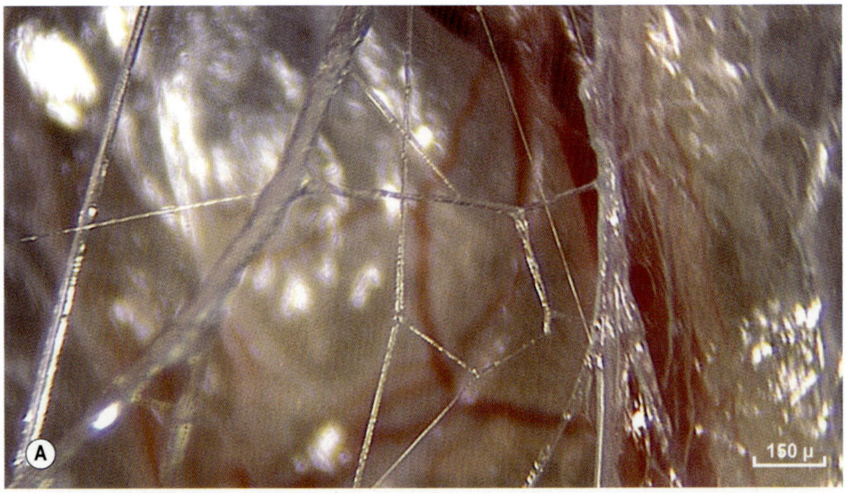

그림 2.6

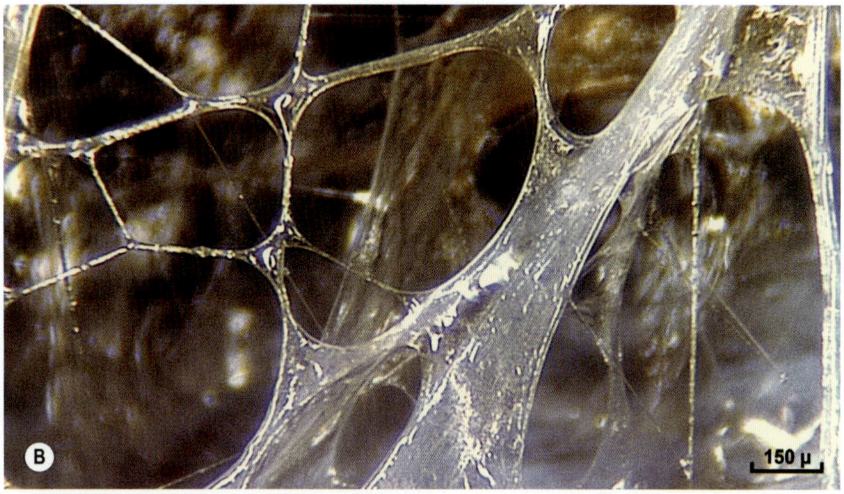

미세공포들은 삼차원적 구조이며 분명한 순서나 규칙성을 드러내지 않는 채, 주로 다면체 용적이 된다. 미세공포는 교차하는 미세섬유들에 의하여 공간 안에 만들어진 삼차원의 용적이다. 미세공포란 단어는 세포들에 의하여 점유된 용적의 주장을 강조하도록 선택된다. 여기서 다시, 우리는 반드시 세포외부의 세계에서 모든 것들은 다면체이며 불규칙해지는 성향이 존재한다는 것을 강조해야 한다. 다양성이 기본적이다. 미세섬유는 길거나 짧으며, 수직이고, 수평이거나 비스듬하다. 그것들은 함께 모이거나 멀리 떨어지며, 강하게 또는 느슨하게 꼬인다. 미세섬유는 서로 간에 서로 연결되거나 상호작용한다. 그것들은 모든 방향에서 무작위하게 가지를 낼 수 있다. 우리는 그러므로 어떤 구분할 수 있는 규칙성에 대한 우리의 탐색을 포기해야 한다.

삽화를 통해서, 미세공포가 거의 무한하게 달라지는 길이와 밀도의 미세섬유들의 교차(그림 2.7 C와 D)에 의하여 공간 안에서 만들어진 삼차원적이며, 구조화된 용적이 되는 방법을 보여주는 것이 쉽다(그림 2.7 A와 B).

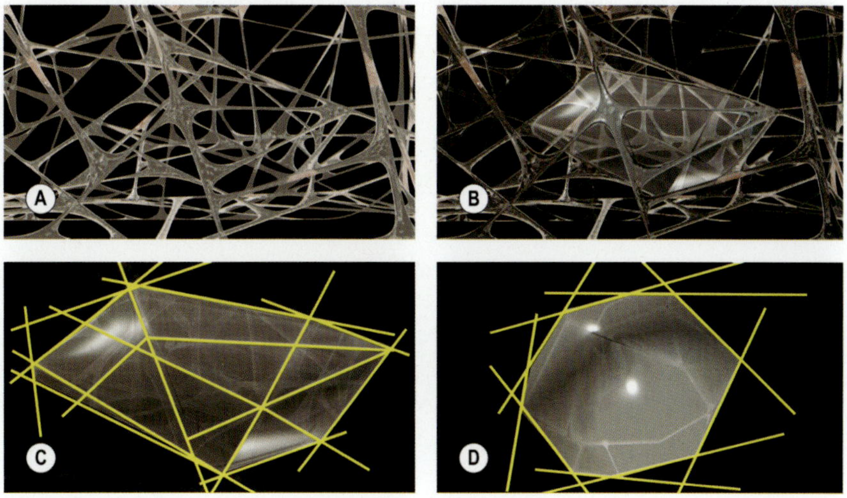

그림 2.7
A-D 미세공포는 미세섬유의 상호교차에 의하여 공간 안에서 만들어진 삼차원적 용적이다. 미세섬유는 미세공포의 경계를 정한다.

피부의 바로 아래의 영역이나 힘줄을 직접적으로 둘러싸는 부위와 같이 세포들이 드물고 유연성과 신축성이 있는 부위 안에서 이러한 반짝이고, 무지개 빛깔의 거울을 쉽게 찾아볼 수 있다.

이어지는 그림설명에서, 우리는 미세용적이 서로에게 부착하는 그리고 유사한 구성의 보다 큰 구조물을 만들도록 함께 모이는 방법을 보여주려고 시도한다(그림 2.8). 기초 단위의 법칙과 거의 비슷한 법칙을 따르는 새로운 형태가 출현한다. 이것이 형태발생의 논리적인 설명을 제공하기 때문에 이러한 관찰은 기본적이다. 우리는 이어지는 장들에서 그리고 맺음말(XXX 페이지를 참조)에서 이것을 확장할 것이다.

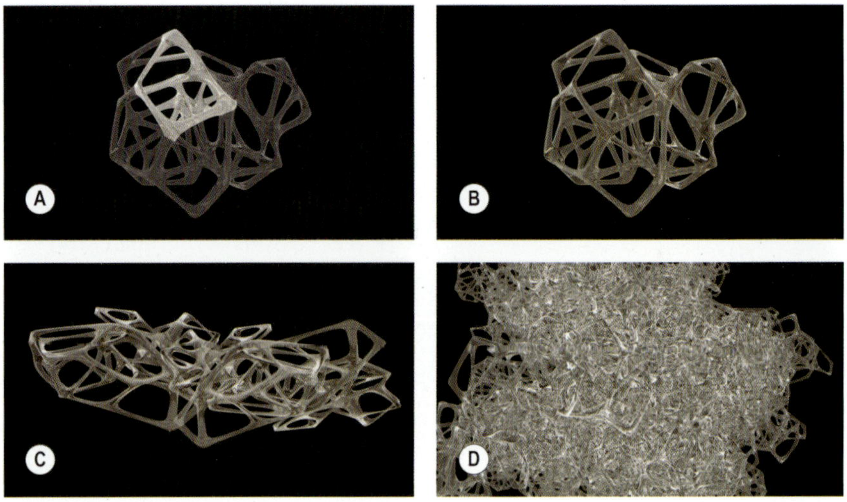

그림 *2.8*
미세용적은 서로간에 부착되며, 그것들은 유사한 구성의 더 큰 구조물을 만들도록 함께 모인다. 기본적 단위를 지배하는 법칙과 거의 똑같은 규칙을 따르는 새로운 형태가 출현한다.
A 1×확대
B 5×확대
C 25×확대
D 1000×확대

이러한 방식에서 만들어진 가장 작은 미세공포의 용적은 직경에서 몇 마이크론에서 최대 20–30㎛로 측정된다. 이것은 거의 세포의 크기이다. 일부 미세공포는 직경에서 200㎛까지 측정된다. 보다 작은 미세공포는 힘줄을 둘러싸는 것으로 빈번하게 확인된다. 보다 큰 미세공포는 복부의 지방조직 내부에서 확인된다. 크기에서 이러한 다양성은 미세공포가 신체의 특정한 부위 안에서 다루어야 하는 역학적인 그리고 동적인 힘의 특성에 달린다.

우리는 또한 사람마다 차이도 보게 된다. 일부 사람들에게서 미세공포의 그물망은 다른 사람의 그것과 비교해서 보다 가늘고, 갈대모양의 섬유로 이루어진다. 그것은 개인들 사이의 특수성이란 주장을 이끌어낸다. 우리는 단지 외부에서뿐만 아니라 내부에서도 완전하게 다른 것이다. 각 개인은 독창적이다.

미세섬유의 구성틀 The fibrillar frame

각각의 미세공포의 기본틀을 구성하는 미세섬유는 서로 간에 이어져 있지만,

그 미세섬유들이 교차하는 방식에서 다양성이 존재한다. 일부 교차는 분명하게 한정되는 반면, 다른 것들은 미세섬유들 사이에서 베일-비슷한 중간 지역의 존재와 함께 불분명하다. 일부 미세섬유는 칼의 강철 날을 닮은 평편한, 반사면과 함께 상당히 넓다. 다른 것들은 모양과 모습에서 유사하지만 가늘고, 투명한 표면을 갖는다. 그것들은 또한 좁거나 넓을 수 있으며 볼록하고, 짧거나 길 수 있다. 일부는 많은 가변적인 특성과 함께, 원통형이다(그림 2.9). 다른 것들은 속이 빈 듯 보이지만, 현재까지 우리는 이러한 미세섬유를 통해서 체액 흐름을 보여줄 증거를 보유하진 않았다. 이 의문은 연구가 필요한 주제이다.

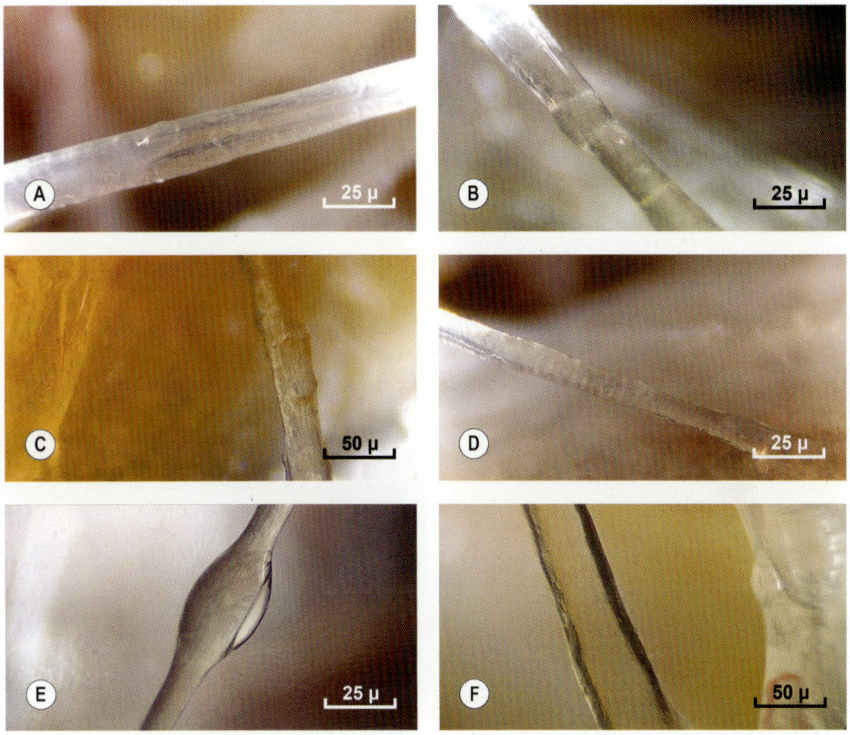

그림 *2.9*
미세섬유 자체의 모양은 상당하게 달라진다(200–400×).
A 낚시대나 자루 비슷한 매끄러운 모서리를 보유한 매끈한 원통형 모양
B 불규칙한 간격의 미세섬유를 보강하는 둥근 고리를 갖는, 대나무 줄기를 닮은 원통형
C 식물 줄기의 싹을 닮은 부풀어 오름을 보유한 원통형
D 가로막을 갖는 원통형
E 일부는 올리브-모양이다
F 일부는 속이 빈 듯 보인다

다양함이 기준이며, 가변성은 무한하다(그림 2.10과 비디오 2.4). 여기서, 미세섬유는 지극히 가변적인 길이와 함께 직경에서 5에서 70㎛로 다양하며, 그 미세섬유 그물망에 실 모양, 버팀목 모양, 교차연결 그리고 곳곳에 결절형 두꺼워짐을 갖는 줄기-비슷한 자루 등과 함께 카오스같은, 혼란스런 모습을 제공한다. 이러한 섬유들의 교차부 사이의 간격은 대략 10에서 100㎛로 다양하며; 그렇지만 그것들이 하나의 연속적인 그물망을 형성하기 때문에, 이러한 연속체 내부에서 개별적인 섬유를 구분하는 것은 불가능하다. 그것들이 항상 그물망 내부에서 흘러드는 것으로 보이기 때문에, 우리는 어떤 주어진 섬유의 길이를 측정할 수도 없다.

그림 *2.10*
그 엮임의 실제 패턴은 상당히 달라지며, 대체로 치밀하거나 불규칙할 것이다. 미세섬유 사이의 연결의 다양성은 끝이 없다(100×).

비디오 *2.4*

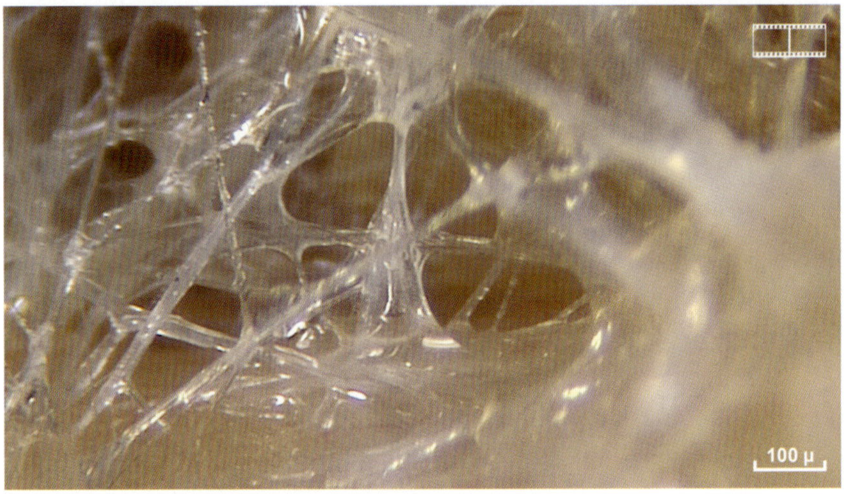

그림 *2.11*
그 미세섬유의 직경은 5에서 70㎛ 사이에서 가변적이다(100×).

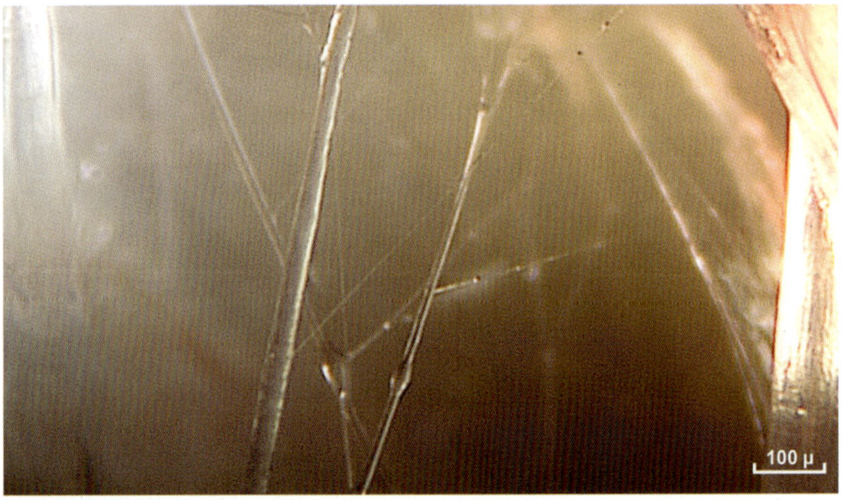

강철 칼날처럼 좀더 넓은 표면은 빛을 반사한다(그림 1.12와 비디오 2.5). 일부는 직선의 비계와 비슷하게 보이는 좀 더 규칙적인 엮임을 형성하며(그림 2.13), 다른 것은 좀 더 둥글고, 소 무리의 발자처럼국 휘어진다(그림 2.14).

그림 *2.12*
넓은 표면은 강철 칼날처럼 빛을 반사한다(100×).

비디오 *2.5*

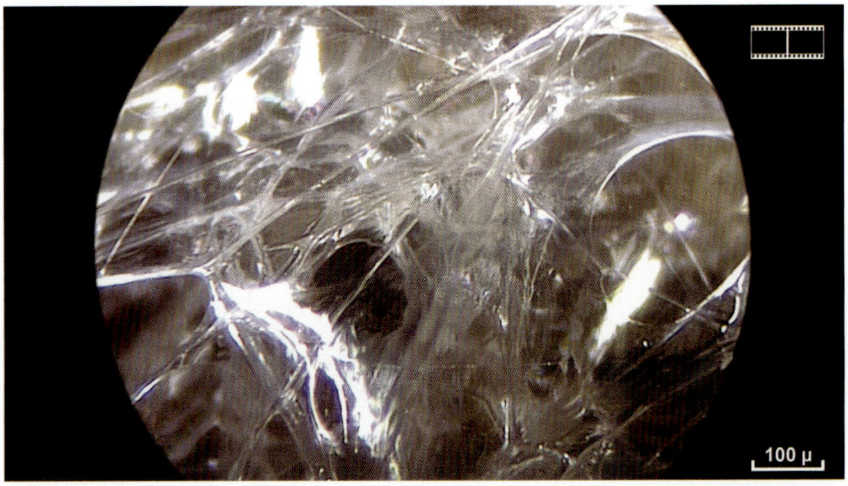

그림 *2.13*
곧은, 보다 규칙적인 엮임
(100×)

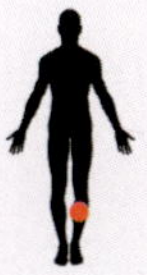

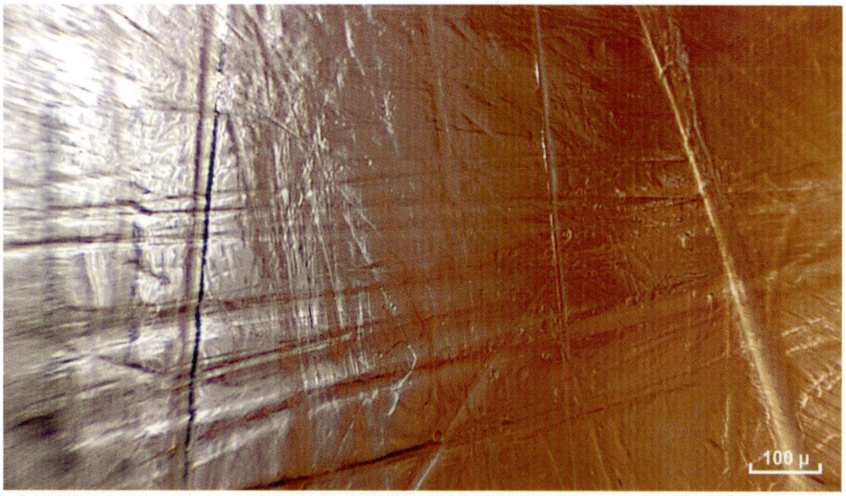

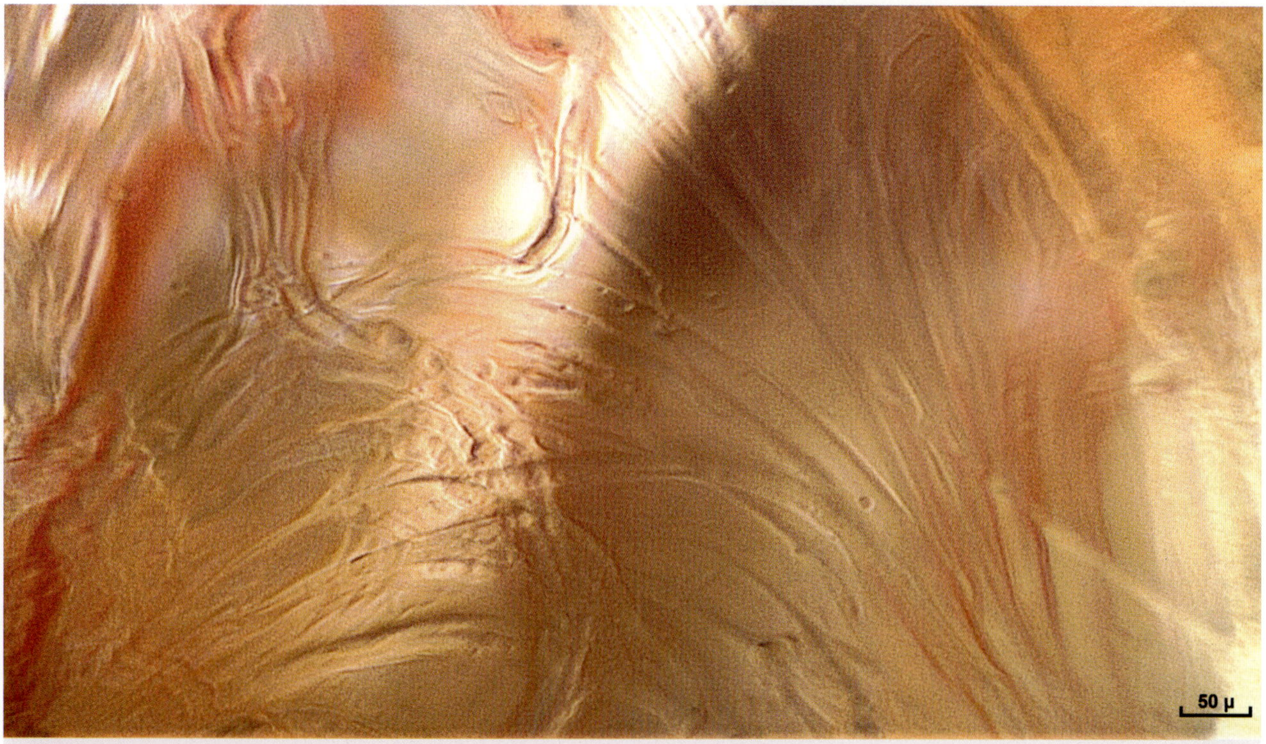

그림 *2.14*
일부 미세섬유들은 휘어지며 그 엮임이 덜 직선적이다(200×).

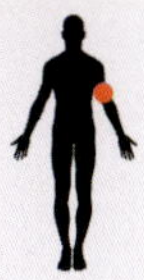

우리는 미세공포를 그 안에서 엮임의 실질적인 패턴이 상당하게 달라질 수 있는 섬유들의 엮인 그물 내부의 일종의 용적으로 간주할 수 있다. 당신은 마치 실크 베일 안에서의 섬유들처럼 치밀하게 엮어진, 긴밀하게 뭉쳐진 섬유들을(그림

2.15와 비디오 2.6), 또는 굵은 캔버스 천에서 보이는 섬유들과 비슷한 느슨한, 엉성하게 엮인 섬유들을 볼 수 있다(그림 2.16과 비디오 2.7).

그림 *2.15*
때때로 완전한 미세섬유의 카오스가 존재한다(100×).

비디오 *2.6*

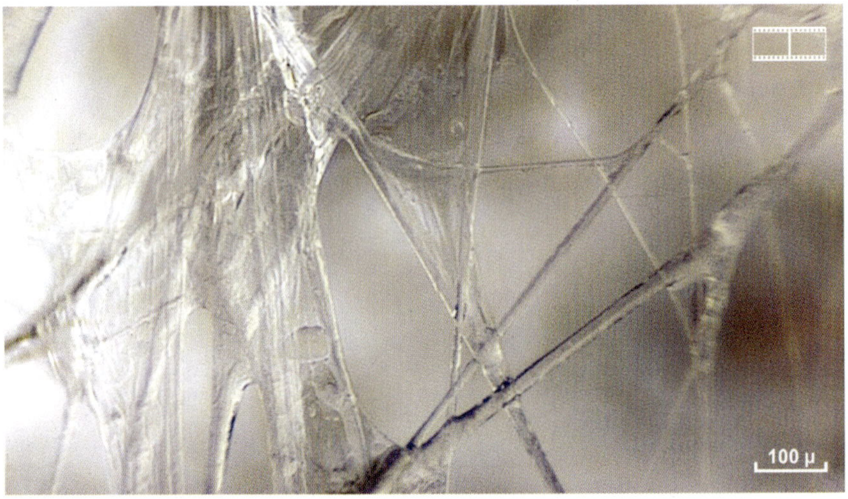

그림 *2.16*
때때로, 더 많은 전통적인 엮임이 존재한다(100×).

비디오 *2.7*

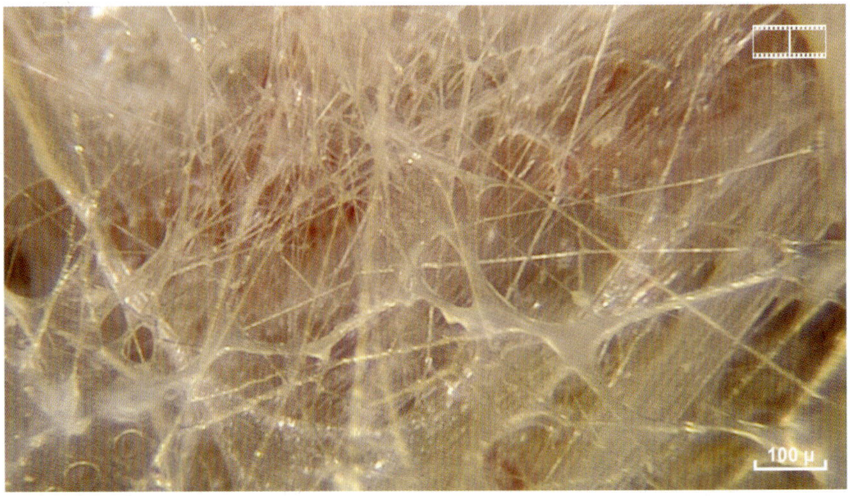

미세섬유의 상호교차는 가변적이며 'bourrelets de Plateau' 또는 'Gibbs rings'라고 불리는 베일-비슷한 중간 지역의 형태를 취한다(그림 2.17 그리고 비디오 2.8).[13, 14, 15, 16]

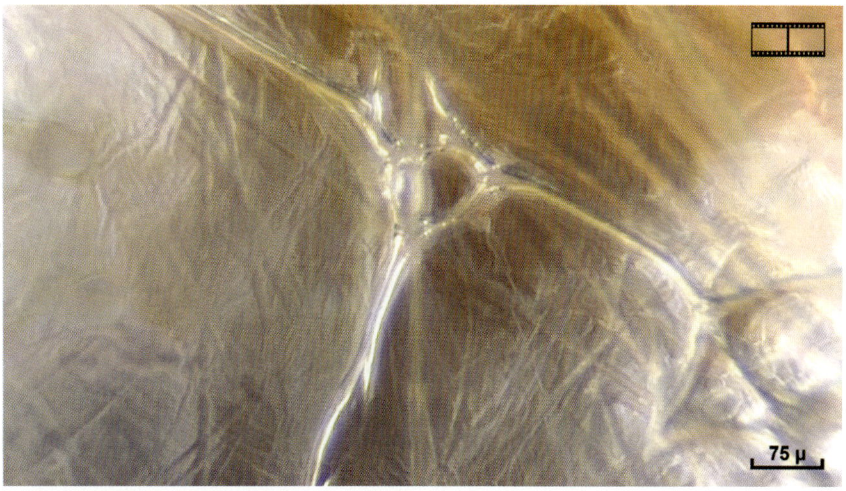

그림 2.17
이것들의 상호교차는 때때로 변화할 수 있으며, 그것들은 'bourrelets de Plateau' 또는 'Gibbs rings'라는 베일-비슷한 중간 지역의 형태를 취할 것이다.

비디오 2.8

미세섬유의 분열

미세섬유 구성틀의 섬유들은 보다 작은 미세섬유의 단위로 구성된다(그림 2.18). 정상의 생리학적 한계 안에서 역학적인 스트레스를 받을 때, 이러한 섬유들 내부에서 미세섬유는 여전히 조직의 연속성을 유지하는 동안 서로로 부터 분리되고 분열될 수 있다. 이러한 절단-비슷한 분리는 정상의, 생리학적인 역학적 행태이며 5장에서 카오스같은 그물망 또는 **형태구조**의 프랙탈화의 특징과 함께 보다 상세하게 다룰 것이다.

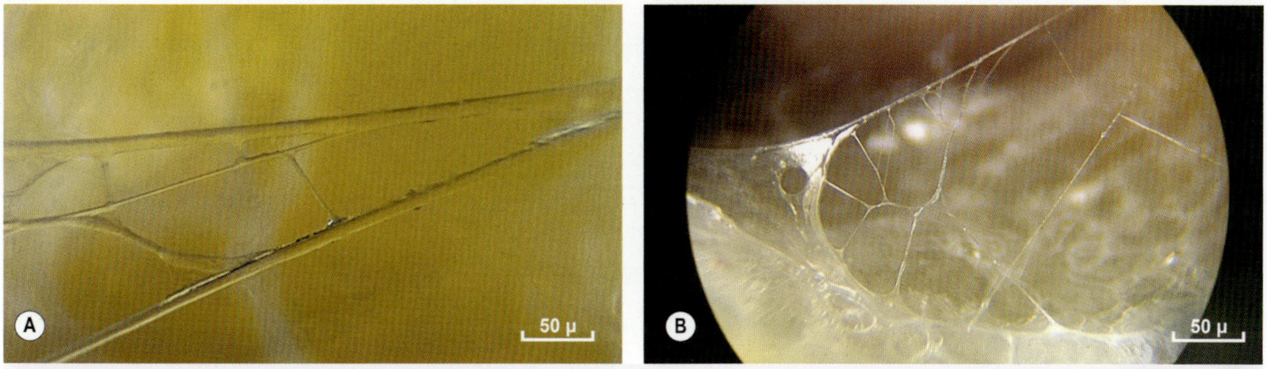

그림 2.18
A와 B 이러한 섬유들은 보다 작은 미세섬유로 구성된다. 그 미세섬유는 정상적인 범위 안에서 역학적인 제약을 받을 때 분열될 수 있다(200×).

미세용적 내용물의 다양성

그것의 내용물과는 별개로 미세섬유의 구성틀의 내용물을 정확하게 확인하는 것은 어렵다. 추가로 자체의 해부학적인 위치와 그것들에게서 보이는 그 조직의 기능에 따라서 각각의 내용물 비율은 상당하게 달라진다. 우리는 그 구조구성이 역시 지극히 적은 범위에서지만 부분적으로 신경 가지들과 림프관들로 구성될 수 있다는 것을 절대로 잊지말아야 하며, 앞의 두 가지는 서로가 밀접하게 닮아 있다. 조만간 우리는 미세섬유 구성틀과 각각의 미세공포의 내용물이 힘줄이 근육으로 통합되는 것처럼 통합되는 것을 발견할 것이며; 그것들은 분리될 수 있지만, 그때 그것들은 자체의 기능성을 상실한다. 아무튼 우리는 다음처럼 개별 내용물을 측정한다.

미세공포의 삼차원적인 역동적 그리고 프랙탈화된 미세섬유 구성틀(그림 2.19)은 주로 콜라겐 유형 I(대략 70%), III 그리고 IV 그리고 엘라스틴(대략 20%)으로 구성된다. 미세공포는 높은 비율의 지질(대략 4%)을 담고 있다. 그렇지만 이러한 비율은 거기에서 미세공포가 보여주는 그 조직의 기능에 자체의 해부학적인 위치에 따라서 상당히 달라진다.

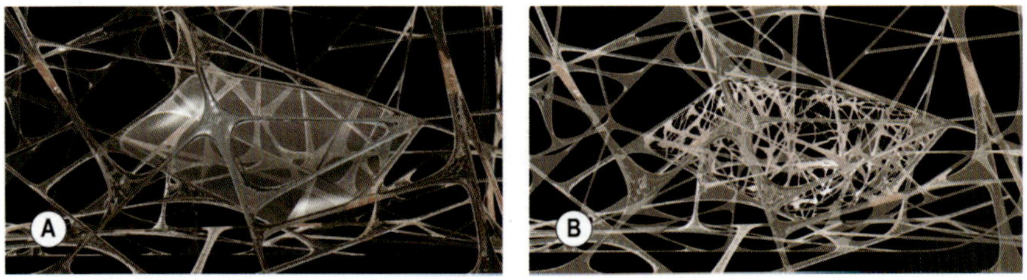

그림 *2.19*
A와 B 섬유와 프랙탈화된 미세섬유를 설명하는 삼차원적인 그림. 미세섬유는 겔 내용물의 구성틀이다(75×).

수분을 함유하는 미세공포 내용물은 주로 다음으로 구성된다.

- 고도로 함수화된 **프리테오글리칸** 겔(그림 2.20):72%
- 콜라겐 유형 I: 23%
- 지질: 3%
- 콜라겐 유형 III, IV 그리고 VI: 2%

지질은 친수성이며, 아마도 이웃한 미세공포들 사이에서 그리고 미세공포와 순환계 사이에서 체액의 교환에서 어떤 역할을 수행할 것이다. 이것은 미세공포의 비교적 높은 지질 내용물을 설명해 줄 것이다.

각각의 미세공포는 자체의 용적은 일정하게 남아있는 채 움직임 중 모양을 변화시킬 수 있다. 비록 공포 내부의 용적이 전반적으로 압박 가능하지 않은 듯 보일지라도, 그 내부의 압력은 그 안에서 미세공포가 찾아지는 조직에 의하여 요구된 움직임에 따라서 국소적으로 달라진다. 이것은 미세공포의 그물망 전반에 걸쳐 압력의 전달을 보장한다. 요구된 그 움직임이 클수록, 그 조직 내부에서 미세공포는 보다 작고 보다 치밀하게 쌓이게 된다.

수분을 끌어당기는 힘은 프로테오글리칸이라고 불리는 당화된 단백질에 의하여 중계된다. 기본적인 프로테오글리칸 단위는 **당아미노글리칸(GAG) 사슬**

그림 *2.20*
A와 B 미세공포는 프리테오글리칸 겔로 채워진다. 공포 내부의 내용물의 형태학은 거의 정해지지 않았으며 신체의 상이한 부분에 따라서 부분적으로 정해지며 변화한다 (130×).

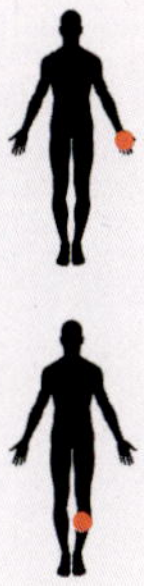

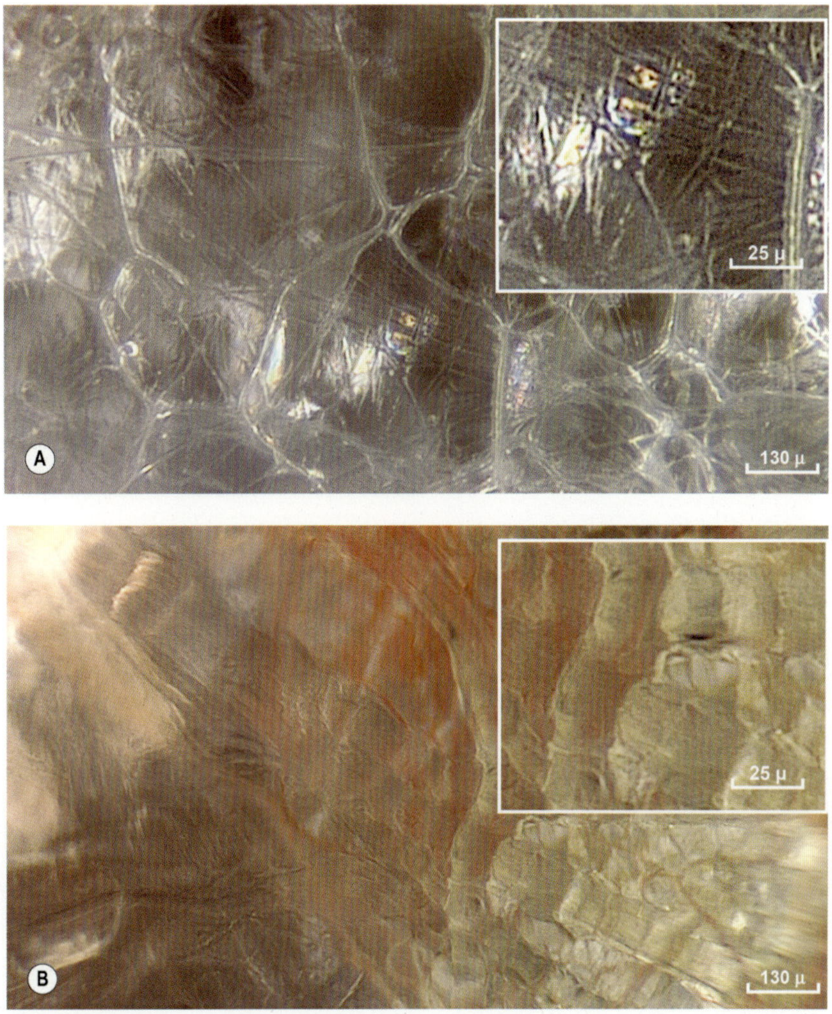

에 공유적으로 부착된 하나 또는 그 이상의 중심 단백질로 이루어진다.[16]

당아미노글리칸은 반복하는 하나의 이당류 단위로 구성된 길쭉한 가지가 없는 다당류이다(그림 2.21). GAGs의 강한 음전기 하전은 물분자를 끌어당기며 미세공포 막을 가로지르는 수분들의 경로를 도와주며, 그 미세공포의 함수화(수분을 흡수하고 담아두는 과정)를 보장한다. 이어서 이것은 공포내부의 압력의 유지와 압박에 대한 저항을 확보하며, 이것은 모양에서 변화에 적응하는 미세공포의 능력을 설명한다.

미세공포 겔 내부에서 콜라겐 섬유와 프로테오글리칸 사이의 연결은 아마도 진주목걸이를 닮은 콜라겐 유형 IV 필라멘트에 의하여 제공될 것이다. 콜라겐 유형 I 섬유와 **데코린**과 같은 작은 프로테오글리칸 사이의 직접적 연결도 역시 찾아질 수 있다. 이러한 연결은 또한 콜라겐 유형 I 섬유와 **히알루로난**(**히알루로닉 산** 또는 **히알루노네이트**)와 같은 보다 큰 분자들 사이에서도 역시 존재

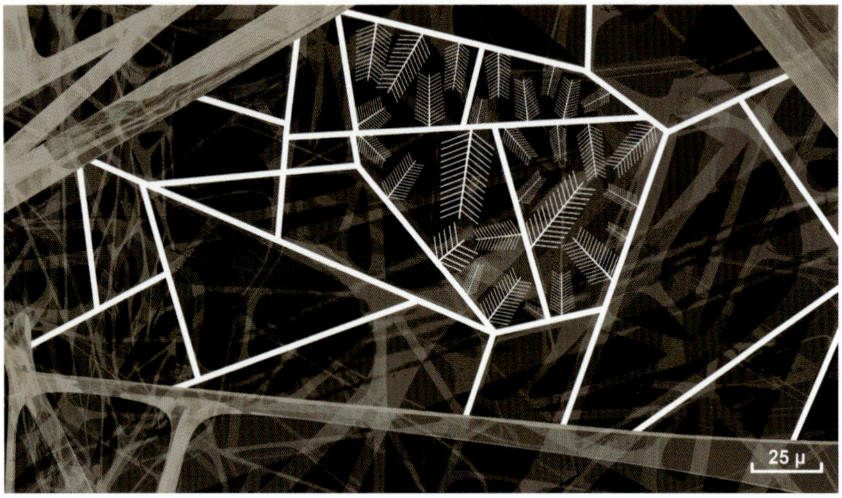

그림 *2.21*
당아미노글리칸의 배열.
당아미노글리칸은 긴, 가지없는 다당류이다. 미세공포 겔의 콜라겐 섬유와 프로테오글리칸 사이의 결합은 콜라겐 유형 IV에 의하여 제공될 것이다. 거기에서 빈 공간은 존재하지 않는다(400×).

한다.

수분은 모든 수준에서 존재하는, 그것의 환경에 민감한, 압력에 반응하는, 동시에 독립적이며 서로 이어진 그리고 종종 연구자들에 의하여 간과되는 주된 구성물이다. 수분의 존재는 부정할 수 없는 실체이며, 조직내부의 관찰 중 확실히 증명된다(그림 2.22A 그리고 비디오 2.9). 수술적 질개 직후 해부학적 구조물의 축축한 모습은 우리의 신체 공간이 반드시 수분으로 채워진다는 증거이다(그림 2.22B 그리고 C, 비디오 2.10과 2.11). 그렇지만 수술의 몇 분 후 이러한 조직의 빠른 건조도 역시 잘 알려진 현상이며, 수술실 빛 아래에서 훨씬 더 빠르게 건조하는 경향이 있는 그 조직들을 축축하게 만들어줄 필요성을 제기한다(그림 2.23). 상이한 미세해부학적 구성과 기능에도 불구하고, 수분–채워진 미세공포는 비록 낮을지라도 순환계 안에서 혈액이 그러하듯 압력하에 놓이며, 그리고 그것들의 혈류역학적(개별 그물망 내부에서 체액의 흐름) 상태는 상호연결된다.

피하의 구조물들의 활주작용의 만족스러운 생체역학적 설명이 **삼투압**, 표면의 장력 그리고 **반데르 발스**(van der Waals) 힘 등과 같은 유체 동역학의 기본적인 원리를 반드시 설명하는 것이 명백하다(Pr Herbge, INSERM 연구실, Lyon, 프랑스, 2004년 프랑스, 개인적인 서신).

그림 2.22
A 신체 안에서 체액의 중요성을 보여주는 피부의 절개(10×)
B 체액과 섬유는 밀접하게 연결되지만 쉽게 분리된다(130×).
C 어떤 환자에서 체액은 전체 수술 부위로 새어나온다(130×).

비디오 2.9

비디오 2.10

비디오 2.11

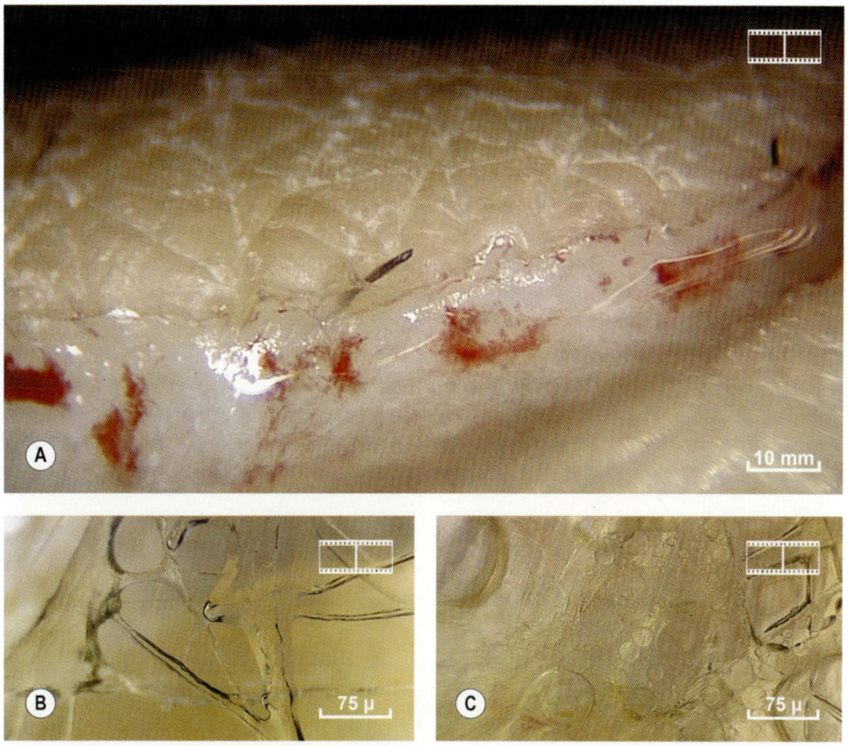

그림 2.23
수술 중 조직의 빠른 건조는 잘 알려진 현상이다(40×).

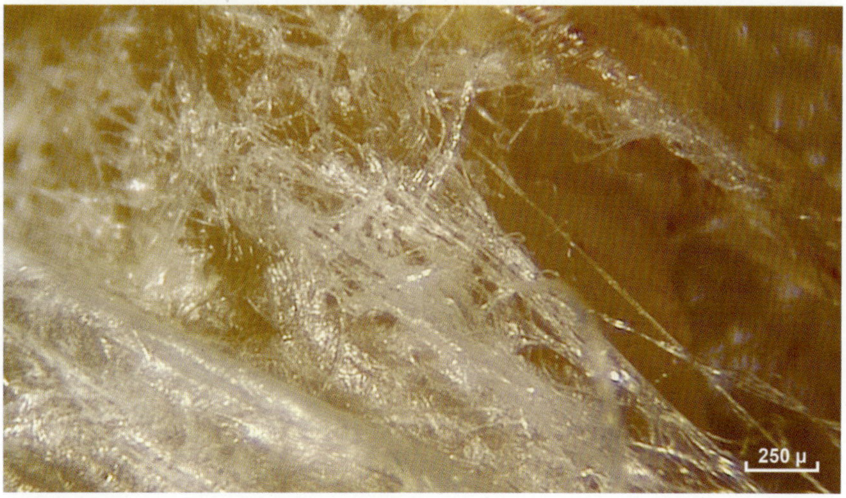

조직 내부의 거품

우리는 종종 커다란 미세섬유의 구조물 안에서 미세거품을 보게 된다(그림 2.24). 그것의 크기는 광범위하게 다양하다. 동료들은 이러한 거품이 사실 수술 중 우연하게 들어간 후 빠져나가지 못한 공기라는 것, 그리고 그것들이 자연적인 현상은 아니라는 것을 제안했다. 그렇지만, 우리는 이러한 것이 너무도 빈번한 것을 보게 되었다. 물론, 우리는 이러한 거품 안에 담겨진 공기의 기체 성분을 측정하기 위한 더 깊은 연구를 시행할 필요가 있다. 가스 교환도 한 가지 가능한 설명이며, 특정 섬유들은 우리가 림프액이라고 부르지만 사실은 간질성 체액이 되는 체액의 경로를 허용한다는 것이 맞을 것이다. 내시경은 우리에게 장래에 미세섬유와 체액의 이러한 세계를 더 잘 설명하고 이해하도록 만들 것이다.

그림 *2.24*
보다 큰 미세섬유의 구조 안에서, 우리는 빈번하게 상이한 크기의 미세거품을 보게된다. 이것은 기체의 확산에 의하여 설명될 수 있겠지만, 우리는 이러한 현상을 완전하게 이해하지 못한다.
A 200×확대
B 200×확대
C 400×확대

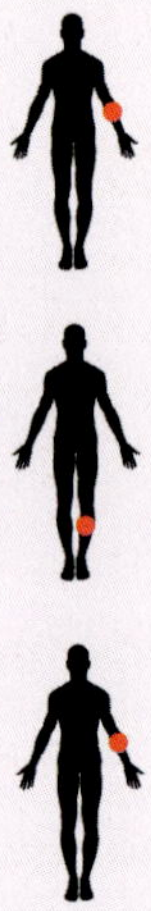

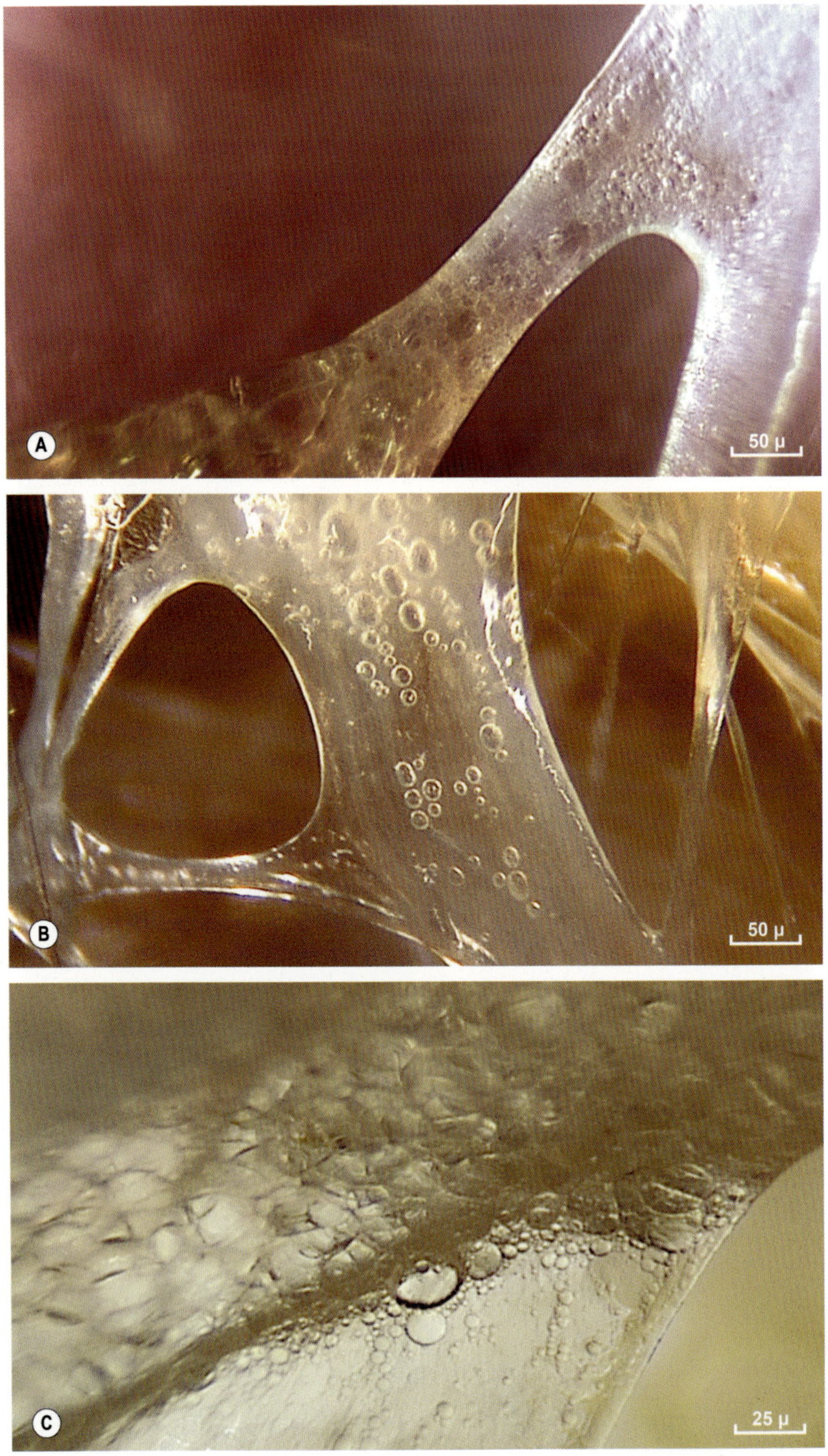

이러한 미세공포의 그물망 안에서 섬유는 장력에 저항하며, 미세공포 내부의 액체는 압박력에 저항한다. 미세공포 내부 액체의 잔류 용적은 일정하게 유지된다. 이것은 우리에게 신체 내부에서 수분 분포의 설명을 제공한다. 자연적으로 신체 내부에서 수분 분포를 설명하려는 시도는 살아있는 물체의 모든 다른 요구도 만족시킬 필요가 있다.

구조를 갖춘 형태의 개념 The concept of structured form

1장에서, 나는 '이러한 조직 연속성이 어떻게 구조를 이룬 것이며, 이러한 섬유들이 조직 결합을 어떻게 보장하는가? 그것들이 구조화된 형태를 만들도록 어떻게 함께 모이는가?'라고 물었다.

핵심 주장

미세공포성 체계의 모든 구성요소들 사이에서 연속적인, 영구적인 연결은 구조화된 형태의 개념을 설명하고 확정하는 구조적 구성과 미세섬유의 구성틀을 제공한다.

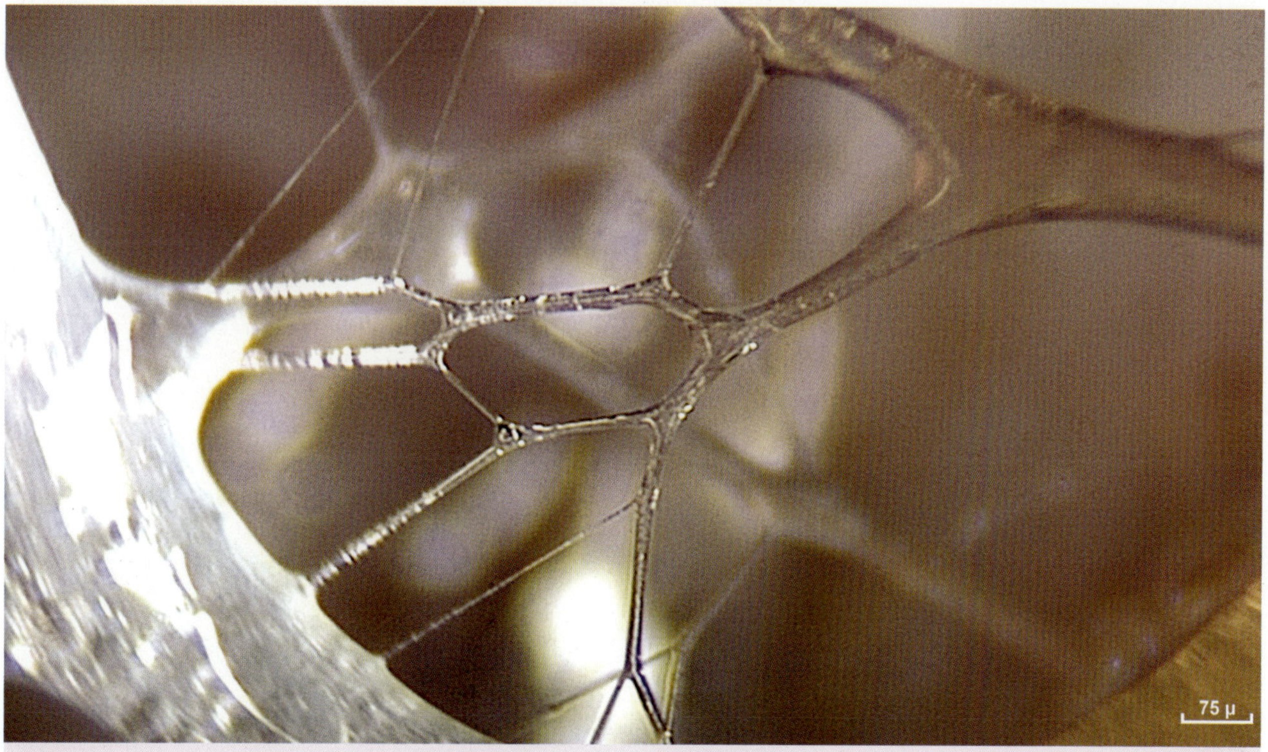

그림 *2.25*
구조화된 형태라는 언급은 모든 구성요소들 사이에서 연속적인, 항구적인 연결과 하나의 구조적 구성의 결과이다. 다양한 물리적 힘의 영향은 구조적인 형태의 창조와 유지에서 중요한 역할을 수행한다.

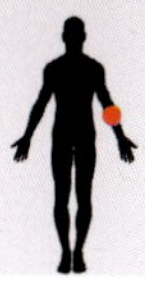

불규칙한, 프랙탈의 방식에서 서로 엮어줌에 의하여, 섬유들은 미세공포의 용적을 결정하며, 미세공포는 GAG 겔로 채워지며, 그리고 쌓임과 중첩됨에 의하여, 이러한 다중미세공포의 다면체 단위는 정교한 형태를 건설한다. 결과적인 미세섬유의 구성틀은 신체 내부에서 이러한 구성의 역할을 채워준다.

핵심 주장
생명의 형태는 구조화되어야 하지만, 그것은 또한 가동적이고, 유연하며 적용적이고, 자급자족적이어야 할 필요가 있다.

- **가동성.** 이것은 구조가 이웃한 그리고 말단부에 위치한 구조에 영향을 주지 않고 요구된 작업을 수행하도록 함께 조화롭게 움직이는 것을 의미한다. 가동적인 구조는 조직기억의 형태로 부여되며, 역학적인 제약 중 손상을 받지 않는다면, 그것들이 일단 요구된 움직임을 수행한 후 본래의 상태로 항상 되돌아오는 것을 가능하게 만든다.
- **유연성.** 구조는 제약에 쉽게 반응하며 그 구성요소의 기능적인 독자성을 도와주면서, 반드시 손상이나 파열이 없이 쉽게 굽어질 수 있어야 한다.
- **적응성.** 적응적인 구조는 갑작스런 국소적인 당김과 같이, 그것에 자체의 형태를 변화시키도록 요구하는 모든 예기치 않은 역학적인 제약에 즉각적으로 반응하는 것이 가능하다.
- **자급자족의.** 자가-충족성은 전기적인 에너지, 산소 그리고 신진대사적 요소 등과 같은 생명의 필수적인 요구사항들은 어떠한 제약이 그것에 부여되든 또는 그것의 어떤 육체적인 노력이 욕구되든 관계없이, 살아있는 조직 전반에 걸쳐 지속적으로 확산되는 것을 의미한다. 이것은 오로지 에너지 공급의 경로가 그 조직의 구조적인 구성 안으로 통합되어질 때만 성취될 수 있다.

운명의 실을 따라가기 Following the red thread

살아있는 물체의 다른 특수사항에 맞추도록(가동성, 유연성, 적응성 그리고 자급자족의), 우리는 이제 1장의 말미에서 우리의 목록에서부터 그 첫 번째 질문에 답할 수 있을 것이다.

운명의 선 질문

1. 이러한 조직 연속성이 어떻게 구성되는가, 그리고 이러한 섬유가 조직 결합을 어떻게 유지하는가? 어떻게 그것들이 구조화된 형태를 만들도록 함께 모이는가?

우리는 이 장에서 조직연속성과 결합을, 그러므로 구조화된 형태를 만들도록 미세섬유가 미세용적(미세공포)을 만들기 위해서 서로 엮어지는 그 방식을 살펴보았다.

MA. PhD. Robert Schleip의 견해

우리는 아마도 이 장에서 근막에 관한 그 인상적인 사진들과 설명에 대하여 보여준 후치료사의 접촉의 질적인 면에서 변화했는지 그리고 어떻게 변화했는지에 대하여 그들의 도수치료사들 보다는 환자들에게 질문해야 할 것이다. 나는 환자들이 그때 보다 연결된 또는 보다 느리지만 그들의 몸에 더 깊게 접촉하는 것을 경험한다고 보고한다고 해도 그리 놀랍지 않는 것이다.

과학적인 연구자이며 도수치료사로서 나의 전문적인 삶에서 내가 과학적인 연구로 며칠을 보낸 후, 나의 환자의 조직을 만나는 내 손과, 마음과 생각의 능력이 그 전의 능력보다 둔해지며 정교하지 못한 경향이 있다는 것을 감지했던 시기들이 있었다. 일반적으로 이것은 내가 근육과 근막의 전통적인 해부학적 교재 그림들을 통해서 가정을 세우며 또는 해부학 실습실에서 포르말린-처리된 사체를 연구하고 난 후의 경우였다. 이러한 연구가 나의 지적인 이해에 도움이 된 만큼, 그것들이 치료시기 중 나의 손에 촉각적 민감성에 대해서 부분적으로 '해로울' 수 있을 것이다. 통상적인 해부학적 사진의 기만적인 망상은 단지 그것들의 인공적으로 조각난 정렬에서뿐만 아니라 그것들의 자연적인 상태에서 그 조직의 반액체적인 특성을 보여주지 못하는 무능력에서도 생겨난다. 이러한 교재들의 인상이라는 마법의 주문하에서 그것들이 이러한 책들 또는 해부학적 전시물에서 보이는 것처럼, 근막과 근육이 좀 더 건조한 기관일 것이라는 가정이 더 유혹적이다. 사실, Dr. Guimberteau의 그 아름다운 영상과 설명에서 밝혀준 듯, 살아있는 근막의 특성은 마치 말린 자두, 건포도 또는 말린 오랜지가 과즙이 풍부한 과육을 갖는 과일, 포도 그리고 기타 신선한 과일과 다르듯이, 이러한 건조한 조직 사진과 거의 공통점을 갖지 않는다.

다른 신체치료사들을 위한 파트타임 강사로서, 나는 빈번하게 내 학생들에게 살아있는 근막에 관한 Dr. Guimberteau의 인상적인 비디오 기록을 보여주는 특권을 얻었다. 나는 항상 그 이후 학생들의 손에서 다른 작용의 특성을 보게 된다. 이제는 예측할 수 있는 방식에서 치료사로서 언제든 다시 근막을 접촉할 때마다, 나는 나의 치료하는 손의 질적인 면에서 극적인 변화를 느끼는 것이 내게도 역시 생겼다. 그 조직 안에서 외견상 딱딱하고 단단한 장소를 만날 때, 나는 더 이상 꼬인 밧줄에서 할 때처럼 단단하고 건조한 물체에서 작업할 때 사용하는 것 같은 감지된 저항에 대하여 강요하는 방식으로 더 이상 밀어붙이지 않는다. 대신, 섬유성 근막의 그물의 액체성 그리고 복잡한 특성을 상기할 때, 훨씬 적은 힘-지향의 방식에서 치료하는 것이 올바를 것이다. 들러붙고 유착된 섬유를 서로에서 떨어지게 찢어냄보다, 다중방향의 방식에서, 그 반액체상의 섬유가 그것들의 줄기의 길어짐(접착제를 늘리는 것과 유사한)에 의하여 또는 이 장의 사진들의 일부에 본 것처럼 점차적인 이분화에 의하여 그것들의 경결된 지점의 부드러운 이동에 의하여 '풀어지도록' 설득하는 방법을 탐색하는 것이 좀 더 설득적이다.

우리는 근육근막의 치료사에게 '당신이 보는 것(당신이 접촉할 때 자신의 마음의 눈에서)은 당신이 얻는 것

(자신의 손 아래에서 작용하는 역동성의 의미에서)이다라고 말할 것이다; 당신이 강한 힘의 치료법으로 계속 치료하고자 한다면, 그때 당신의 마음속에서 마른 근육과 근막조직의 교과서적 사진을 바꿀 필요가 없다. 그렇지만 당신이 보다 깊이 청취하기, 보다 더 탐색적이기 그리고 자신의 도수적 접촉의 더욱 더 부드러운 특성 쪽으로 바꾸고자 열어간다면, 그때 나는 당신이 당신의 손과 피부 아래의 액체성 과즙의 근막 사이에서 매력적인 상호작용 안으로 자신의 새롭게 찾은 지식을 사용하기에 앞서 이 장에서 영상과 설명으로 좀더 깊게 파고 들어갈 것을 강하게 권장한다.

3 가동성과 적응성
Mobility and adaptability

가동성 가운데서 조직 연속성을 유지하기

가동성 가운데서 미세섬유와 섬유의 역학적인 행태

전체적인 역학적 결과

운명의 실을 따라가기

요약정리

우리의 관찰을 통해서, 우리는 콜라겐과 당아미노글리칸으로 또는 세포들로 채워진 미세공포로 구성된 이러한 정교한 초미세섬유의 구성이 삼차원의 공간안에서 모든 형태의 제약에 대하여 적응하는 것이 가능한 방식을 살펴보았으며, 그것의 가동성과 기타 선천적인 특성에 감사한다.

가동성 가운데서 조직 연속성을 유지하기

Maintaining tissue continuity during mobility

결합조직과 근막 시스템의 미세섬유 그물망은 절대로 자발적으로 움직이지 않는다. 마사지 도중에 주어지는 것처럼 외부적이든, 또는 근육수축이나 힘줄의 움직임의 결과처럼 내부적이든 적용된 힘이 필요하다.

이러한 미세섬유성 구조의 가동성은 비디오내시경 중 볼 수 있지만, 카메라 범위의 한정된 깊이는 특정한 구조에서 정확하게 초점을 맞추는 것을 어렵게 만든다. 이것은 카메라 분석을 어렵고 시간이 많이 걸리게 만들었다. 일부 영상은 마치 마법처럼 얻어졌다!

힘줄이 주변의 결합조직을 통해서 활주할 때, 그 미세섬유는 갈라지며 서로엮어진다. 이것은 대략 3초의 시간에 걸친 비디오 촬영순서에서 명백하게 보였다(그림 3.1과 비디오 3.1). 힘줄이 둘러싸는 결합조직을 통해서 활주함으로, 영상은 힘줄의 근처에서 섬유와 미세섬유의 움직임의 신뢰할 수 있는 증거를 제공한다. 첫째로, 그 섬유들은 아주 미세한 역학적인 제약에 대하여도 강렬한 떨림으로 즉시 반응하며, 이어서 보다 큰 섬유들이 움직이며 길어진다. 미세섬유와 섬

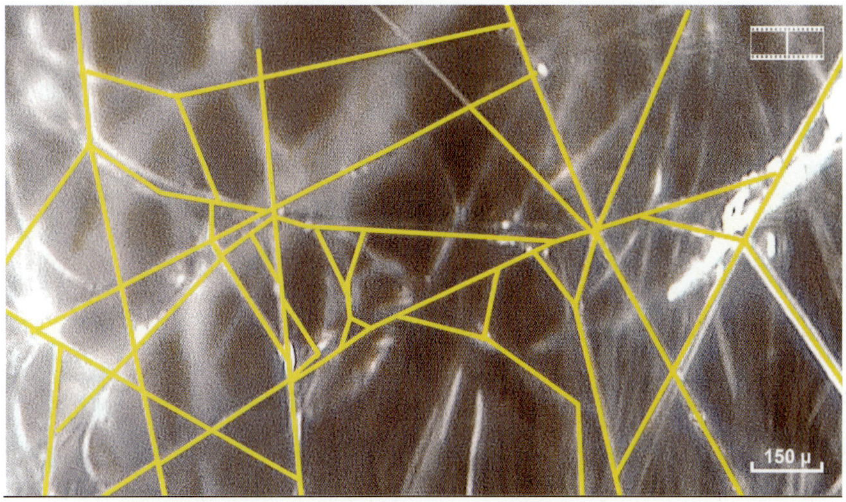

그림 *3.1*
힘줄은 주변 조직들을 통해서 미끄러지며, 거기에서 미세섬유들은 그것에 맞추도록 갈라지며 서로 엮어진다. 비디오에서 이것은 명료함을 위해 노란색으로 강조된 섬유들과 함께 대략 3초의 시간으로 보인다. 첫 번째로 그 섬유들은 강렬한 떨림으로 아주 미세한 역학적인 제약에 즉시 반응하며, 이어서 더 큰 섬유가 움직이며 길어진다(60×).

비디오 *3.1*

유들 모두는 움직임이 가능하다. 미세공포가 섬유와 미세섬유에 의하여 형성되는 한, 그것들의 본래의 모양으로 복귀하는 것이 가능한 상태에서, 미세공포는 또한 늘어남, 넓어짐 그리고 짧아짐 등에 의하여 움직임에 적응한다(그림 3.2 그리고 비디오 3.2). 이것을 성취하도록, 모든 구성요소는 반드시 탄력성과 내인적인 응집력과 같은 특정한 선천적인 특성을 반드시 보유해야 한다.

피부의 당김 동안 피부 아래에서 미세섬유 움직임을 조사함에 의하여, 이러한 섬유와 미세섬유들이 움직이는 방식을 보다 면밀하게 살펴보도록 하자.

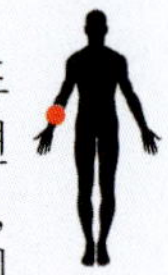

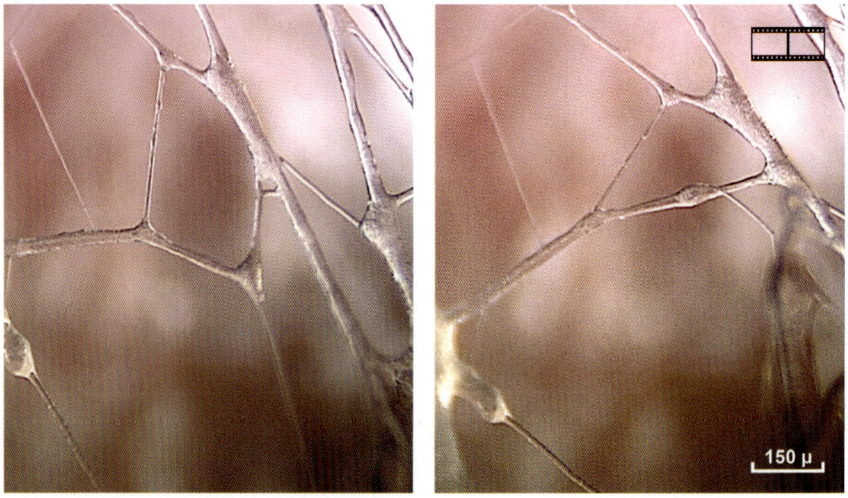

그림 3.2
미세공포는 늘어남, 벌어짐 또는 짧아짐에 의하여 모양을 변화시킬 수 있으며(적응하며), 여전히 그 본래의 모양으로 되돌아 올 수 있다. 이러한 변화는 그것의 본래 모양으로 되돌아가도록 미세섬유 시스템의 움직임과 함께 동시에 그리고 동반해서 발생한다(60×).

비디오 3.2

가동성 가운데서 미세섬유와 섬유의 역학적인 행태

Mechanical behavior of fibrils and fibers during mobility

섬유의 배열은 힘의 주된 방향에서 발생한다

우리는 그 조직으로 cm^2 당 최대 3 뉴튼(N)까지 점진적으로 증가하는 당김을 적용했다. 우리는 2초의 시간에 걸쳐 활주작용 시스템 움직임의 다섯 단계를 확인했다(그림 3.3과 비디오 3.3).

- A 단계(0.15초 기간)는 미세섬유가 즉각적으로 반응하며 그 조직으로 당김이 적용되자마자 떨리기 시작하는 것을 보여준다.
- B 단계(0.35초 기간). 여기에서 우리는 일부 섬유들이 힘의 방향에서 완전하게 배열되지 못한 것을 보게 된다.
- C 단계(0.45초 기간)는 일부 미세섬유들이 그 제약에 대하여 자체의 역학적인 참여와 순응을 점차적으로 허용하는 특정 움직임에 적응하는 것을 보여준다.
- D 단계(0.55초 기간)은 우리에게 그 당김이 증가하면서, 미세섬유들이 스스로를 힘의 방향에 맞춰 배열하는 것을 볼 수 있게 허용한다.

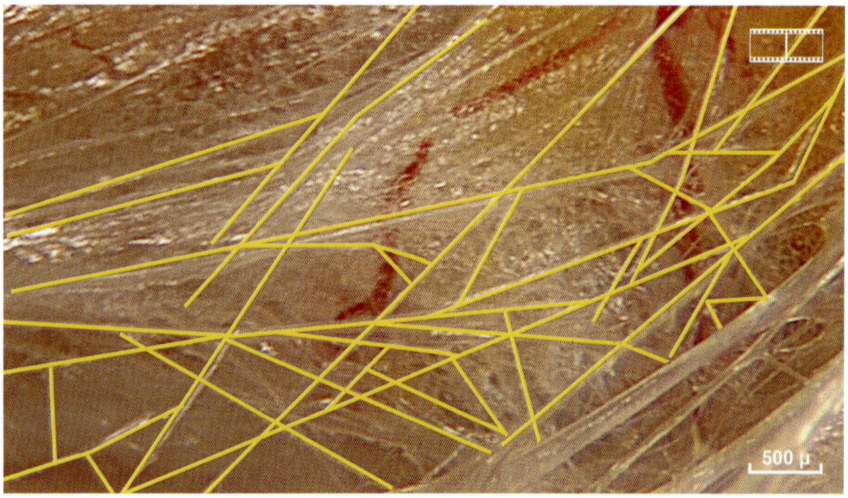

그림 3.3

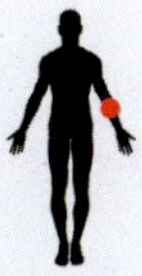

피부로 주어진 당김에 대한 반응에서 피부 아래의 미세섬유 움직임은 움직임 중 섬유의 배열이 힘의 주된 방향에서 발생하는 방식을 보여준다. 활주작용 시스템의 움직임의 다섯 단계는 2초의 기간에 걸쳐 선별되었다(내용 참조). 그 비디오의 첫 정지화면에서, 우리는 그것들을 확인하도록 섬유를 강조한다. 그 비디오는 그 이후 각 단계에서 일시정지 된다.

비디오 3.3

- 적용된 당김의 종료로 향하는 마지막 단계인 E 단계(0.45초 기간)는 보다 멀리 연결된 미세섬유들이 점진적으로 동일한 방향에서 스스로를 정렬하는 것을 보여준다.

모든 미세섬유가 당김에 대한 국소적인 조직반응에서 참여하는 것을 주목한다: 미세공포는 그 제약에 대한 반응에서 모양을 변화시키며, 그것들의 용적은 압박된다(이것은 또한 내부의 압력을 변화시킨다). 당김이 자체의 콜라겐 구조에 주어지면서 미세섬유는 단단해지며, 그 당김이 증가하면서 포함되는 섬유의 수도 증가하고, 이것은 더 많은 당김이 적용되면서 느껴지는 조직의 저항을 설명해줄 것이다. 이것은 당김 중 외과의사에 의하여 그리고 연부조직 도수교정 중 도수치료사에 의하여 느껴진 그 저항과 긴장을 받는 섬유들의 증가된 수 사이의 상관성을 제안한다.

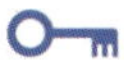

핵심 주장

미세섬유의 배열은 적용된 힘의 방향 안에서 발생하며, 정상적인 생리학적 조건 하에서 이것은 미세섬유의 파열이나 손상이 없이 성취된다.

일부 미세섬유는 다른 것들 보다 더 많이 움직이며, 그것들은 모두가 동일한 강도에서 반응하지 않는다; 즉, 우리는 미세섬유의 전반적인 직선적 이동을 볼 수 없다는 것이다. 그럼에도 불구하고 조직 연속성은 항상 유지된다. 그 힘은 전해지며, 분산되고 최종적으로 흡수되지만, 미세섬유 움직임의 다양성과 강도가 예측될 수 없으며 변화를 수용해야 하는 것으로 보이기 때문에, 이것이 성취되는 방식은 비-선형적인 것으로 보인다. 이것은 5장에서 더 깊이 탐색될 것이다.

최대의 효율성과 힘 흡수

우리가 1장에서 본 듯 그리고 생체에서의 지속적인 관찰처럼, 미세섬유의 구성은 주변의 조직에 영향을 주지 않으며 최대의 가동성을 허용한다. 그러므로 그것들이 깨짐이나 파열이 없이 그것들을 다룰 수 있어야 하기 때문에, 그 섬유는 반드시 제약과 연관된 그 힘을 흡수할 수 있어야 한다. 미세섬유 탄력성의 생리학적 한계는 그러므로 존중되며, 정상적인 생리학적 조건 하에서 그 조직의 어떠한 파열도 발생하도록 허용되지 않는다. 모든 그러한 파열은 혈관과 신경의 손상으로 이어서 정보와 에너지 공급의 방해로 이끌리게 될 것이다.

제약과 확장 사이의 국소적 연관성인 **유동학적** 연관성은 그것이 탄력적 시스템 안에서 존재할 것이므로, 그것이 우리가 관찰한 것은 아니기 때문에, 무제한적이며 선형적일 수 없다.

콜라겐 미세섬유가 그것들의 최대 늘어남 잠재력에 도달할 때, 그것들은 더 이상의 움직임을 실행할 수 없다. 거기서 두 가지 해결책이 있다:

- 그 섬유가 파열되거나 깨지며, 이것은 수용할 수 없는 생리학적 해법이다.
- 보다 전반적인 미세섬유 반응을 포함하는 또 다른 기계적인 해법이 존재할 수 있다.

개별 섬유들이 자체의 최대 늘어남 지점에 도달하기 전, 각 섬유는 인접한 섬유를 동원하며, 그 섬유는 그때 긴장을 받지만, 이러한 당김은 이제 약간 감소된다. 그 두 번째 섬유는 동일한 방식에서 행동할 것이며, 그것이 자체의 최대로 늘려진 지점에 도달하기 전 이것은 인접한 또 다른 섬유를 동원하게, 계속 이어간다. 이것은 미세섬유 파열의 위험을 피하기 위한 일종의 경감과정인 힘의 분산을 설명할 것이다. 가장 인접한 섬유가 완전하게 팽창되며, 이어서 가장 멀리 떨어진 섬유들은 오로지 약간만 관여된다. 이러한 시스템은 완충장치 체계를 연상시킨다. 우리는 이제 미세섬유의 연속적이고 가동적인 교차연결 안에서 주변의 조직을 방해하지 않은 채, 두 개의 외견상 대립된 역할— 그 벡터와 완전한 접촉에서 효율적인 최적한 움직임, 그리고 말단부에서 에너지의 흡수 —을 설명하는 것이 가능해진 그 방법을 설명할 수 있다.

주의 깊은 관찰을 기반으로 한 이러한 역학적인 가설이 대체로 올바르다는 것이 증명된다면, 그때 이것은 최적한 움직임을 위한 살아있는 물체의 요구사항에 대한 놀라운 그리고 우아한 해결책을 구성한다.

개별적인 미세섬유들 사이에서 미세섬유 사이의 움직임

복잡한 미세섬유 사이의 움직임의 다양함은 그 움직임과 에너지 흡수의 대립된 역할이 동시에 시행되는 것을 보장한다.

미세섬유가 길어진다

움직임이 시작되자마자 미세섬유는 늘어나는 것이 가능해지며, 그럼에 의해서 자체의 길이를 증가시키는 것으로 보인다. 미세섬유의 길어짐에 대한 이러한 능력은 우리가 보게되는 첫 번째 특성이다(그림 3.4A 그리고 비디오 3.4 그리

그림 *3.4*
A 섬유의 길어짐을 설명하는 생생한 그림 설명

비디오 *3.4*

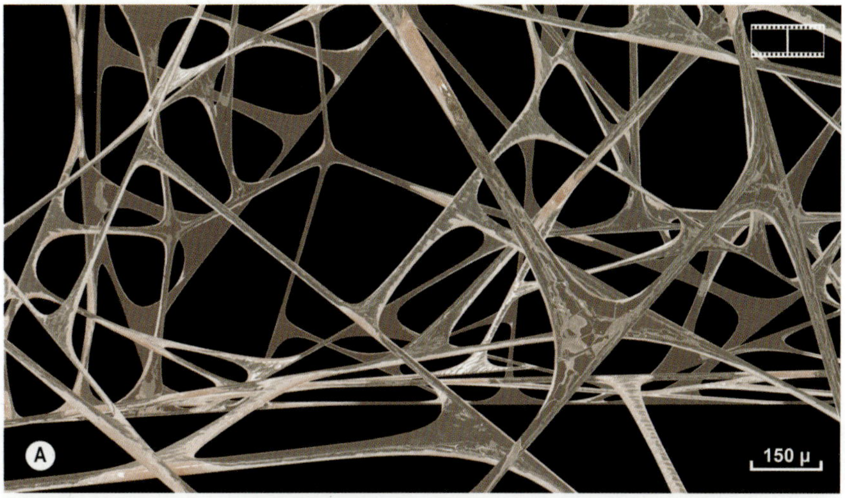

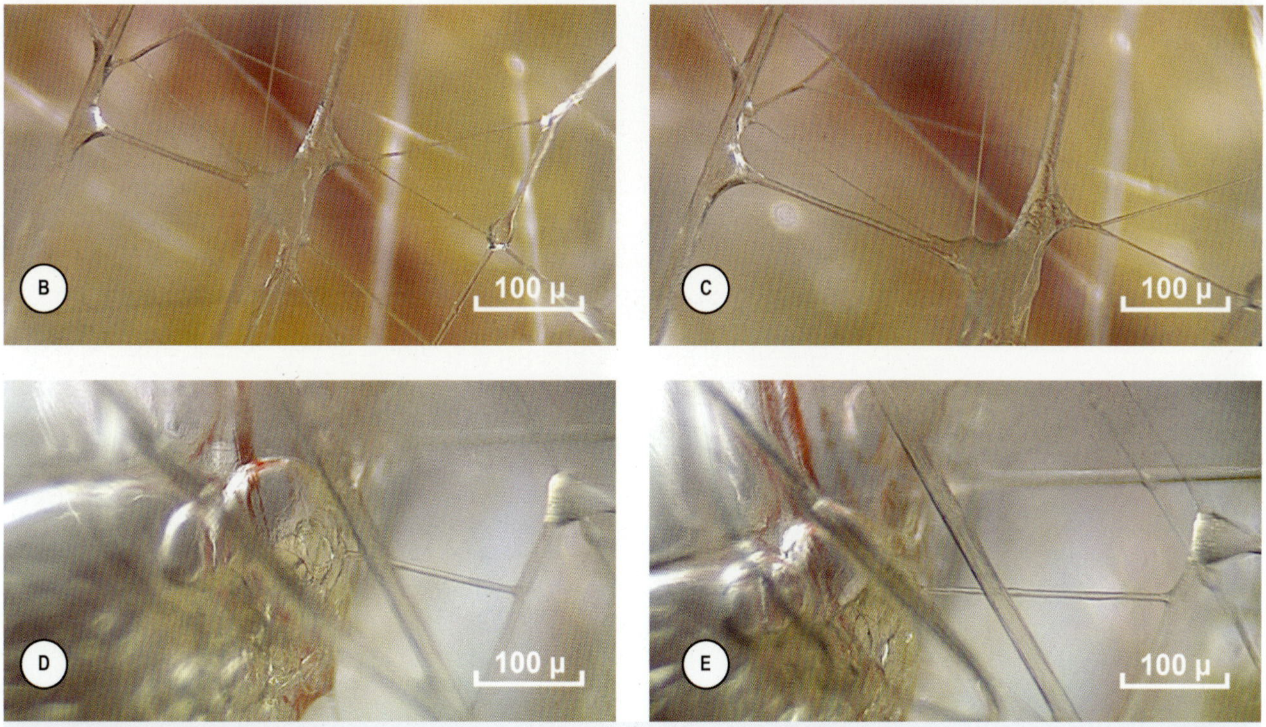

그림 *3.4*
B-E 움직임이 시작하자마자, 미세섬유는 늘어남과 길어짐으로 반응한다. B와 C사이에서 수평의 섬유들의 그 중심부 길이에서 변화에 주목하며, 다시 D와 E 사이에서도 확인한다 (100×).

고 그림 3.4B와 C). 섬유는 자체의 길이를 대략 15–20% 정도 증가시킬 수 있다. 이것은 초기 미세섬유의 반응이며 가볍던 또는 무거운 당김이 적용되던 관계없이 가장 흔하게 관찰된다. 우리는 때때로 당김 도중에 늘어나는 그 미세섬유의 안에서 작은 원형의 융기를 볼 수 있다. 이것은 용수철의 또는 지렁이의 행태와 유사하다(그림 3.5와 비디오 3.5). 이것은 엘라스틴의 분자가 미세섬유의 그 부위 안에서 확장과 움추림을 허용할 수 있도록 미리 배열되는 것을 의미하며, 그 미세섬유가 자체의 본래 위치로 복귀함을 허용할 것이다. 그렇지만, 이러한 부어오른 고리는 항상 볼 수 있는 것이 아니며, 미세섬유는 종종 그것들의 내부적 구성의 아무런 단서도 드러내지 않은 채 길어진다.

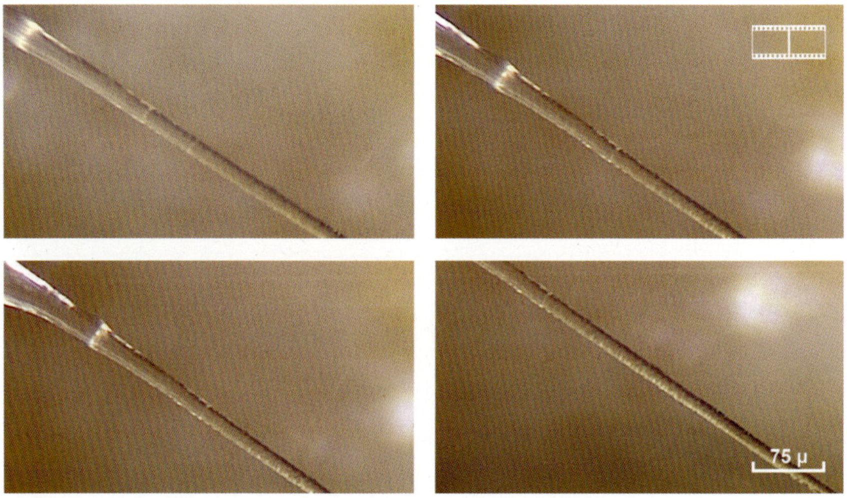

그림 *3.5*
특정 미세섬유의 길어짐 동안, 우리는 종종 당김 동안에 늘려지는 그 미세섬유의 안쪽에서 작은, 원형의 부어오름을 볼 수 있다. 이것은 지렁이나 스프링의 행태와 유사하다(150×).

비디오 *3.5*

미세섬유가 이동한다

다른 미세섬유와 함께 미세섬유들의 이동은 또 다른 흔하게 보이는 현상이다(그림 3.6 그리고 비디오 3.6과 3.7). 이것은 하나의 미세섬유가 또 다른 것과 함께 활주하는 것을 가능하게 만드는 가동적인 연결부의 존재이다. 이러한 방식에서, 에너지는 미세섬유 그물망 전반에 걸쳐서 분산되며 흡수된다. 이것은 그것이 조직에 적용되면서 그 제약의 효율적인 분산을 보장한다.

그림 *3.6*

A 가동적 연결의 방식에 의하여 다른 섬유들과 함께 한 섬유의 흔한 이동. 이러한 방식에서 에너지는 흩어지며 그 미세섬유의 그물망 전반에 걸쳐서 흡수된다(100×).

B 섬유의 이동을 그림으로 설명하는 생생한 그림(60×).

비디오 *3.6*과 *3.7*

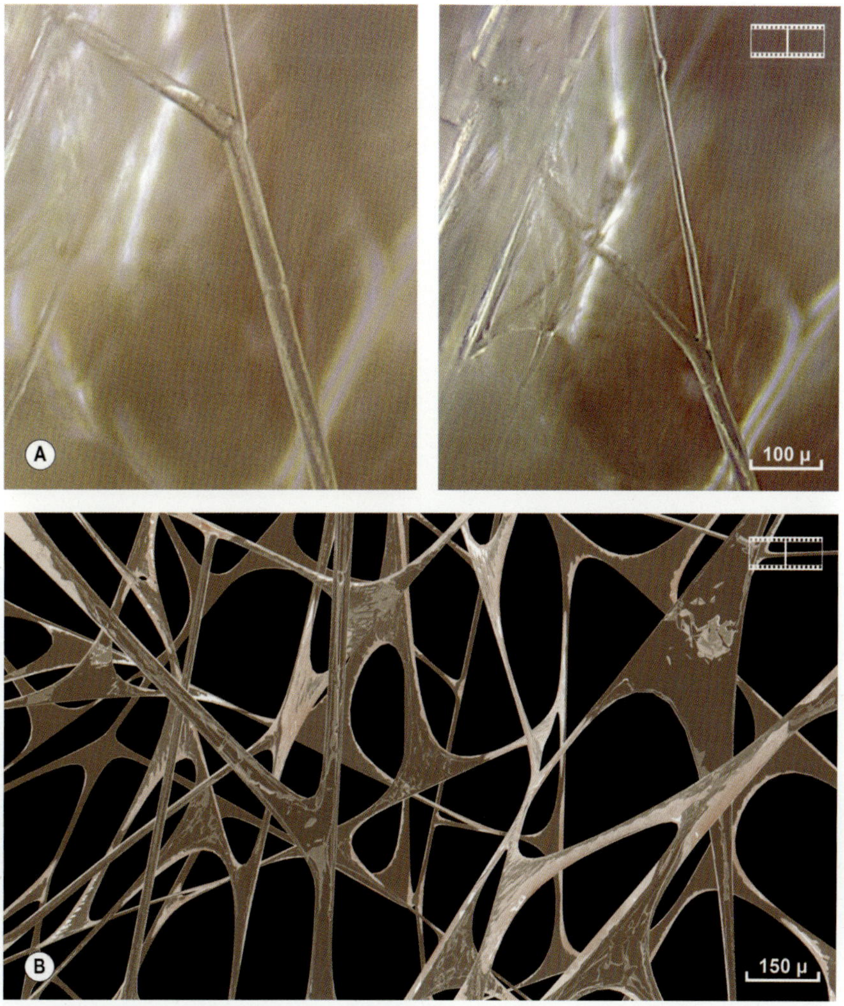

미세섬유가 갈라진다

보다 강한 당김 도중에, 우리는 미세섬유가 둘, 셋 또는 네 개의 보다 작은 미세섬유로 갈라지는 것이 가능함을 보게 된다(그림 3.7과 비디오 3.8과 3.9). 이것은 에너지의 분산이 동시적으로 여러 개의 미세섬유를 가로질러 퍼져나가는 것을, 그러므로 보다 효율적으로 흡수되는 것을 의미한다.

미세섬유의 갈라짐과 미세섬유의 서로 간에 함께 활주함은 분명한 '분리 지역' 안에서 발생하는 것으로 보이며, 이것은 형태학적 결정론을 제안한다(그림 3.8과 비디오 3.10).

그림 *3.7A*
미세섬유는 둘, 셋 또는 네 개의 더 작은 미세섬유로 갈라지는 능력을 보유하며, 그러므로 삼차원 공간 안에서 에너지의 분산을 도와준다(150×).

비디오 *3.8*

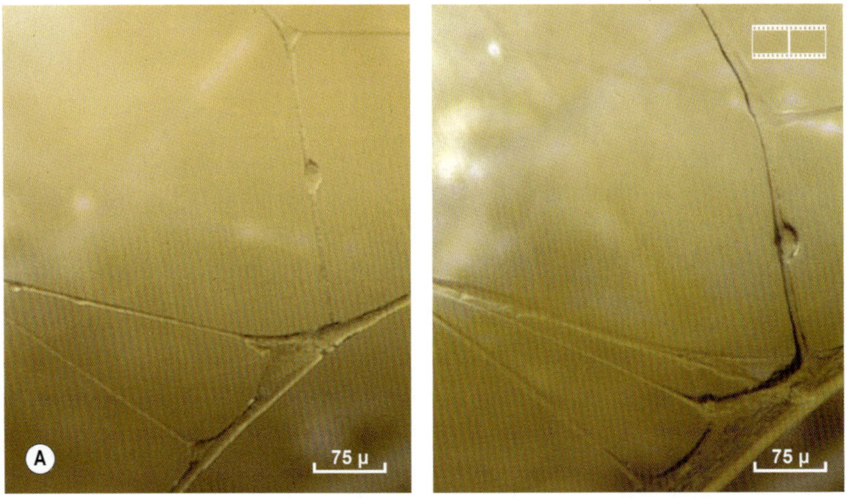

그림 *3.7B*
섬유의 갈라짐을 설명하는 생생한 그림(60×)

비디오 *3.9*

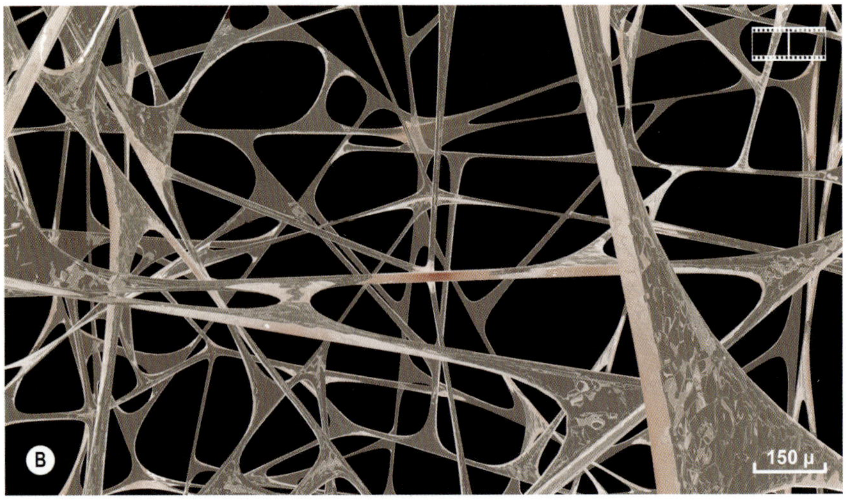

그림 *3.8*
갈라짐과 활주작용의 이러한 움직임이 오로지 분명한 '분리 지역'안에서 발생하는 것으로 보인다. 이것은 형태학적 결정론의 의문을 야기한다(즉, 이러한 지역들이 미리 결정되었는가?)(400×).

비디오 *3.10*

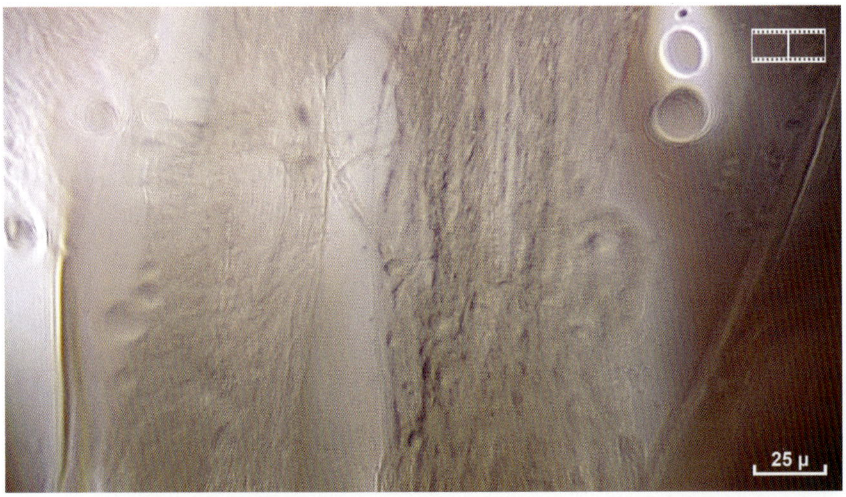

미세섬유는 또한 이어지고 고정된다

때때로 미세섬유간 교차하기 또는 연결이 안정적이며 역동적으로 관여되는 것으로 보이지 않는다. 진정한 그리고 분명한 안정성은 움직임 동안 형태의 대체적인 영속성을 설명하며, 그리고 완전하게 무작위하지는 않는 미리-결정된 구성과 행동을 보유한 구조를 제안한다(그림 3.9 그리고 비디오 3.11). 다른 연결은 보이지 않지만, 새로운 섬유가 중간-과정으로 나타날 때 반드시 존재한다는 것을 밝혀준다(그림 3.10 그리고 비디오 3.12).

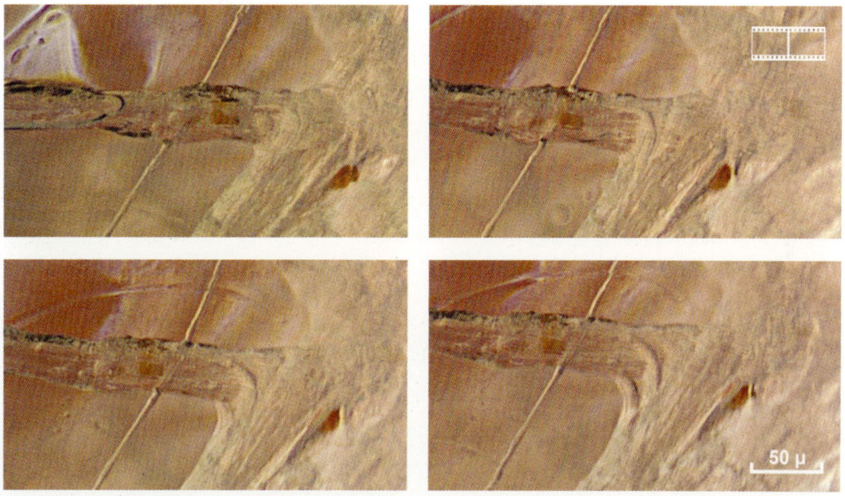

그림 *3.9*
비디오에서 우리가 볼 수 있는 두 개의 섬유들 사이의 연결은 명확하게 안정적인 연결이다. 이것은 또한 미리-결정된 구성의 착상을 소개하며, 그것은 완전하게 무작위하진 않다 (200×).

비디오 *3.11*

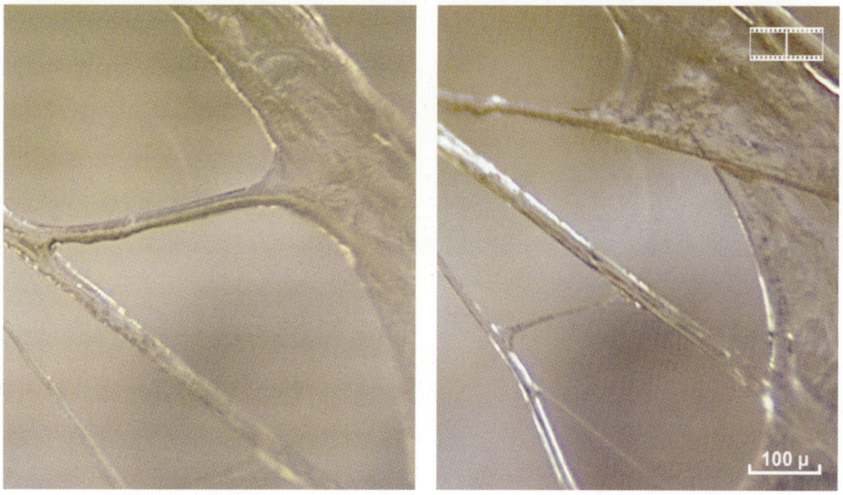

그림 *3.10*
때때로 그 과정의 시작에서는 보이지 않았던 새로운 섬유가 등장한다. 그것들은 비록 처음에 이러한 연속성을 나타내는 것이 아무것도 없었을지라도, 또 다른 섬유와 함께 이어진다. 이 비디오에서, 새로운 섬유들이 그 과정의 말미를 향해서 나타나며 그 움직임에서 어떤 역학적인 역할을 수행한다 (100×).

비디오 *3.12*

이러한 관찰은 기록하기 어려우며, 오로지 미세섬유와 함께 직경에서 10마이크론 또는 그 이상일 때만 그 미세섬유와 함께 그것을 만드는 것이 가능하다.

미세공포 내부에서 미세섬유 사이의 움직임

움직임은 또한 미세공포 내부의 미세섬유들 사이에서도 발생한다. 콜라겐 유형 III과 IV 그리고 미세공포 내부에서 움직임 중 당아미노글리칸과 같은 콜라겐의 다른 형태의 역학적인 역할을 무시하는 것은 불가능하다. 그 미세공포 안에서 콜라겐 유형 III과 IV 미세섬유를 보는 것은 어렵지만, 높은 배율로 확대에서 관찰은 보다 작은 미세섬유로 이루어진 그것들이 존재하는 서로 엮어진 미세섬유의 그물망을 드러낸다. 이러한 미세섬유는 그것들이 긴장력을 받지 않을 때 모습에서 파동-비슷하다(그림 3.11). 이것은 미세섬유 구성의 프랙탈 특성의 더 나아간 증거이다.

그림 *3.11*
높은 배율에서 미세섬유들 사이에서 이러한 공간의 관찰은 그 미세섬유들의 서로 꼬임을 밝혀주며, 그 미세섬유들은 그 자체를 더 작은 미세섬유로 구성한다. 이러한 작은 미세섬유들은 긴장을 받지 않을 때 모습에서 파동-비슷하다(150×).

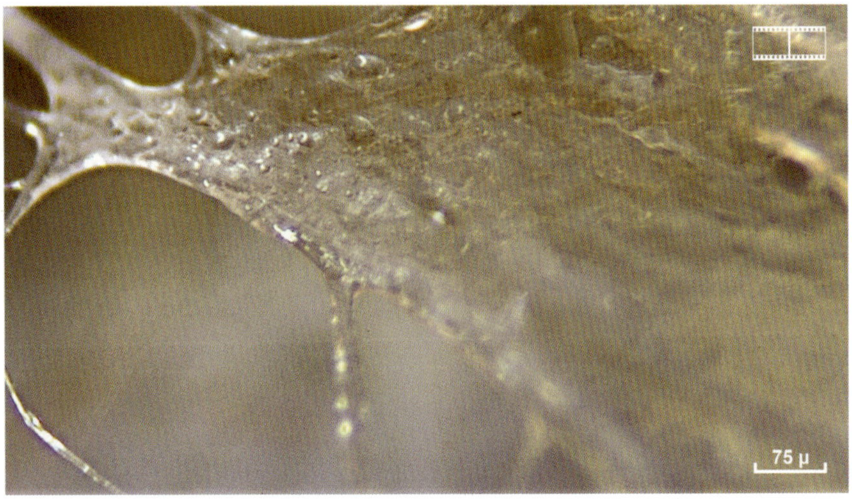

이러한 미세섬유 내부의 움직임은 특정한 미세섬유성 상호교차가 즉각적으로 융합하거나 분리되는 능력을 보유한 것을 의미한다. 이것은 분자의 수준에서 중합작용과 분해작용에 의하여 발생할 수 있으며 아마도, 콜라겐과 엘라스틴을 포함할 것이다. 이러한 영역에서 더 많은 연구가 필요하다.

전체적인 역학적 결과 Global mechanical result

미세섬유성 움직임의 가변적인 구성틀 나열은 미세섬유의 그물망의 전체적인 역동적인 행태를 설명한다(그림 3.12와 비디오 3.13). 미세섬유는 서로 꼬이며, 서로 교차하고, 서로간에 중첩되지만, 그 조직으로 당김이 적용될 때 조화로운 방식에서 행동한다. 미세섬유는 스스로를 그 조직에 주어진 힘의 방향에서 정렬시킨다. 길어짐은 역학적인 제약을 처리함에서 일차적인 반응인 듯 보이며, 움직임을 도와줌에서 주도적인 역할을 수행하는 것으로 보인다. 조합된 갈라짐, 활주작용 그리고 미세섬유의 프택탈 구성은 그 힘이 그물망 전반에 걸쳐 확산되

그림 *3.12*
미세섬유성 구조의 가동성, 유연성, 그리고 탄력성은 미세섬유 움직임의 굉장한 불꽃놀이를 만들게 된다(60×).

비디오 *3.13*

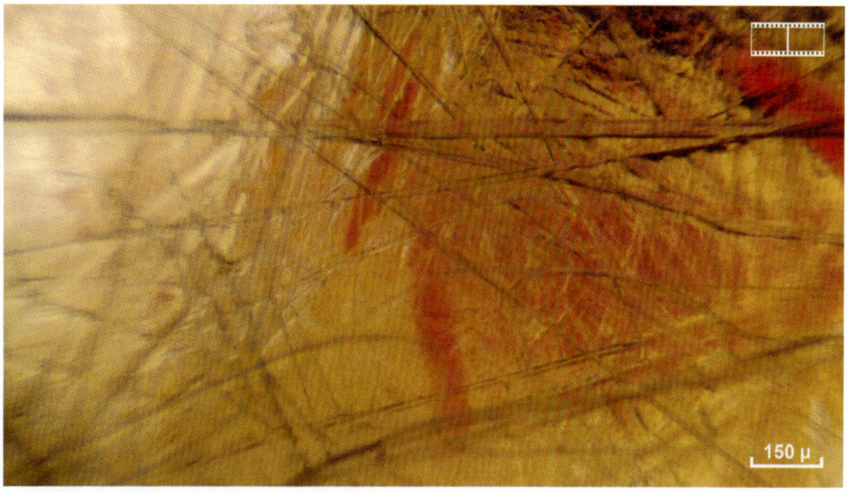

는 것을 보장한다.

길어짐, 분열 그리고 활주작용의 조합은 또한 각별히 움직임 동안 모든 방향에서 그리고 삼차원 공간 안에서 그 조직의 가동성을 허용한다. 이러한 현상은 또한 적용된 힘이 특정한 거리를 넘어서면 그 강도를 분산시키고 상실되는 방식을 설명한다. 이러한 힘이 주변 조직에서 아무런 영향을 보유하지 않는다는 사실은 미세섬유 시스템의 에너지-흡수의 능력을 설명한다.

핵심 주장

이러한 세 가지, 아주 밀접하게 연관된 미세섬유 행태의 유형의 조합된 작용은 그 미세섬유 그물망이 삼차원 공간 안에서 그 제약에 적응하는 것을 가능하게 만들며, 동시에 그 제약의 힘을 흩어뜨리며 감소시키고 또한 자체의 안정위치로 되돌아가는 그 구조의 능력을 유지시킨다.

그림 *3.13*
미세섬유 행태의 여전히 밀접하게 연관된 이러한 세 개의 분명한 형태의 조합된 작용은 미세섬유 그물망이 삼차원 공간 안에서 그 제약에 적응하는 것을 가능하게 만든다(100×).

비디오 *3.14*

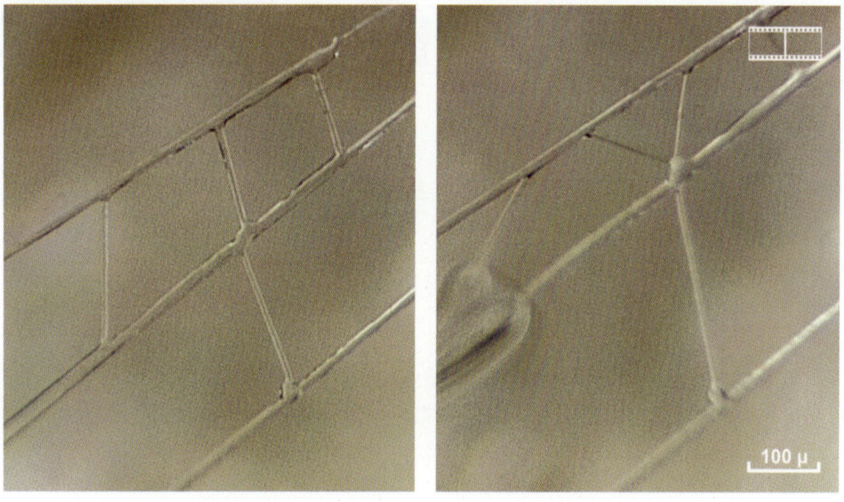

이러한 놀라운 미세섬유의 행동은 수백 만의 미세섬유의 동시적인 움직임을 포함한다. 이러한 세 가지의 움직임 조합의 그 역동적인 잠재력은 셀 수 없이 많다(그림 3.14와 비디오 3.15와 3.16).

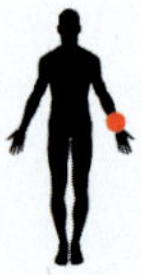

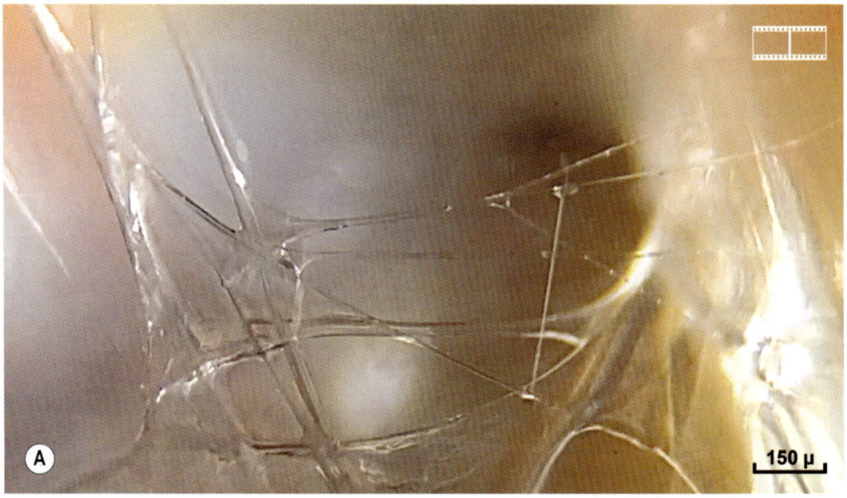

그림 *3.14*
A 이러한 세 가지의 역학적인 해법의 조합이란 역동적 잠재력은 셀 수 없이 많다 (60×).

비디오 *3.15*

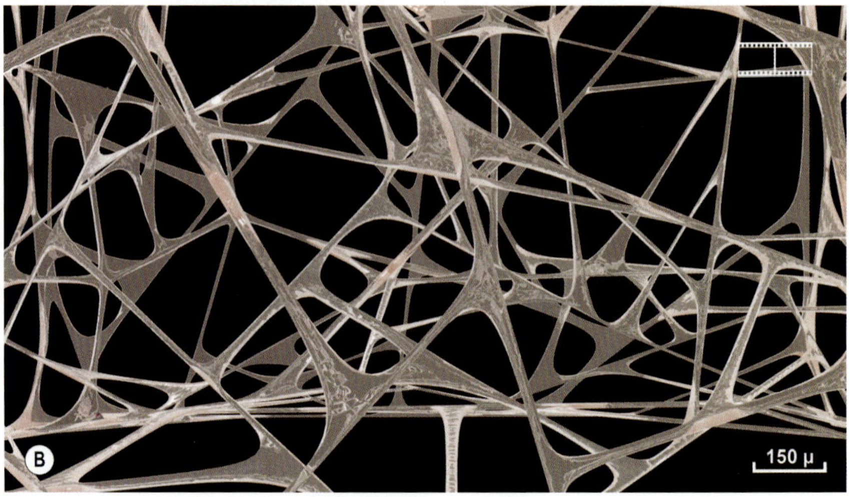

그림 *3.14*
B 섬유의 역동적인 잠재력을 설명하는 생동감있는 그림 (60×)

비디오 *3.16*

운명의 실을 따라가기 Following the red thread

운명의 실 질문

2. 이러한 미세섬유의 연속성이 어떻게 두 개의 동역학적으로 대립된 역할을 허용하며, 가동성, 힘의 흡수, 그리고 활주작용을 보장하며, 그 주변조직에서 아무런 영향을 받지 않는가?

움직임의 이러한 조합은 우리에게 일부 답변을 제공하며 우리는 이제 미세섬유의 가동성을, 외견상으로 반대되는 역할에 맞추는 능력을 설명할 수 있다(효율적인 가동성, 에너지 흡수 그리고 이러한 움직임들의 독자성).

우리는 이제 미세섬유의 연속성이 다중미세공포의 그리고 다중미세섬유의 그물망에 의하여 제공된다는 것을 알고 있다. 구조는 인접한 그리고 말단부의 구조물에 아무런 영향을 미치지 않고 요구된 작업을 함께 조화롭게 시행하도록 움직이는 것이 가능하다. 가동적인 구조는 또한 조직기억의 형태와 함께 부여되며, 그것들이 움직임 중 손상받지 않는다면, 일단 그것들이 요구된 움직임을 시행한 후 자체의 본래 상태로 항상 복귀하는 것이 가능하다.

Jean Pierre Barrel DO의 견해

정골의사는 자신들의 환자의 신체에 대한 올바른 가동성을 회복시키도록 그들의 최선을 다하는 공학자이다. 그들은 자신들의 손을 신뢰하지만 매우 빈번하게 신체가 그들의 치료에 대하여 어떻게 반응하는지 정확하게 알지 못한다.

Dr. Jean-Claude Guimberteau의 연구는 우리들에게 토대가 된다. 이것은 우리가 우리의 방식에서 인간 유기체의 더 낳은 이해를 도와준다. 일반적으로 의학에서, 우리는 가동성의 두 가지 유형에 관하여 말한다.

1. 그 구조로 적용된 외부의 힘에 의하여 만들어진 가시적인 움직임(역자주: 가동성[mobility])
2. 내장의 파동-비슷한 근육성 수축인 연동과 같이 빈번하게 살펴보기 어렵거나 불가능한, 작은 움직임들의 조합(역자주: 선천적 가동성[motility])

정골의사들은 가동성을 조금 다르게 언급한다. 이것은 각각의 장기에 고유한 선천적인 움직임인 내장기 자체에 의하여 만들어진 볼 수 없는, 미세한 움직임이다. 이것은 그것들이 올바르게 기능하고 있을 때, 마치 각각의 장기의 세포들이 그것들의 에너지의 한 부분을 작고, 조화로운 움직임으로 전환시키는 것과 같다.

Dr. Jean-Claude Guimberteau의 연구는 당신이 어떤 조직으로 힘을 적용할 때 거기에서 처음에는 적용된 그 힘에 대한 반응에서 단순한 움직임이, 그렇지만 조금 후에 다른 더 작지만, 보다 복잡한 움직임이 존재한다는 것을 보여준다. 이러한 잇따른 움직임의 배열은 예측하기 어렵다. 이것은 우리에게 매우 중요하다. 각각의 치료사들은 그들 자신의, 개인적인, 논리적 접근법을 따라서 조직을 치료하지만, 우리는 신체의 반응을 완전하게 통제하는 것이 가능하지 않다. 우리는 반드시 겸손해야 하며 우리의 역할이 신체로 '좋은 메시지'를 보내주는 것이라고 알아야 하겠지만, 우리의 메시지를 수용함에서 신체는 그것 자체의 방식에서 반응할 것이다. 이것은 우리가 우리의 도수치료에서 해야할 것이 무엇인가 설명함에서, 정골학의 설립자인 Andrew Tayor Still의 기본적인 원리 중 하나이다. 신체의 한 부분에서 가동성의 제한을 말할 때, Still은 빈번하게 '그것을 찾고, 그것을 고치고, 그것을 그대로 놔둬라'라고 말한다.

Dr. Guimberteau의 연구에 의하여 강화된 또 다른 개념도 역시 우리에게 기본적이다: 긴장력과 압박력의 언급. 간략하게 말해서 그 조직에서 작용함에 의해서, 우리는 머리뼈, 가슴, 살굴, 그리고 손목굴 안에서와 같이 상이한 신체의 공간과 관들에서 압력과 함께 섬유의 방향에서 영향을 주려고 노력한다. 비정상적인 조직 긴장력의 어떤 형태라도 한 공간 내부에서 압력에 어떤 영향을 보유한다. 가슴의 예를 들어보자. 폐의 확장을 허용하기 위해서, 가슴은 음압을 유지할 필요가 있다. 갈비뼈 또는 가슴막을 포함한 어떤 역학적인 문제라도 이러한 압력을 변화시킬 것이며, 그것은 이어서 혈액 내부에서 산소, 이산화탄소 그리고 pH 수치에 영향을 줄 것이다.

마지막으로, Dr. Guimberteau는 모든 삼차원 공간 안에서 신체가 반응한다는 것을 설명한다. 이것은 우리에게 핵심 관점이다. 신체 안에서 그 무엇도 절대적으로 평편하지 않는다. 우리의 손은 반드시 모든 가능한 방향에서 제한된 가동성에 대하여 평가해야 한다. 만약 당신이 한 방향을 놓치면, 그 결과는 결코 완전하게 만족스럽지 않을 것이다. 우리는 반드시 신체 내부에서 적응작용-보상작용 시스템을 받쳐주도록 도와야 한다.

세포와 미세섬유의 구조형성 사이의 연관성

4

The relationship between the cells and the fibrillar architecture

세포의 형태학과 분포

섬유와 세포들 사이에서 연관성

운명의 실을 따라가기

결 론

요약정리

미세순환의 동맥쪽 측면에서 혈관은 산소와 신진대사의 영양소 등과 같은 생명의 필수적인 에너지 요구조건을 살아 있는 조직 전반에 걸쳐 지속적으로 분포되는 것을 보장한다. 신경은 다양한 정보의 구성요소들의 분배를 보장한다. 그 분배는 어떠한 제약이 거기에 주어지든 관계없이, 또는 분배를 위해서 어떠한 육체적인 노력이 요구되는가에 관계없이 유지되어야 한다. 이것은 오로지 정보와 에너지 수송의 경로가 살아있는 조직의 구조화된 구성으로 막힘이나 방해가 없이 최대의 효율성을 보장하는 방식에서 통합될 때만 성취될 수 있다. 혈관이든 신경 또는 림프관이든, 그것들은 항상 올바르게 기능함을 지속하는 가운데서 생리적인 움직임을 반드시 동반해야 한다. 우리는 그러므로 혈관, 신경, 림프관 그리고 미세섬유의 구조형성 사이에서 연관성의 특징에 관하여 알아야 할 필요가 있다. 우리는 또한 세포들이 피부 아래에서 분포되는 그 방식을 반드시 알아야 하며, 이러한 미세섬유의 구조가 거기에서 에너지와 정보가 세포까지 분배될 수 있는 경로가 되는가도 알아야 한다. 도대체 세포들은 우리가 앞서 살펴본 섬유들의 뒤엉킴 안에서 어떻게 적응하는가?

세포의 형태학과 분포 Cell morphology and distribution

세포는 모양에서 광범위한 다양성을 보여준다. 그것들은 네모지고, 둥글며 또는 타원형이거나 또는 네 개 또는 다섯 개의 면을 보유한 단순한 다면체를 닮을 수 있지만, 그것들은 모두가 다르다. 우리의 세포에 대한 제자리에 놓인 *생체 안에서* 관찰은 세포의 크기, 색깔 그리고 분포에서 광범위한 다양성을 보여주었다.

대부분의 세포들의 작은 크기와 고유한 세포형태 확인의 어려움으로 인해서 내시경 수술 중 세포의 수준에서 관찰하는 것은 쉽지 않다. 표피와 진피 안에서 세포들은 근육세포들처럼 찾아내기가 어렵다. 그렇지만, **멜라닌세포**는 표피 안쪽 깊은 곳에서 볼 수 있으며 그것들의 갈색 색깔로 쉽게 확인된다. 그것들은 유두 모양의 융기부 바로 위에서, 표피와 진피 사이의 연결부에 위치한다(그림 4.1).

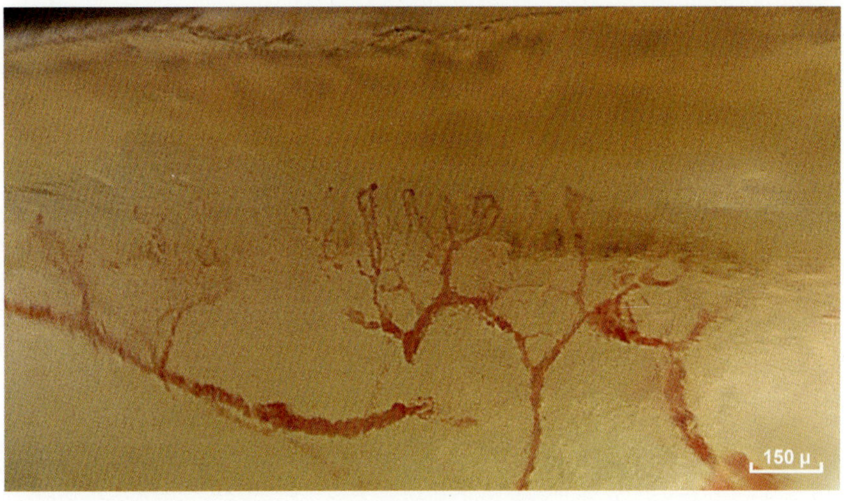

그림 *4.1*
진피의 가장 위쪽 부분인 유두 모양의 진피의 모서리에서 갈색의 멜라닌세포를 보여주는, 피부의 횡단면. 유두모양의 고리들은 표피의 가장 깊은 부위가 되는 말피기 층으로 알려진 영역을 넘어서 연장하는 것으로 보인다(60×).

세포들이 지방 덩어리들 내부에서 가장 분명하게 보이는 지방세포처럼, 좀 더 잘보이는 것은 피부밑조직 안에서가 된다. 지방세포는 힘줄 주변의 활주부위에서도 쉽게 관찰되며, 그 부위에서 조직은 보다 유연하고 덜 치밀하다. 섬유들은 보다 느슨하게 엮어지며, 세포들의 포도송이 모양은 섬유들 위에서 또는 그 사이에서 확인될 수 있다.

세포들은 때때로 힘줄, 신경, 정맥 또는 근육의 표면 위에서 퍼져있다(그림 4.2).

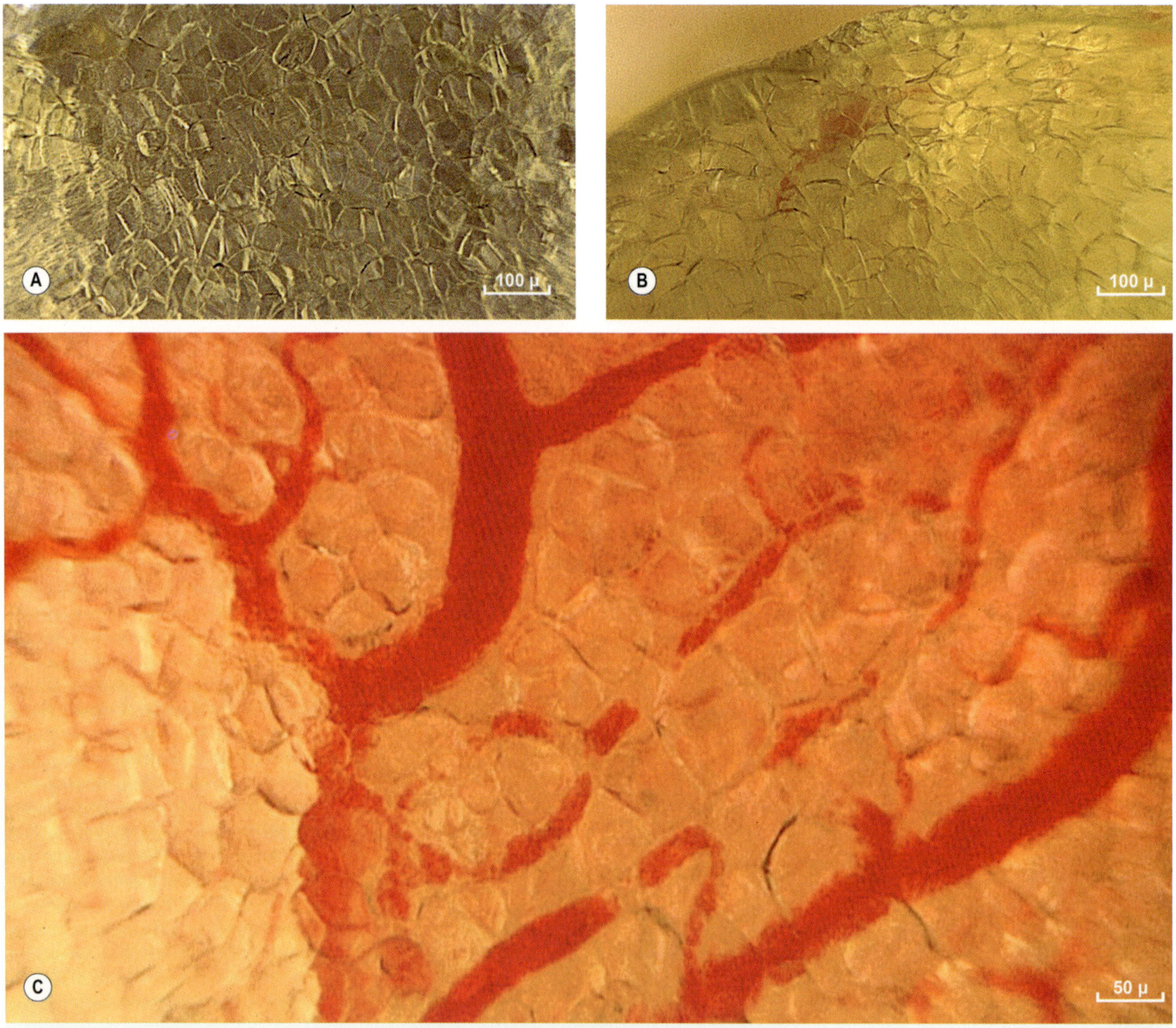

그림 *4.2*
지방세포들은 옅은 노랑에서부터 밝은 황색까지 또는 호박색까지 색깔에서 다양하다. 때때로 그것들은 거의 백색처럼 보인다(100×).
A 일부는 근처에 혈관을 보유하지 않는 듯 보인다.
B 때때로 거기에 드문 혈관이 존재한다. C 때때로 그것들은 고도의 혈관분포를 보인다.

상이한 세포들의 구분할 수 있는 특징

- 피부밑조직의 지방 덩어리들 안에서 찾아지는 지방세포는 일반적으로 밝은 황색이다. 그것들은 직경이 60에서 120마이크론까지 달라진다. 그것들은 매끄럽고, 둥근 모양을 보유한 소엽으로 함께 모인다. 이러한 지방세포들의 일부는 좋은 상태의 혈액공급을 보유하지만, 다른 부위에선 모세혈관이 부족하며 지방세포들은 빈약한 혈관분포를 받는 것으로 보인다(그림 4.2A–C).
- 세포들은 지방 덩어리와 근육성 힘줄막 사이의 부위에서 그리고 그 활주하는 공간 내부의 힘줄 주위에서 상이하다. 여기에서 그것들은 직경이 30–100마이크론까지 다양하며 호박빛 황색이다. 그렇지만 때때로 그것들은 매우 옅은 황색이거나 투명하기까지 할 것이다(그림 4.3).

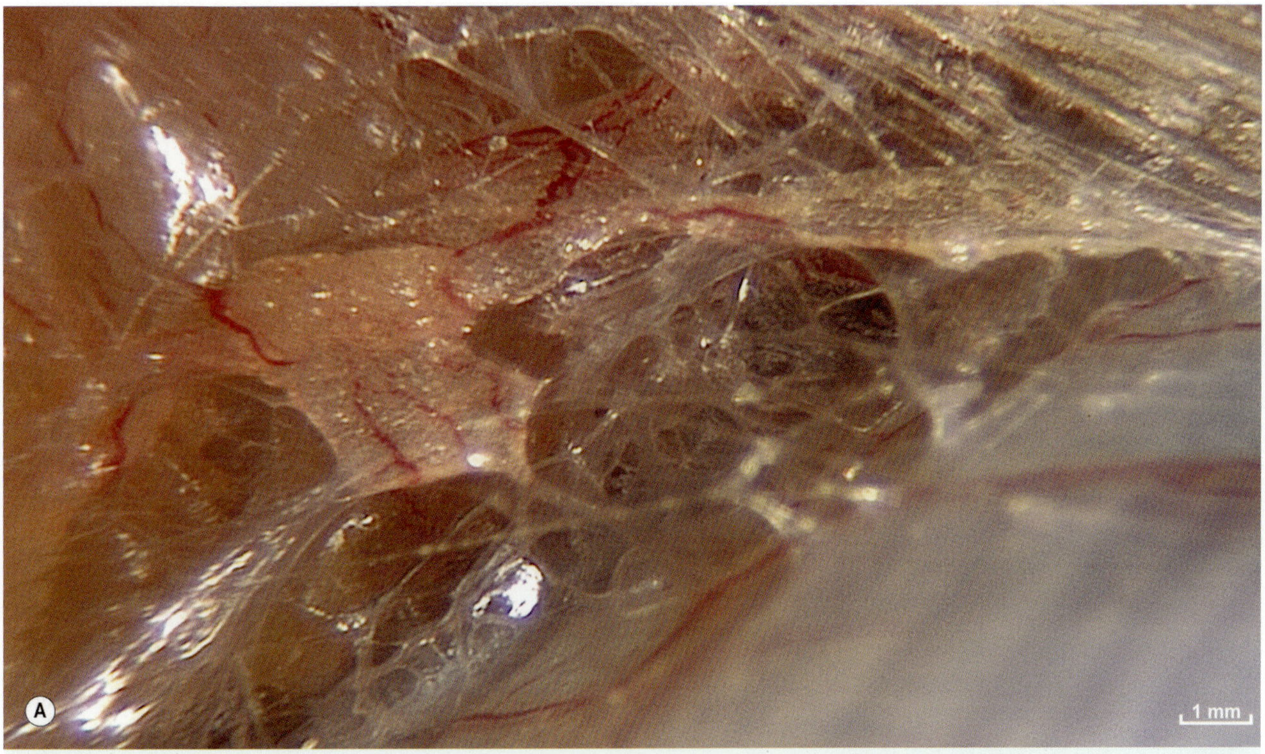

그림 *4.3*
A 그것들 사이에서 세포의 집단을 보유한 섬유들은 그 조직들이 덜 치밀하고 좀 더 유연한 장소에서 관찰될 수 있다. L이러한 부위들은 피부밑조직과 근육의 널힘줄 상부 사이에서 확인된다(10×).

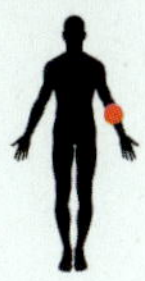

그림 *4.3*
B 세포들의 이러한 집단은 송이(다발)라고 불리며 그것들은 수백 만개의 세포들을 담고 있다(30×).

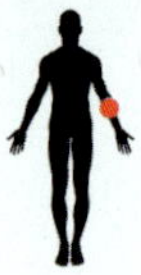

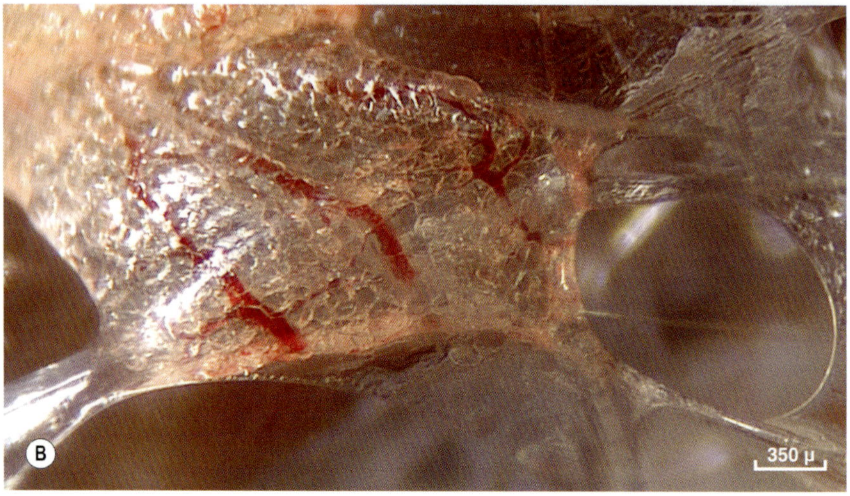

- 이것들은 혈관을 따라서 그리고 그 주변에서 가변적인 모양의 송이(다발)로 찾아진다. 그것들의 분포는 마을의 중심에서 매우 밀집하고 양쪽 변두리에서는 드문, 작은 마을이나 단지를 관통해서 이어지는 길을 따라서 지어진 집의 위치에 유사하다. 세포들의 이러한 포도송이 모양은 포도나 물고기 알의 다발과 유사하지만, 그것들의 모양은 종종 길게 늘어지며 자체의 크기는 실험실보다 생체에서 더 큰 것으로 보인다. 개별적인 송이(다발)의 내부에서 세포의 수는 그것의 길이에 달린다. 길이에서 2㎜인 송이(다발)모양은 최소한 5백만개의 세포를 담고 있다. 우리는 이러한 세포들을 분석했으며, 그것들의 많은 부분이(20%) 미성숙한 세포들이다. 이것은 아마도 섬유모세포, 전-지방세포 또는 다기능성 세포일 것이다. 그것들은 풍부한 미토콘드리아와 함께 커다란 핵을 그리고 외견상으로 콜라겐의 방대한 생산을 보유한다.
- 이러한 세포들은 때때로 근육, 힘줄, 신경 또는 정맥의 표면 위에서 퍼져나간다. 그것들은 초원에서 자라고있는 야생화들과 매우 유사하게 이러한 구조물의 표면을 덮고 있다(그림 4.4). 나는 혈관의 **향성(친화성)**의 사례를 제외하곤, 이것들의 분포에 관한 어떠한 구분할 수 있는 근거도 확인할 수 없었다.

그림 *4.4*
일부 부위들에서 세포들은 다음의 구조물 위에서 퍼져나간다.
A 힘줄(10×)
B 신경(40×)
C 정맥(40×)

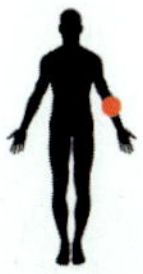

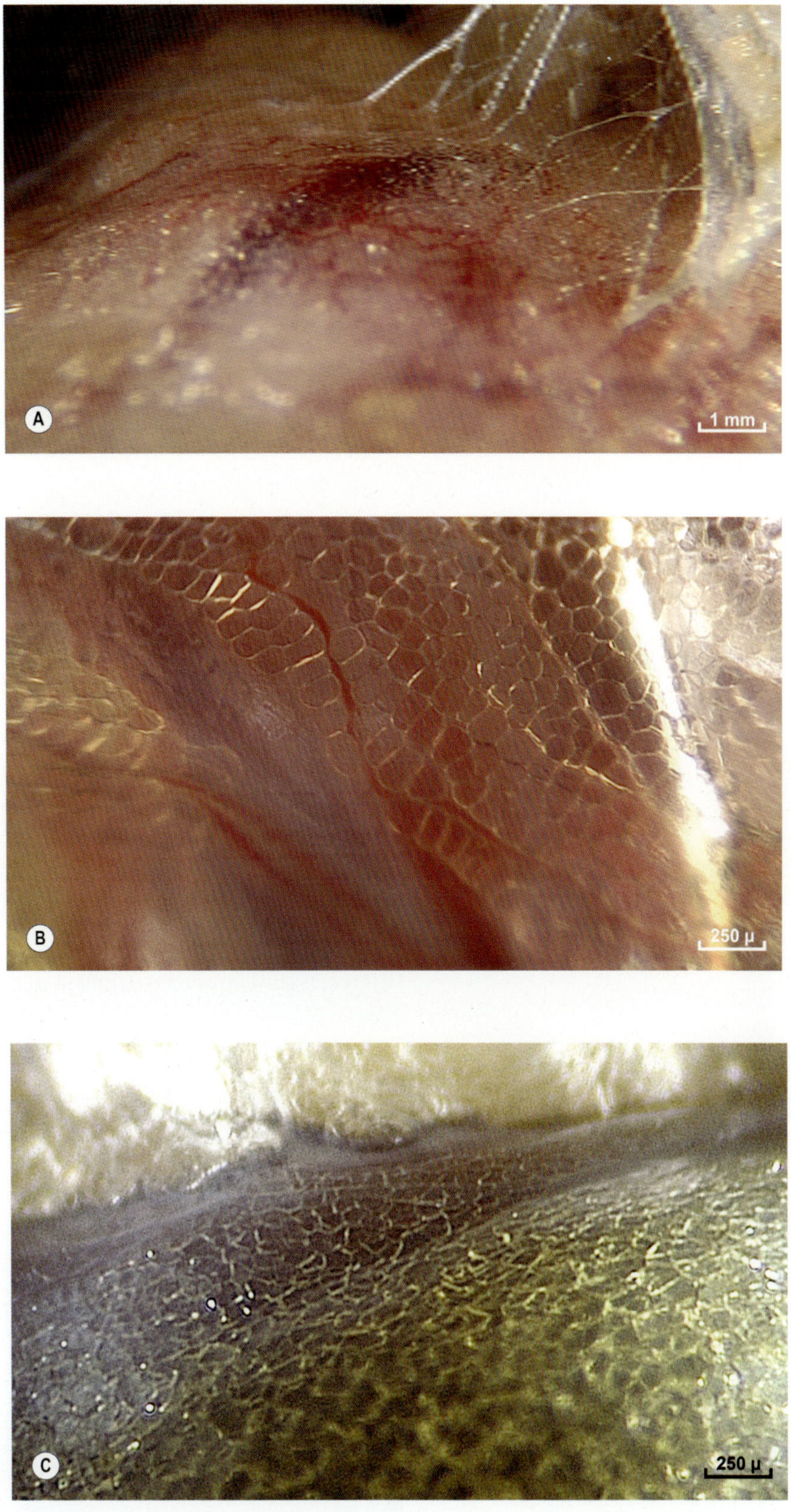

그림 *4.4*
D 근육(40×)
그것들은 이러한 구조물들의 표면을 식탁보나 목초지 위에서 자라는 야생화의 무리와 매우 유사하게 덮고있다.

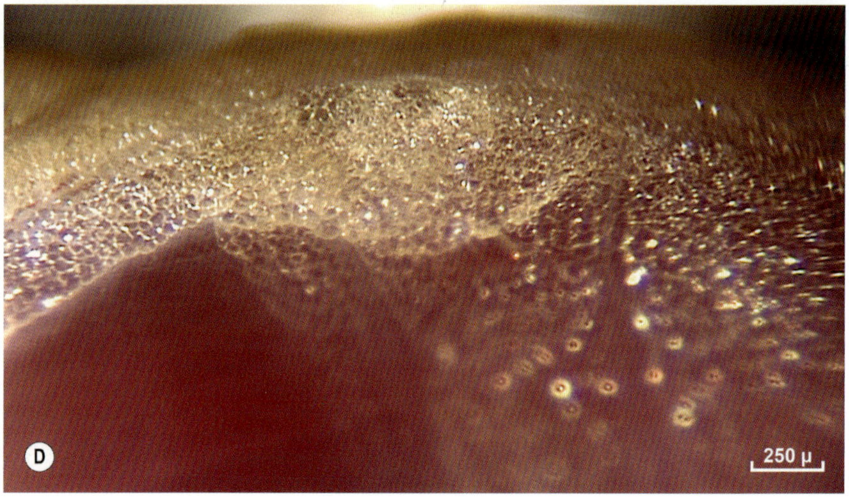

섬유와 세포들 사이에서 연관성

The relationship between the fibers and the cells

여기서 다시, 우리는 이러한 세포들의 집단이 미세섬유의 그물망에 의하여 완전하게 덮어지며 둘러싸인다는 것을 반드시 강조해야 하겠다. 그것들은 이러한 구성틀 내부에 들어있다. 세포의 구조형성은 미세섬유의 이러한 서로 엮인 격자 모양에 의하여 받쳐지고, 유지되며 아마도 모양을 갖출 것이다(그림 4.5와 비디오 4.1)

핵심 주장
세포와 세포 사이의 공간 사이에서 완전한 연속성이 존재한다.

그림 *4.5*
A 공간 안에서 세포의 위치는 교차하는 미세섬유의 이러한 서로 엮인 격자무늬에 의하여 결정된다는 것은 당연하다(60×).
B 세포와 세포 사이의 공간 사이에서 완전한 연속성이 존재한다(200×).

비디오 *4.1*

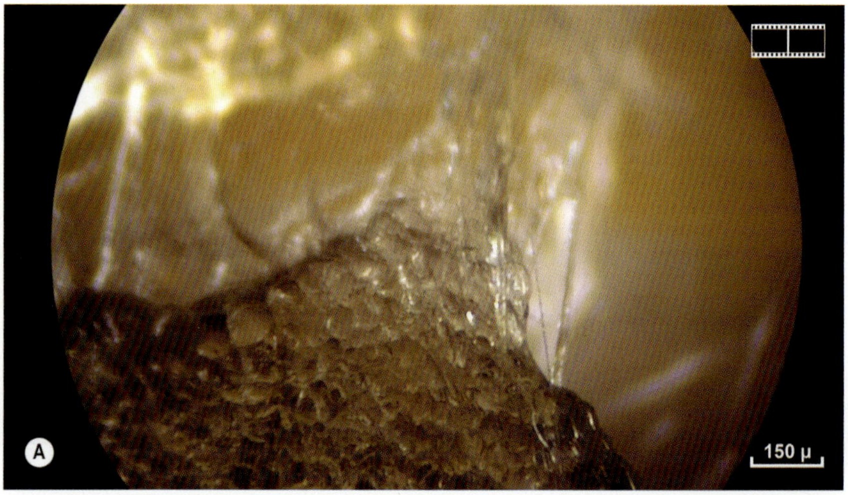

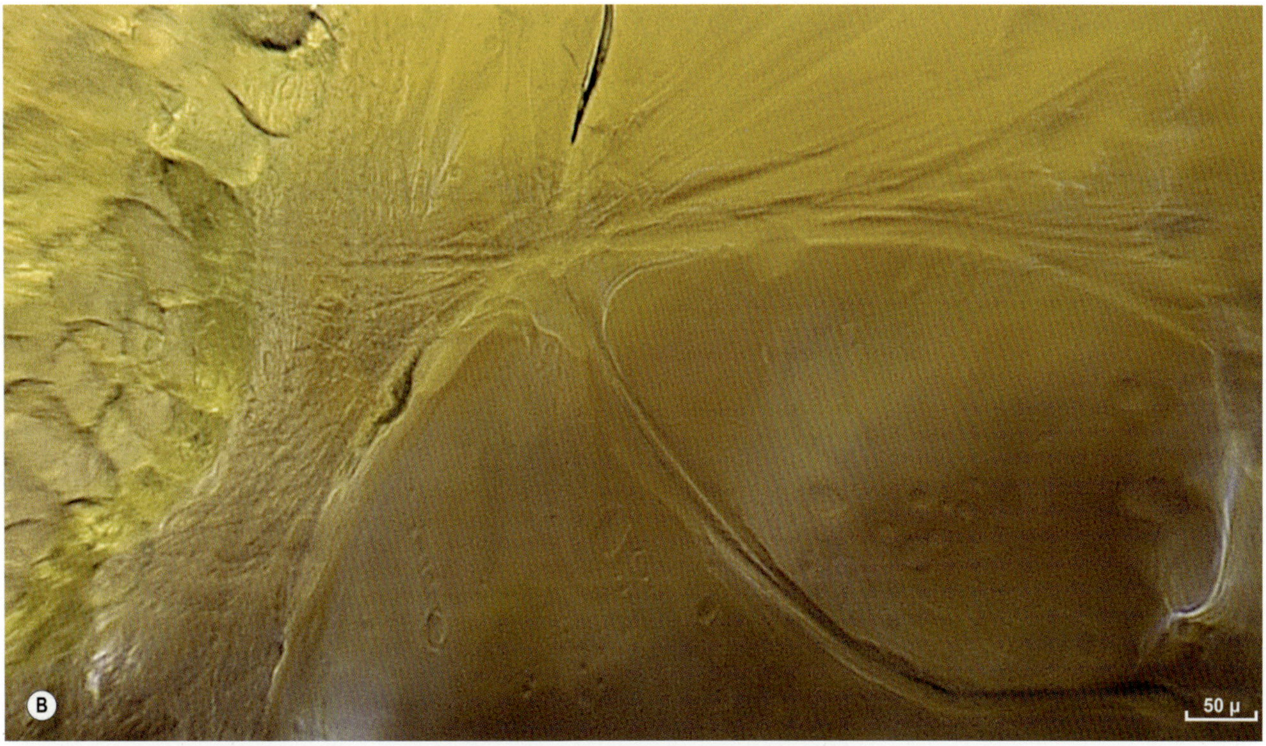

세포, 혈관 그리고 섬유들 사이에서 연관성에 관하여 주목한 여러 가지 흥미로운 관찰이 존재한다.

- 앞서 말한 듯, 세포들은 모세혈관을 따라서 커다란 다발모양에서 확인되며 (그림 4.6), 그만큼 빈번하게 작은 수에서 혈관을 따라서 늘어선다.

그림 *4.6*
너무도 빈번하게, 세포들은 모세혈관을 따라서 다발모양으로 확인된다(130×).

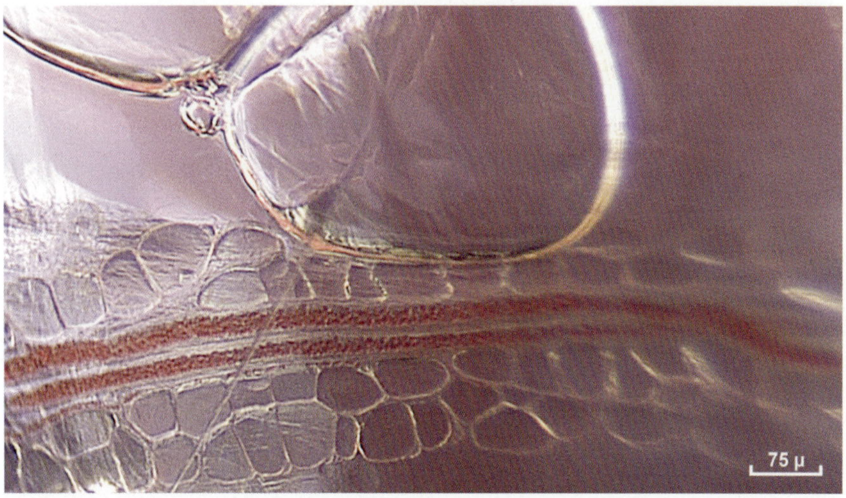

- 섬유들과 세포들을 따라서 풀잎의 양 모서리에 앉은 무당벌레처럼 쌍으로든, 한 가족처럼 작은 집단에서든 확인된다(그림 4.6).

그림 *4.7*
A와 B 때때로 우리는 세포들의 주된 집단에서부터 떨어져 섬유를 따라서 뻗어 나오는 적은 수의 세포를 보게된다.

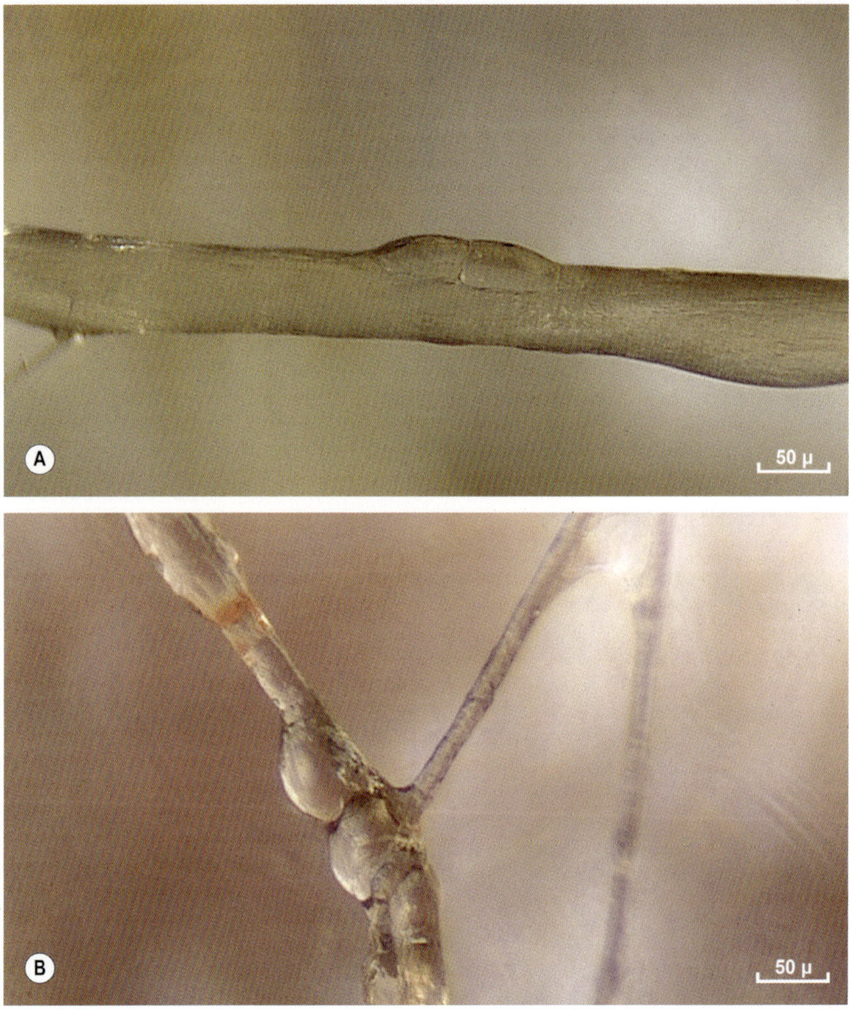

- 우리는 가끔 하나의 섬유를 완전하게 식민지화 한 것으로 보이는, 여러 층으로 배열된 세포들의 집단을 보게 된다. 또 다른 경우, 세포들의 집단은 그 섬유를 포위하고 삼키려는 것같은 모습도 보게된다(그림 4.8).
- 때때로, 우리는 빈번하게 둘 또는 세 개에서 세포들의 주요 집단으로부터 떨어져서 위치하며 거리를 두고 완전하게 고립된 몇 개의 세포들을 보게 된다(그림 4.9A). 그것들은 거기에서 뭘하는 것인가? 그것들이 어딘가로 이주하고 있는 것인가 아니면 그것들이 거기에 영구히 존재하는 것인가?
- 세포들 사이에서 유착은 영구적이지 않다. 때때로 그것들은 강한 세포간 결합을 보유한 집단으로 존재하며, 세포들의 모양은 보다 모나거나 다면체적이다(그림 4.9B). 또 다른 경우에 세포 사이의 결합은 보다 약하며, 이러한 경우 세포의 모양은 좀 더 구형을 취한다(그림 4.9C).

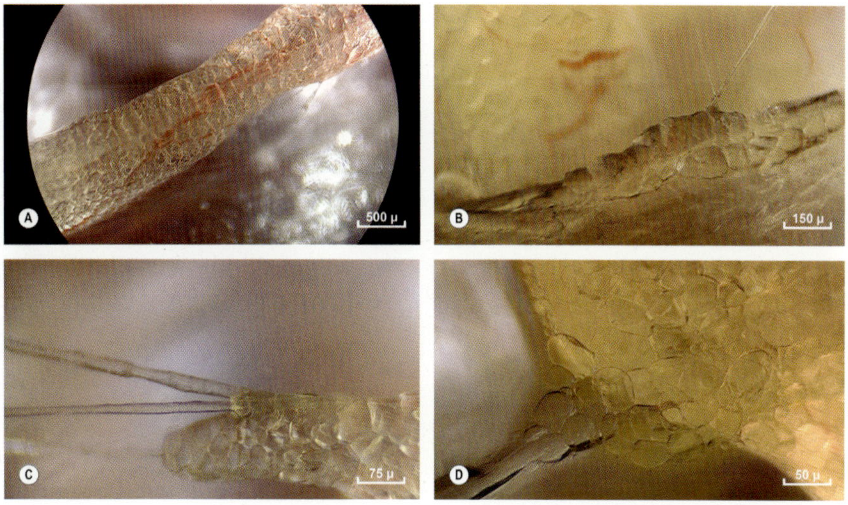

그림 *4.8*
가끔 당신은 하나의 섬유를 완전하게 식민지화한 것으로 보이는 세포들의 집단을 마주치게 된다.

A 단열재처럼 여러 개의 층으로 배열됨(20×)
B 이것들은 애벌레처럼 올라탄다(60×).
C 미세섬유의 연결부에서 매달림(130×)
D 가끔은 세포들의 집단이 섬유를 삼키는 듯 보인다(200×).

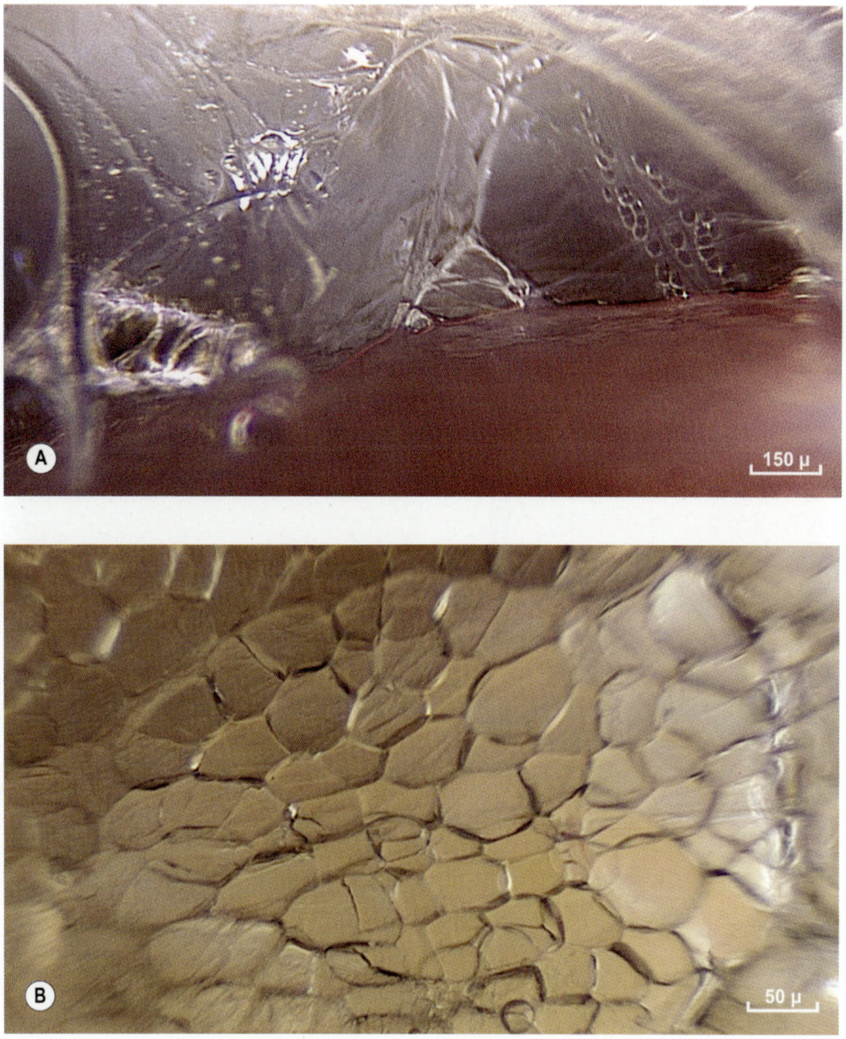

그림 *4.9*

A 때로는 세포들의 치밀한 다발모양에서 떨어져서, 우리는 아무런 가시적인 혈관을 보유하지 않은 개별적인 세포들을 마주친다(60×).
B 어떤 부위에서 우리는 강력한 세포간 결합을 보게된다(200×).
C 다른 부위에서 세포 사이의 결합은 보다 약하며 그런 경우 세포들의 모양은 보다 구형이 된다.

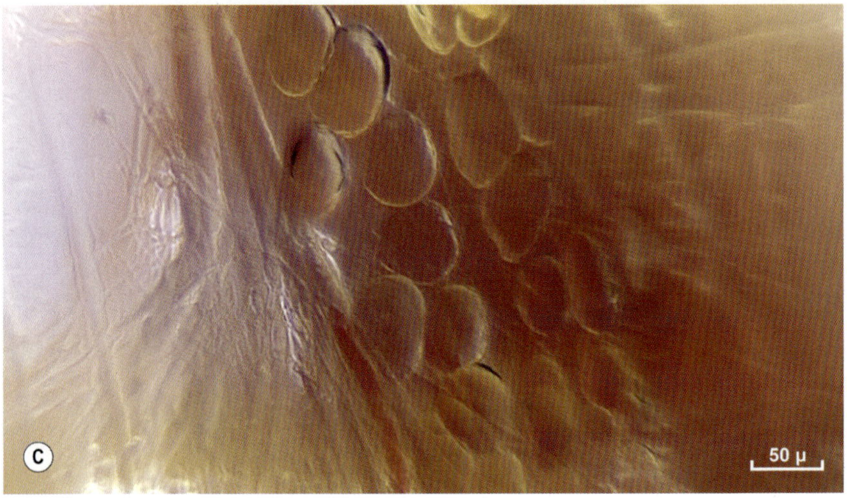

역학전달과 역학전환

세포들은 역학적으로 세포들이 부착하는 섬유에 의존한다; 어떤 섬유를 따라서 아주 가벼운 당김도 그 세포들의 위치와 배열에서 변화를 가져오며, 그 세포들이 모양을 변화시키는 원인이 될 수 있다. 세포들의 이러한 집단의 가동성과 유연성은 그것들의 배열의 복잡성을 고려한다면 놀라운 것이다(그림 4.10 그리고 비디오 4.2). 이러한 현상은 분명하게 볼 수 있으며 **역학전환**을 유도하는 역학자극의 한 예가 될 것이다[17,18,19](그림 4.11 그리고 비디오 4.3).

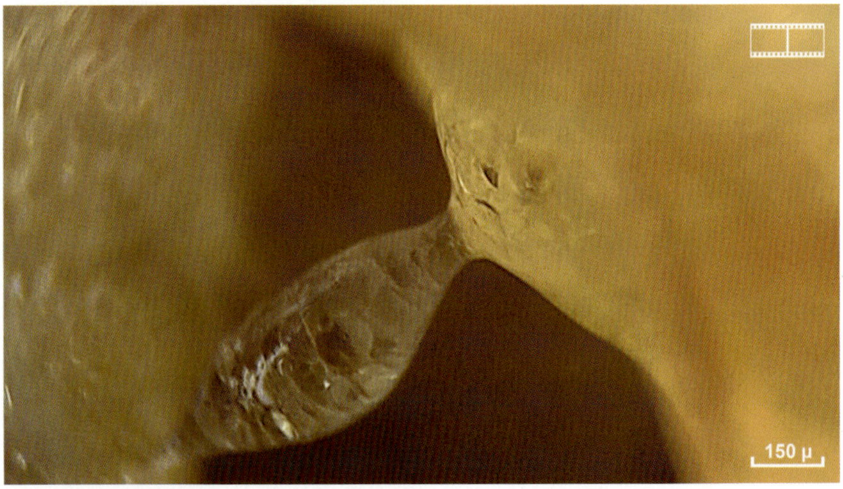

그림 *4.10*
세포들의 이러한 집단의 가동성과 유연성은 세포 배열의 복잡성을 고려할 때 놀라운 것이다(60×).

비디오*4.2*

그림 *4.11*
이러한 미세섬유성 그물망에 대한 세포들의 역학적인 의존성은 절대적이며 이러한 미세섬유로 당김이 적용될 때 관찰될 수 있다. 그 미세섬유에 대한 가장 가벼운 당김조차도 세포들의 배열과 위치를 변형시킬 수 있다. 세포의 모양도 그 미세섬유에서의 당김의 결과로서 변형될 수 있다. 이것은 역학전환을 유도하는 역학자극의 한 예이다(120×).

비디오 *4.3*

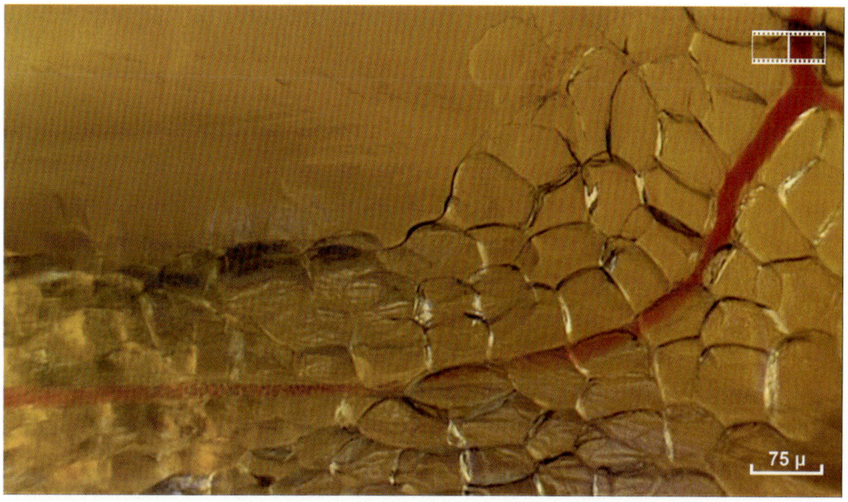

이것의 결과는 불분명하지만, 세포골격은 어떤 방식으로든 반드시 영향을 받게 된다. 미세섬유에서 강한 당김은 세포의 직경에서 감소와 길어짐을 유발한다. 그 당김의 해소는 세포가 그것들의 원래의 모양과 위치로 복귀하는 것을 허용한다(그림 4.12 그리고 비디오 4.4).

그림 *4.12*
미세섬유상에서 강한 당김은 그 세포들의 직경에서 감소와 길어짐을 유발한다. 당김의 해소는 세포들이 자체의 원래 모양과 위치로 복귀를 허용할 것이다(130×).

비디오 *4.4*

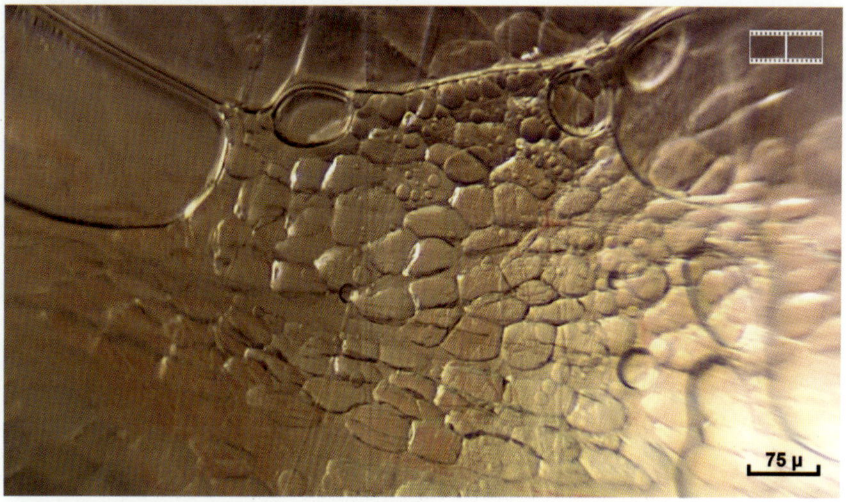

인테그린을 경유한 세포외기질과 세포골격 사이의 상호연결은 실험을 통해 다른 이들에 의하여 상세하게 설명되었다. 세포의 핵은 현미경이 있는 내시경하에서 투명한 듯 보이지만, 세포 내부에서 핵과 다른 소기관에서 세포골격의 역학적인 영향도 다른 사람들에 의하여 잘 설명되었다.

세포막 안으로 현재의 연구는 세포 내부의 그리고 세포 외부의 환경 사이의 긴밀한 연결을 제안한다. 미세섬유 그물망의 역학자극의 일부 형태가 아마도 세포의 생산에서 어떤 영향을 보유할 것임을 연상하는 것이 가능할 것이다.

어떻게 모세혈관 시스템이 세포의 생존을 보장하는가?

혈관의 공급관은 다양한 모양을 보유한다(그림 4.13). 역시 거기에서도 아무런 외견상의 순서나 근거가 존재하지 않는 듯 보인다. 주요 혈관은 거기에서부터 비교적 작은 혈관이 가지를 내며 나오는 나무 줄기들과 훨씬 비슷하게 비교적 곧은 선으로 배열된다. 모세혈관 그물망의 이러한 모양은 아무튼, 경이롭기만 하다. 미세섬유의 그물망과 비슷하게 표면에서 그것들은 아무런 외견적인 순서와 근거를 보여주지 않는다. 모세혈관은 불규칙한, 때로는 얽혀있는 시골길처럼 구불구불한 경로를 따른다.

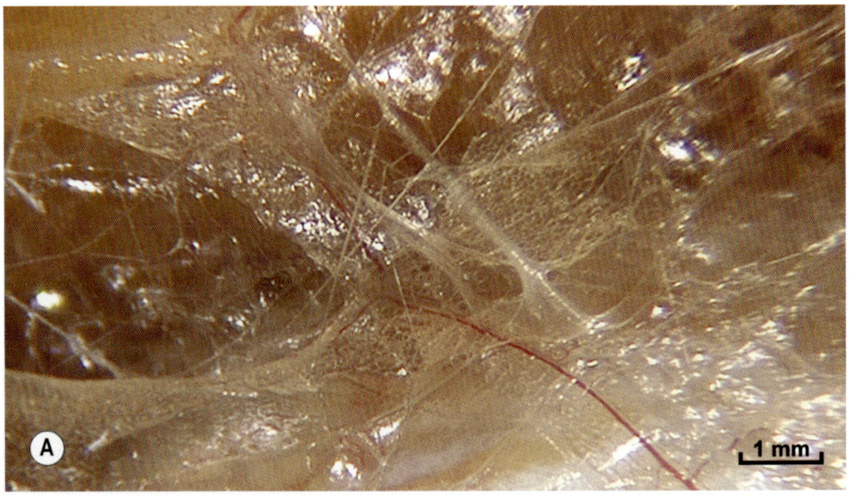

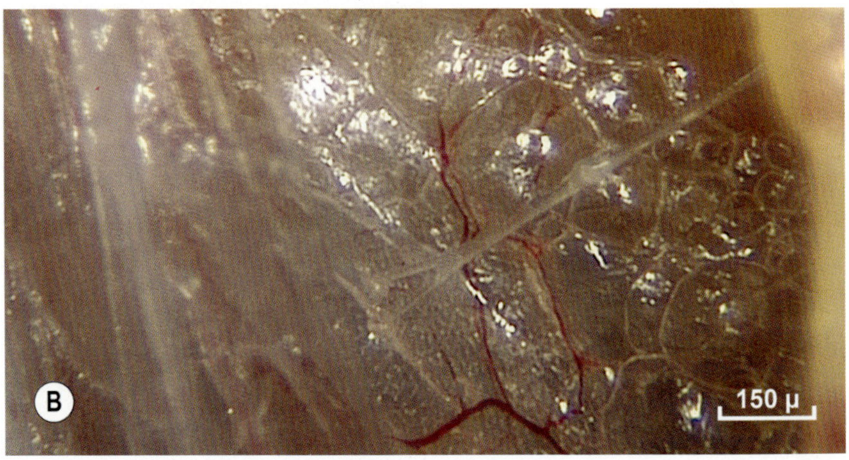

그림 *4.13*
모세혈관 그물망의 모양은 경이롭다. 거기에도 어떠한 외견상의 순서나 근거가 존재하지 않는다.
A 큰 혈관들은 비교적 곧은 선으로 배열된다(10×).
B 중간 크기의 혈관은 가지를 내며 나오거나 그 주위에서 휘어진다(60×).
C 보다 작은 혈관은 마치 구불구불 얽혀있는 시골길처럼 불규칙한, 때로는 꼬불꼬불한 경로를 따른다.

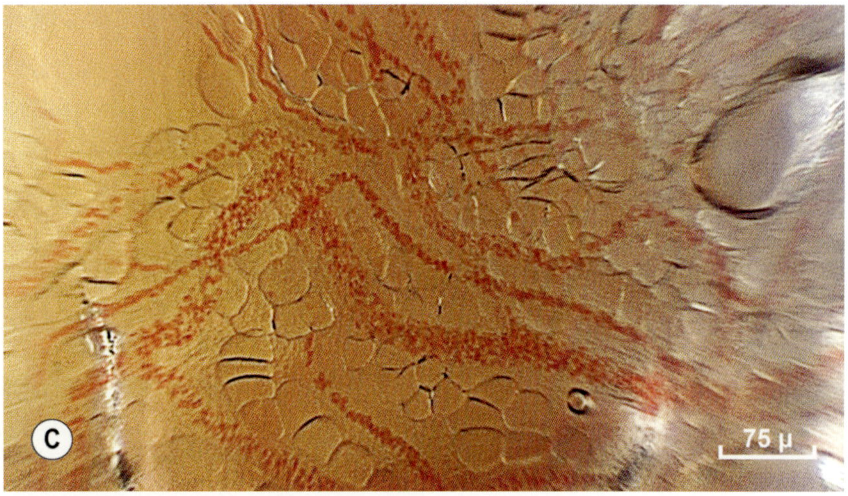

모든 신경, 동맥, 정맥 그리고 림프관 등은 그것들의 분포 패턴을 설명해주는 것으로 보이는 다중미세섬유의 그리고 다중미세공포성의 구조물의 받침틀에 의존하며 이용한다(그림 4.14).

그림 *4.14*
소동맥, 모세혈관, 소정맥 그리고 신경등 모두는 지지를 위해서 다중미세공포의 시스템을 이용한다. 이것은 그것들의 외견상의 분포의 무작위한 패턴을 설명한다(130×).

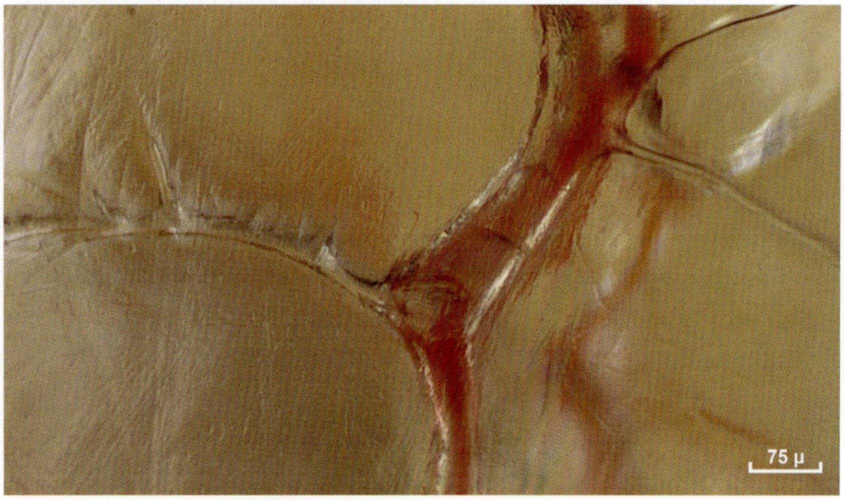

세포의 수준에서, 우리는 종종 **세포 주위의** 모세혈관 그물망을 보게된다. 각각의 세포는 직경에서 대략 10마이크론에 이르는 아주 작은 모세혈관으로 둘러싸인다. 놀랍게도 일부 부위들에서 이것은 모든 세포로 공급되지만, 다른 부위에서는 오로지 적은 수의 세포들만이 이러한 방식으로 둘러싸인다(그림 4.15 그리고 4.16 그리고 비디오 4.5). 그럼에도 불구하고, 종종 우리는 일부 세포들이 모세혈관과 직접적으로 접촉하지 않기 때문에, 그것들이 직접적으로 혈관분포되지 않는다는 인상을 받게 된다.

그림 *4.15*
혈관의 관찰은 그것들의 세포 주변의 분포에서 가변성을 드러낸다. 일부 영역에선 직경이 10마이크론이나 그보다 작은 모세혈관이 개별 세포를 둘러싸는 것을 보게 됨은 그저 경이로울 뿐이다 (220×).

비디오 *4.5*

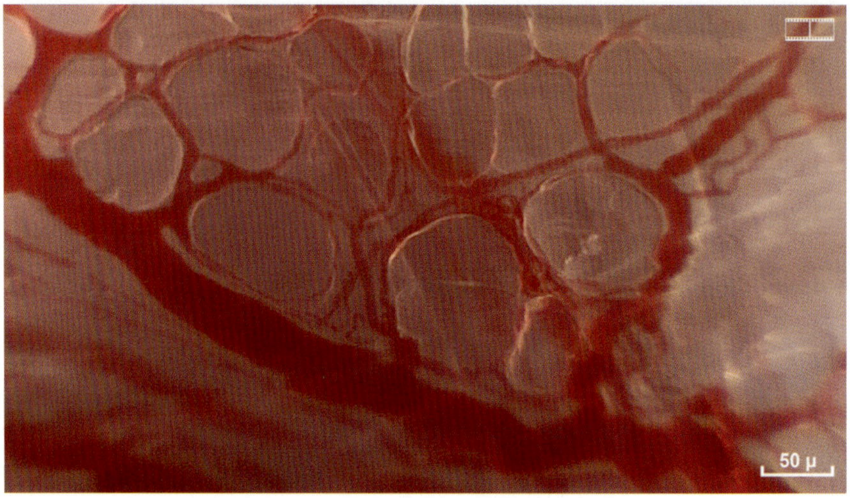

그림 *4.16*
A 때때로 여러 세포들이 매우 밀접하게 둘러싸인다(100×).
B 때로는 오로지 몇 개의 세포들만 이러한 방식으로 둘러싸인다(100×).

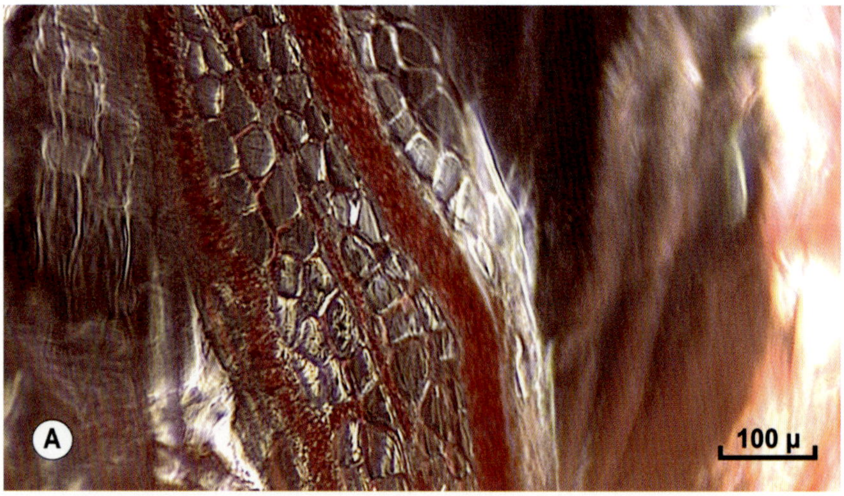

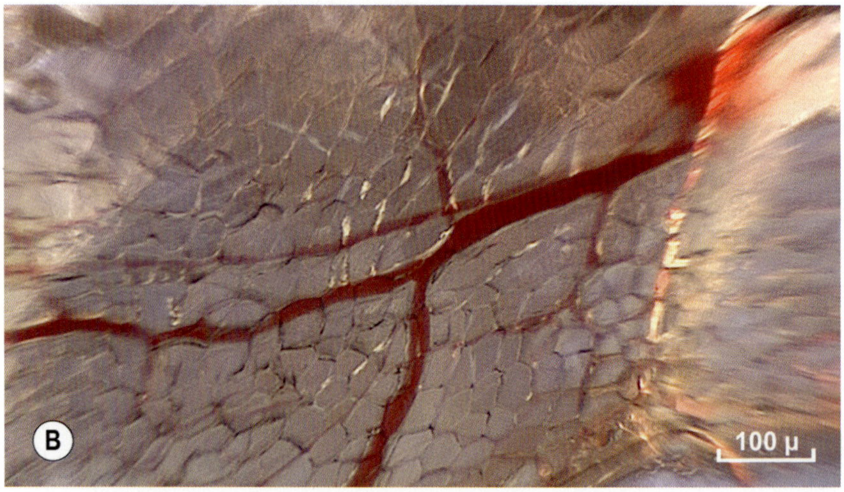

정보와 에너지의 흐름은 다중미세공포 구조의 경로를 따르며, 이것은 이어서 효율적인 분포를 보장하게 된다. 이러한 배열의 엄청난 이점은 미세섬유의 받침들이 움직일 때, 혈관도 그것과 함께 움직이기 때문에 세포의 그리고 세포외부의 요소들이 움직임 중에도 에너지와 정보의 지속적인, 중단없는 공급을 받게 된다는 것이다. 그 공급선에서는 아무런 막힘이 존재하지 않는다.

핵심 주장

우리는 에너지 공급이 미세공포성 받침틀의 받침에서와 함께 미세공포의 구성에 의존한다고 말할 수 있다.

해부학자들의 미래 세대는 아마도 이러한 발견을 보고 웃음을 머금을 것이다. 우리는 이러한 탐구의 형태에서 첫발을 딛은 것이며, 기술이 진보하면서 새로운 생리학적 설명이 당연하게 이루어질 것이다.

운명의 실을 따라가기 Following the red threa

우리는 이제 1장에서 제기한 운명의 실 질문 3을 대답했다:

운명의 실 질문

3. 이러한 섬유들이 육체적인 활동 중 가동성과 중단없는 에너지 공급을 동시에 제공하도록 어떻게 적응하는가? 순환의 그리고 신경의 시스템이 이러한 미세섬유의 그물망의 통합적인 부분이 된다.

결 론 Conclusion

1장에서 4장에 걸쳐, 우리는 내시경 수술 중 살아있는 물체에 대한 우리의 관찰을 설명했다. 이제 이러한 관찰 결과를 해석하도록 시도하며 우리가 본 것이 무엇인가 알아보도록 시도해보자. 우리가 이것을 할 수 있도록 우리는 다수의 결론을 이끌어낼 수 있다.

- 연속적인 미세섬유의 그물망이란 것이 전신에 걸쳐서 조직 연속성을 제공한다.
- 이러한 미세섬유의 그물망은 우리가 미세공포라고 불렀던 미세용적을 둘러싸며, 미세공포는 세포로든 또는 콜라겐과 당아미노글리칸 등으로든 채워진다.

- 미세공포의 이론은 살아있는 물체의 형태와 용적 그리고 구조형성의 개념을 더욱 더 이해하기 쉽도록 허용한다.
- 다중미세공포의 시스템은 그 부위가 제약을 받을 때조차도, 특정한 해부학적 구조의 기능적인 독립성을 유지함에 의하여 에너지와 정보의 중단없는 전달과 교환을 보장한다.
- 미세공포의 개념은 그것이 자체의 처음 형태를 유지하는 동안 그 제약에 대하여 조직이 적응하는 방법에 대한 설명을 제공하기 때문에, 살아있는 유기체의 정의에 대한 필수적인 요구조건을 맞춰준다.

내시경 수술과정은 풍부한 정보를 제공했다. 그렇지만 많은 의문들이 여전히 남아있으며 그것들은 오로지 관찰만으로 답변될 수 없다.

- 이러한 다중미세공포의 시스템이 중력을 어떻게 처리하는가?
- 이러한 미세섬유의 그물망의 구조형성이 어째서 프랙탈이며, 어째서 그것이 그렇게 카오스 상태로 보이는가?

James L. Oschman, PhD의 의견

인간 신체의 해부학이 잘 확립된 것으로 보일 것이다. 수 많은 해부학적 교재들은 수 세기에 걸친 주의깊은 해부학적 관찰에 의하여 이루어진 살아있는 유기체의 구조적인 설계의 우리 자신의 엄청나게 세밀한 지식을 이제 더 이상 별로 발견될 것이 남아있지 않았다고 우리가 생각하는 그 정도까지 증명해주었다. 이 책은 이러한 신화를 풍비박산 내었다. Dr. Guimberteau는 우리에게 새롭고 알려지지 않은 세계로 믿을 수 없이 흥미진진한 여행을 말해주고 있다. 그의 탐험은 새로운 대륙, 깊은 바닷속 또는 이전에 인간에 의하여 결코 알려지지 않은 지역으로 훌륭한 탐험에 의하여 경험되었던 그 어떤 것보다 가슴 설레게 만드는 모험이다. 이 책에서, 새로운 세계가 발견되고 있으며 — 그 세계는 전인미답의 꿈꿔보지도 못한 세계이다. Dr. Guimberteau의 새로운 세계는 그것들이 아마도 흥미롭고 가치있을, 신체로부터 절개된 세포들과 조직들에서 보였던 것과는 완전히 다르다. 대신, 그것은 살아서 숨쉬고 있는 인간 존재의 피부 아래에서 실제로 발생하고 있는 것을 너무도 자세하게 살펴본다.

'전체론'이란 단어는 우리의 몸이 구조와 기능에서 연속성— 너무도 오랜 시간동안 분명했던 그 무엇 —을 보유함을 이해한다. 다양한 개념들이 이러한 연속성과 그것의 생리학적인 그리고 의학적인 중요성과 연관된다. 한 가지는 자신의 독일인 동료인 Hartmet Heine[1]와 공동작업에서 저명한 호주의 조직학자인 Alfred Pischinger가 저술한, 고전적인 교재인 *세포외부의 기질과 바탕질 조절: 전체론적 생물학적 의학을 위한 기반*에서 발전한 그 주제이다.[1] 그들은 이것이 신체 내부에서 모든 다른 시스템을 접촉하는 하나의 시스템이기 때문에, 이것을 '시스템들 중의 시스템'으로서 강조했다. 그것들의 기능적인 묘사는 정골의학의 설립자이며, 근막이 질병의 원인을 찾아야 하는 장소이며 치료가 시작되어야 할 장소라고 주장한 A.T. Still의 묘사에 뒤따라서 등장했다.[2] Pienta와 Coffey는 동일한 그물망을 '조직 장력 통합성 기질'[3]로서 언급했다. 우리는 동일한 시스템을 일종의 '조직 기질'[4]로서 묘사했다. 이것은 유기체의 모든 부분안으로 도달하는 연속적인 뼈대 안으로 핵 기질과 DNA를 이어주는 핵의 껍질을 가로지른 연결과 마찬가지로, 세포막을 건너가며, 세포외부의 기질을 세포골격과 연결하는 인테그린의 발견을 기반으로 한다. 이전에는 이러한 심오한 발견이 지금처럼 너무도 아름답게 설명되지 못했다.

과학자로서 또는 치료사로서 살아있는 조직을 다루는 우리들을 위해서, Dr. Guimberteau는 우리가 우리들 내부에서 발생한 그 무엇의 이전에 제한된 모습을 재고해보도록 사용하고 평가하고 이해할 수 있도록 새로운 정보로 가득찬, 발견의 풍성하고 흥미진진한 탐험을 제공했다. 이러한 페이지로부터 툭 튀어나온 것은 자신이 발견한 이러한 그리고 그가 우리와 나누고 싶어하는 새로운 세계에 대한 그의 조심스러운 기대이다. 이것은 직관적이지만 정확한 묘사이며, 사실상 그 목소리에선 정치적이다. 어떤 면에서는 그의 비디오는 과학과 기법을 진실은 아름다움이며 아름다움이 진실이라고 생각을 섞어서 강화시킨다.

참고문헌

1. Pischinger A. The extracellular matrix and ground regulation: basis for a holistic biological medicine. Berkeley, CA: North Atlantic Books; 2007.
2. Still AT. Philosophy of osteopathy. Kirksville, MO: AT Still; 1899.
3. Pienta KJ, Coffey D. Cellular harmonic information transfer through a tissue tensegrity-matrix system. Med Hypotheses. 1991;34:88–95.
4. Oschman JL, Oschman NH. Matter, energy, and the living matrix. Rolf Lines. 1993;21:55–64.

Leon Chaitow, ND, DO의 의견

정골의학의 임상을 이끌어온 주된 견해 가운데 인간 신체가 자가-조절의 기전을 보유하며 그것에 의존하고 이어서 구조와 기능 사이에서 밀접한 상호-연관성을 포함한다는 이해가 존재한다. 그러므로 정골의학은 빈번하게 손으로 적용된 도수교정, 가동증진법 그리고 재활치료의 방법들을 주로 적용함을 통해서 기능성을 회복시키고 강화시키려는 목적을 갖고, 자가-조절력에 대한 생체역학적(그리고 기타의) 제약을 확인하고 정상화시킴에 임상적인 관심을 빈번하게 집중시킨다.

역학전환의 놀라운 특징의 출현하는 인식은 이러한 치료적 개념과 임상을 뒷받침하며, 관여된 기전의 일부로 통찰력을 제공한다.

역학전환은 그것으로 세포들과 조직이 생물학적인 기능의 수정에 의하여 반영되고 있는 그것들의 모양에서 결과적인 변화와 함께, 자체의 구조적인 특성에서 변화에 대하여 반응하는 과정을 묘사한다. 세포의 구조적인 형태가 적용된 하중— 예를 들어, 비틀림, 긴장력, 전단력, 압박력, 늘리기, 굽히기 그리고 마찰력 등을 포함하는 —에 대한 반응에서 변하므로, 그 과정은 유전자 표현을 포함하는 세포의 행태와 발달에 지대하게 영향을 주는 화학적인 신호발생을 포함해서 작동된다.

Dr. Guimberteau의 살아있는 조직의 영상은 세포와 세포외부의 기질의 주된 구성요소가 되는 연속적인, 전신에 걸친 다중미세섬유의 그물망을 밝혀준다. 이 장에서, 우리는 세포가 이러한 그물망 내부에서 콜라겐 섬유들의 서로 엮임에 의하여 형성된 미세용적(미세공포) 내부에 담겨있다는 것을 보게 된다. 6장에서, 우리는 피부에 대하여 손으로 적용된 당김이 미세섬유의 그물망 안에 미리-긴장된 섬유들로 전해지는 방법을 보게된다. 이러한 영상은 세포들이 외부적으로 적용된 역학적인 제약에 대한 반응에서 어떻게 그것들의 모양을 그리고 공간상의 연관관계를 변화시키는가 보게된다. 그러므로, 도수치료 기법에 의하여 만들어진 역학적인 자극이 힘의 전달과 역학전환을 통해서 세포의 기능에 영향을 준다고 결론짓는 것은 타당하다.

정골의학적 치료 방법을 만들었던 다수의 실험실 연구는 이러한 가설에 토대를 제공했다. 그것들은 이로운 임상적인 결과를 설명하게 될 세포의 반응에서 증거를 제공했다. 이러한 실험실의 결과들은 발바닥널힘줄 염증과 같은 체성기능장해의 치료에서 관찰된 임상적 결과를 반영한다.[6]

Standley와 동료는 다음처럼 정골의학적 관점에서부터 도수적 하중부하의 조절된 적용의 그 잠재적인 임상적 중요성을 요약한다: *'긴장력의 방향, 빈도 그리고 지속시간이 통증, 염증 그리고 가동범위를 조절하는 것으로 알려진 중요한 섬유모세포의 생리학적 기능에 영향을 주는 것은 분명하다. 이러한 연구들의 임상적인 전환은 도수의학적 치료의 원인과 결과를 분명하게 확인하기 위해서 중요하다.'*[1]

Kumka와 Bonar는 역학전환이 *'세포가 조직의 기능과 형태를 조절하는 화학적인 작용으로 세포외부의 기질을 통해서 전해진 다양한 역학적 자극들을 전환시키는 것'*으로 설명한다.[2]

Wipff와 Hinz는 새로운 세포외부의 기질을 분비함에 의하여 그리고 고도의 수축적인 힘을 발휘함에 의하여 손상된 조직을 재구성하도록 도와주는 근육섬유모세포-결합조직의 사례를 제공한다.[3] 그들은 이러한 작용의 조절이 깨짐은 조직 구축과 섬유증으로 이어지며 그 두 개의 주된 요소는 근육섬유모세포의 발달을 이끌어간다는 것에 주목한다: 특수화된 기질 부착물 그리고 전환성 성장요소-β 등을 이용한, 이러한 세포들에 의하여 감지된 역학적인 스트레스의 특정한 수준. 그들이 표현을 빌리면, *'근육섬유모세포는 스트레스를 받을 때 가장 잘 작용한다.'*

예를 들어, 근육근막의 이완법[4]과 스트레인 카운터스트레인[5]과 같은 정골의학적 방법은 '고통받는' 인간의 섬유모세포로 적용되어졌다. 두 경우 모두에서, 섬유모세포들의 여러 층이 8시간 동안 반복적으로 스트레스를 받았으며, 염증성 생산물질의 존재와 함께 형태학적인 변화로 결과한다. 이것은 그때 60초 동안 모델화된 정골의학적 연부조직 치료방법에 의하여 '치료되었다' 결과는 강화된 형태학적인 모습 그리고 보다 중요하게, 현저하게 감소된 염증성 시토킨의 생산을 포함했다.

또 다른 연구에서, 하중의 적용에서부터 결과하는 세포의 변화는 자동적으로 조직 행태에 영향을 준다. 역학적인 긴장력을 받게될 때, 근막 안에서 섬유모세포는 인터루킨-6를 분비했으며, 이것은 근육모세포 분화를 유도했으며, 78%까지 근육미세관 수를 증가— 근육치유를 위해 필수적인 과정 —시켰다.[7]

위에서 정의된 것들과 같이 연구자들에 의하여 확인된 다중적인 특징들은 적용된 하중을 포함하며, 이것은 5장에서 설명된 것처럼 생체장력통합성의 독창적인 기여를 통해서 세포의 구조와 생리학적인 행태를 수정한다. 생체장력통합성은 연속적인 긴장력과 불연속적인 압박력의 조합에 의하여 안정화되는 균등한-운동학적 구조를 구성하며, 이것은 *'동적인 기계적 정보를 생화학적인 변화'*로 전환시킨다.[8] 그 결과적인 자가-구성의 생물학적인 과정은 그러므로 체액-기반의 순응하는 환경 안에서 발생하며, 건강한 조직의 그 환경 안에서 하중부하는 흡수되며, 전해지고, 의사소통되며 살아 있는 물질의 특수화된 세포에 탄력적으로 반응한다.

개인적인 관점으로부터 살아있는 조직에 대한 Guimbeteau의 영상으로부터 나오는 그 통찰력은 도수치료의 적용이 신체에 보다 포괄적으로 무한하게 영향을 주며 한편으로는 동시에 임상적인 도전도 제공하는 그 방식을 만든다.

피부아래의 조직과 구조물들이 압박 및 적용된 하중부하의 기타 형태에 대하여 모양, 배열 그리고 정렬상태의 수정에 의하여 적응하는 것이 가능한 한편으로, 동시에 그것들의 생화학적인 상태를 변형시킴은 도수치료가 직면하는 임상적인 수수께끼를 재현시킨다.

어떠한 정도, 지속시간 그리고 하중부하(압박, 비틀기, 늘리기, 전단력 등)의 방향 등이— 즉, 어떠한 용량이 현재 다루고 있는 그 조직 안에서 최적한 효과를 갖을 것인가?

참고문헌

1. Standley PR, Meltzer K. *In vitro* modeling of repetitive motion strain and manual medicine treatments: potential roles for pro- and anti-inflammatory cytokines. J Bodyw Mov Ther. 2008;12:201–3.
2. Kumka M, Bonar J. Fascia: a morphological description and classification system based on a literature review. J Can Chiropr Assoc. 2012;56:179–91.
3. Wipff PJ, Hinz B. Myofibroblasts work best under stress. J Bodyw Mov Ther. 2009;13:121–7.
4. Meltzer KR, Cao TV, Schad JF, King H, Stoll ST, Standley PR. *In vitro* modeling of repetitive motion injury and myofascial release. J Bodyw Mov Ther. 2010;14:162–71.
5. Eagan TS, Meltzer KR, Standley PR. Importance of strain direction in regulating human fibroblast proliferation and cytokine secretion: a useful *in vitro* model for soft tissue injury and manual medicine treatments. J Manipulative Physiol Ther. 2007;30:584–92.
6. Wynne MM, Burns JM, Eland DC, Conatser RR, Howell JN. Effect of counterstrain on stretch reflexes, Hoffmann reflexes, and clinical outcomes in subjects with plantar fasciitis. J Am Osteopath Assoc. 2006;106:547–56.
7. Hicks MR, Cao TV, Campbell DH, Standley PR. Mechanical strain applied to human fibroblasts differentially regulates skeletal myoblast differentiation. J Appl Physiol. 2012;113:465–72.
8. Swanson RL 2nd. Biotensegrity: a unifying theory of biological architecture with applications to osteopathic practice, education, and research—a review and analysis. J Am Osteopath Assoc. 2013;113:34–52.

5

공간상의 배열, 장력통합성, 그리고 프랙탈화

Spatial arrangement, tensegrity, and fractalization

살아있는 조직에 영향을 주는 물리적 현상

평편한 표면의 최대 수렴

삼차원의 공간을 채우기

움직임 중 그리고 안정 시 평형의 개념

형태가 어떻게 중력의 작용에 저항할 수 있는가: 장력통합성

프랙탈 구조형성이란 무엇인가?

운명의 실을 따라가기

요약정리

이 장에서, 우리는 살아있는 물체의 구성과 연관된 우리의 발견을 해석할 것이며 그것들의 의미를 이해하려고 시도할 것이다. 우리는 미세섬유의 구조의 구성틀이 전통적인 물리학적 규칙을 따르지만, 이러한 구조들이 비선형적인 행태도 함께 보인다는 것을 보여줄 것이다. 이것은 비-뉴턴주의와 프랙탈 물리학이 작용하는 이러한 세계로 향한 문을 열어 준다.

살아있는 조직에 영향을 주는 물리적 현상

Physical phenomena that influence living tissue

살아있는 조직은 기본적인 물리적 현상의 영향을 받는다.

다음은 이러한 법칙의 일부 목록이 된다.

- 조직 연속성
- 조직 긴장
- 조직 내부에서 체액의 영구적 존재
- 모세혈관 압력
- 전기적 전위차
- 일정한 온도
- 가스 교환
- 가변적인 압력과 농도 기울기
- 미세섬유와 세포들 사이의 힘
- 조직내부의 거품들의 존재
- 압력 차이와 표면 긴장력에 의하여 유발된 미세공포의 터짐
- 내시경수술 중 수분 방울과 증기의 방출

이러한 물리적 특징이 중요한 만큼, 우리는 살아있는 조직이 반드시 처리해야 하는 그 주된 힘이 중력이라는 것을 상기해야 한다. 비록 우리가 처음에 미세섬유의 구조형성이 고전적인 뉴턴주의 물리학의 법칙에 따를 것이라고 가정했을지라도, 실제적으로 우리는 모든 수준에서 비-선형적인 행태를 마주쳤으며, 이것은 오로지 비-뉴턴주의식 물리학과 프랙탈기하학으로만 설명될 수 있었다. 그 어떤 것도 규칙적이지 않지만, 거기에 이러한 해부학적 구조물의 불규칙한 배열에 대하여 내재한 논리적 근거가 반드시 존재해야 했으며, 그래서 우리는 살아있는 물체가 어떻게 조직되는가에 관한 근본적인 의문이란 어려움에 봉착했다.[20, 21, 22, 23]

- 미세공포가 형태를 만들도록 어떻게 조합되는가?
- 그것들의 공간상의 정렬을 지배하는 법칙은 무엇인가?

미세공포는 미세섬유들의 서로 엮임에 의하여 만들어진 미세공간이다. 이러한 형태학적인 단위는 우리가 살아있는 신체 내부에서 해부학적인 구조물에 견

인력을 적용할 때 드러난다. 그렇지만 정상적인 물리학적 상황하에서 미세공포들은 사실 납작하며 함께 쌓여있다. 미세공포가 빈틈없이 밀폐된 다면체가 아니기 때문에, 각각의 미세공포 내부에서 담긴 그 용적은 불안정하다(그림 5.1). 그렇지만 미세공포는 반드시 존재하며; 절대로 가상의 공간이 아니다. 공포 내부의 압력은 요동치지만, 그 용적은 일정하게 유지된다. 농도 기울기에 따라서 그 미세공포의 안과 밖으로 분자들의 영속적인 확산이 존재한다. 미세공포 내부에 담긴 현미경적 공간은 비누거품을 닮았다. 이것은 철학자와 과학자들에게 오랫동안 호기심을 불러일으켰던 그 의문을 야기한다:

- 삼차원 구조물이 어떻게 주어진 용적을 가장 효과적으로 채우는가?
- 그것들이 어떻게 최선으로 배열되는가?

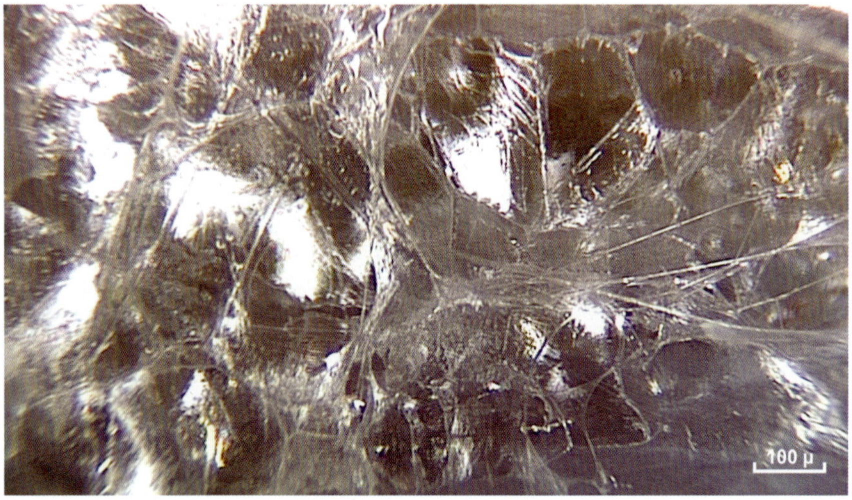

그림 *5.1*
힘줄막-앞 부분에서 미세공포(100×). 미세공포는 완전히 밀폐된 다면체가 아니지만, 이것은 진정한 형태학적 실체이다.

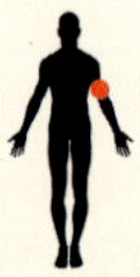

평편한 표면의 최대 수렴: 이차원 공간을 채우기

Maximum coverage of a flat surface

빈틈을 두지 않고 한 표면의 최대로 채우기는 기하학적인 또는 비-기하학적인 모양에 의하여 성취될 수 있다(그림 5.2). 정삼각형, 사각형, 또는 오각형과 같은 균등한 크기와 모양의 규칙적인 다각형은 그 표면을 완벽하게 덮어주도록 함께 빈틈없이 맞춰질 수 있다. 비-기하학적인 모양도 역시 완벽하게 맞춰질 수 있다. 우리는 이것을 복잡한 모자이크 패턴에서 보게 된다. 이러한 다각형 해법도 역시 식물의 표면과 함께 많은 동물종들의 피부 표면에서 이용된다(그림 5.3).

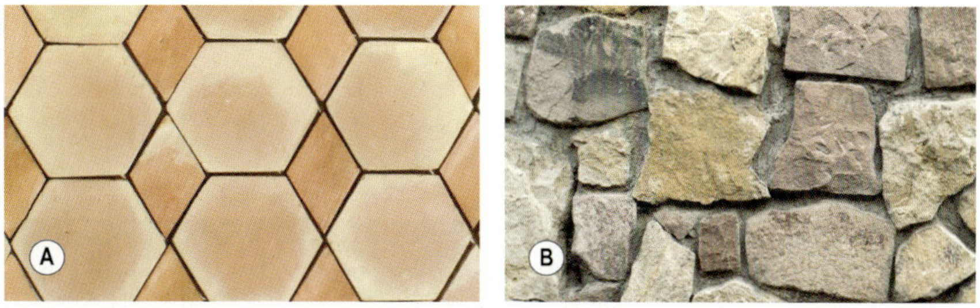

그림 5.2
A 정삼각형, 사각형 또는 오각형 등과 같은 균등한 크기, 모양의 규칙적 다각형은 표면을 완전히 덮도록 서로 완벽하게 맞춰질 수 있다.
B 비-기하적인 모양도 복잡한 모자이크 패턴처럼 함께 맞춰진다.

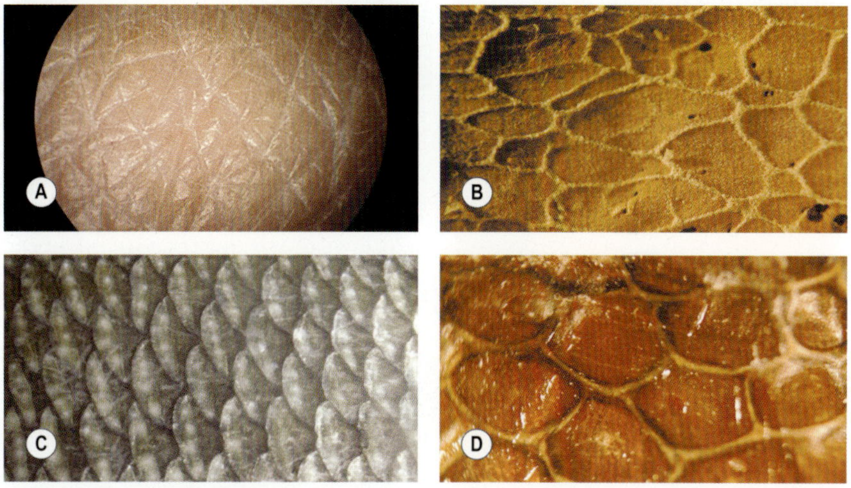

그림 5.3
다각형은 많은 동물종들의 피부 표면에서 확인된다. 이것은 또한 많은 식물 표면에서도 사실이다.
A 인간 피부
B 버섯 표면
C 정어리 비늘
D 기니 뿔닭의 발의 표면

삼차원의 공간을 채우기 Filling the three-dimensional space

경계선 내부에서 담긴 최소의 표면적 법칙은 그 안으로 당신이 물체의 최대 수를 넣을 수 있는 최소의 공간을 말한다. 모든 삼차원 물체 안에서 공간의 점유는 고대로부터 연구해 왔던 한 가지 문제이다. 그 해법은 다면체의 사용으로 제안되었다. 이러한 것들은 규칙적이거나 불규칙하거나, 균등하거나 불균등할 수 있다. 이러한 해법에서 제공된 가능성은 다양하다. 플라톤으로 계승된 피타고라스는 다섯 가지 규칙적인 다면체를 정의한다.[24]

1. 사면체가 가장 단순하다. 이것은 네 개의 삼각형 표면으로 이루어진 다면체이다. 이러한 기하학적 표면은 최대 표면적 내부에서 최소의 용적을 둘러싼다. 이것은 최소의 표면적 내부에서 최대의 용적을 둘러싸는 구체와 완전하게 반대된다.
2. 육면체, 통상적으로 정육면체(cube)로 알려진다
3. 팔면체, 이것은 여덟 개의 표면을 보유한 다면체이다.
4. 이십면체는 20개의 동일한 길이의 변을 보유한 삼각형 표면을 보유한 정다면체이다(그림 5.4A).
5. 12면체(그림 5.4B)은 12개의 균등한 그리고 정오각형으로 이루어진다. 이것

은 규칙적이며 등방성이 있는 12면체의 그물망을 형성함에서 최적하게 공간을 채우는 것이 가능하다(이것은 이러한 구조가 공간 안에서 모든 방향에서 이상적임을 의미한다).

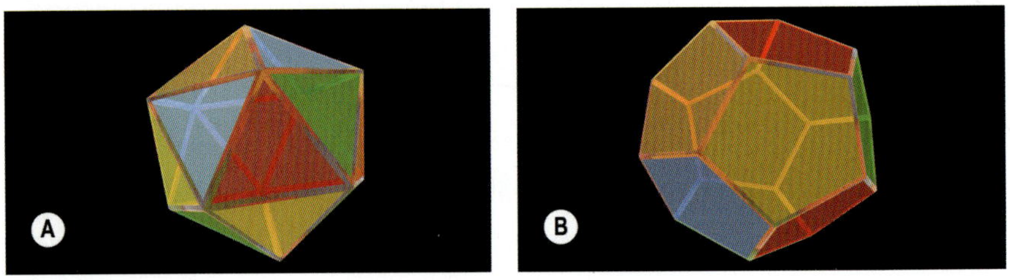

그림 5.4
A 20면체
B 12면체

우리는 반드시 살아있는 물체 내부에서 요소들이 어떻게 배열되는가에 대한 질문으로 시작해야 한다. Joseph Plateau(1801−1883)란 벨기에의 물리학자는 Plateau의 법칙을 만들었으며, 이 법칙은 비누 막에 의하여 만들어진 구조를 설명한다. 어떤 주어진 경계면 내부에서 최소의 표면의 존재의 수학적인 문제가 그의 사후에 이름 부쳐졌다.[13, 25] Plateau 법칙에서 설명한 것처럼, 비누 막(거품)과 그것들의 공간 점유에 의하여 형성된 구조물의 배열은 살아있는 물체 안에서 구조적인 요소들이 어떻게 배열할 수 있는가 우리가 이해할 수 있도록 도와준다.

비누거품이 그물망 내부에서 격벽을 형성하는 표면의 가변적인 수를 보유한 작고, 불균등한 다면체 용적을 담고있기 때문에, 비누거품은 일종의 다면체 그물망이다. 그것들은 최적하게 공간을 채워주며 그것의 최소한으로 감소된 표면적과 함께, 최대의 움추림의 상태에서 배열된다. 그것들의 구조는 무작위하며 어떤 정해진 배열을 갖지 않는다. 그것들은 아무런 외부적 제약도 없으며, 그러므로 그것들의 공간 점유는 정적인 것으로 묘사될 수 있다. 그렇지만 표면장력이 내부적인 제약을 만들게 된다. 하나의 격벽이 사라질 때, 전체 그물망의 재배열이 즉각적으로 발생한다. 격벽의 모양과 배열은 새로운 평형이 이루어질 때까지 수정된다. 이러한 새로운 평형은 다음 번 격벽이 파열되고 사라질 때까지 계속 유지된다.

그렇지만 비누거품에 대한 관계에서 Plateau의 법칙은 예를 들어, 긴장을 받고있는 그리고 거기에서 세포들이 존재하지 않는 (약간의 섬유모세포를 제외한) 활주의 공간에서 지방 덩어리들 사이에서 조직 밀도 내부의 차이를 설명하지 못한다. 더욱이 비록 그것들이 동질의 것일지라도, 결과하는 형태는 모양과 크기에서 상당한 가변성을 보여준다. 그것들의 외견상의 규칙성에도 불구하고, 이웃한 지방 덩어리들은 서로간에 절대로 비슷하지 않다. 살아있는 물체의 전반적인 모습은 우리가 보았던 것처럼 혼란스럽고 거기에 아무런 규칙성이 존재하지 않는다.

그럼에도 불구하고, 최소의 배열이란 Plateau의 법칙은 다면체의, 삼각형의, 오면체의, 육면체의 그리고 이십면체의 형태를 이용한다. 이러한 형태는 신체 내부에서 보이는 미세공포의 모양과 유사하며, 또한 **장력통합성**의 기본적인 형태와 완벽하게 일치한다. 우리는 장력통합성을 이 장의 뒷부분에서 세밀하게 논의할 것이다. 이러한 미세공포성 시스템들, 물리학에서 Plateau의 법칙 그리고 장력통합성의 개념들 사이의 유사성은 당황스러우며(그림 5.5), 우리가 비록 그 비유가 타당하지 않는다는 것 그리고 비누거품의 행태가 살아있는 조직의 행태와 같지 않을 수 있다는 것을 알지라도 우리가 반드시 따라가야 하는 연구의 연장선이다.

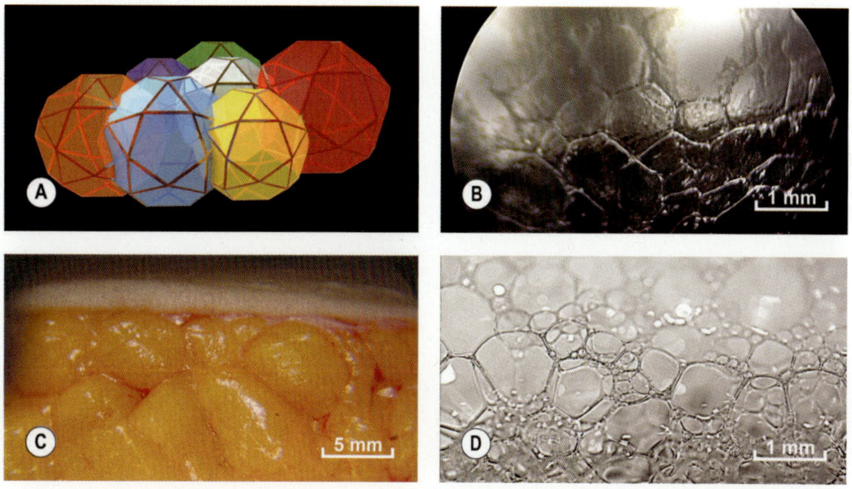

그림 *5.5*
최소 배열이란 Plateau의 법칙은 다면체, 삼면체, 오면체, 육면체 그리고 이십면체 등을 이용한다.
A 이십면체의 그물망
B 이러한 형태는 신체 내부에서 보이는 미세공포의 형태와 유사하다.
C 이웃한 지방 덩어리들도 서로간에 비슷하지 않다. 외견상 규칙성 내부에서 다양성이 존재한다(2×).
D 비누거품은 다면체 그물망의 좋은 사례가 된다. 그물망은 모습에서 무작위하며 외견상의 규칙성이 존재하지 않는다.

핵심 주장

최소의 표면적을 이용함에 의하여 미세공포의 용적을 만드는 미세섬유의 구성이 이용된 물질의 양을 감소시키며 물리적인 제약을 보다 효율적으로 처리하는 시스템을 가능하게 만든다는 것은 논쟁의 여지가 있을 수 있다.

미세공포의 행태는 '경제성의 원리'를, Occam의 면도날로 알려진 14세기에 William of Ockham에 의하여 제안된 효율성 추론의 방법론적인 원리를 따르는 것으로 보인다. William of Ockham(1287–1447)은 최소의 가능한 원인, 요인 또는 변수 등의 의미에서 어떤 설명을 항상 선택해야 한다는 것을 주장한 영국의 프란체스코회의 수사이며 철학가였다. 즉, 과잉한 것은 쓸모없으며 반드시 제거되어야 한다는 것이다. 이러한 원리는 많은 자연적인 현상을 설명하도록 이용될 수 있다. 만약 우리가 Ockham의 원리를 미세공포의 시스템에 적용한다면, 그것은 다음의 통찰력을 보여준다. *최종 형태의 정교한 모습은 그것이 정확하게 필요한 것 이상의 어떤 섬유나 미세공포를 사용하지 않는다.* 이것은 미세공포 시스템의 경제성과 효율성을 강조한다. 한 가지 요소지만 중요한 그 한 가지는 이러한 연관성의 조화를 깨뜨리며 손쉬운 이해를 방해한다. 모든 형태는 불규칙하며 부조화한 방식에서 배열된 것으로 보인다. 그것들은 확실하게 다면체인 것으로 보이지만, 그것들은 서로간에 완전하게 상이하며 완전하게 불규칙하다. 그렇지만, 미세공포가 이십면체의 형태와 매우 유사하다는 것을 부정할 수 없으며, 이것은 수학적인 의미에서 공간상의 배열과 가동성의 역할에 가장 적합하다.

핵심 주장

형태의 기본 단위로서 불규칙한 다면체의 이용은 살아있는 유기체에서 작용하고 있는 기본적인 물리적 힘의 필연적인 결과인 것으로 보인다.

우리가 이제 다중미세공포성 구조물의 배열에 관하여 이러한 개념을 수용한다면, 우리는 반드시 다음 세 가지 의문을 강조해야 한다.

- 이러한 방식에서 형성된 다중미세공포의 구조물이 어떻게 스스로를 배열하는가?
- 그것들은 어떻게 자체의 평형을 유지하는가?
- 그것들이 자체의 모양과 형태를 변화시킴에 의하여 움직임에 대하여 적응하는 것이 가능한가?

이러한 질문에 대한 답변에서 그 첫 번째 단계로서, 우리는 반드시 조직 긴장도를 다시 살펴봐야 한다. 조직 긴장도는 수술 중 일상적인 관찰이다. 외과의사가 절개를 하자마자 피부의 모서리가 몇 밀리 자발적으로 벌어진다. 힘줄막을 통한 절개는 마치 고무줄을 자르는 것과 같다. 끊어진 힘줄의 양 끝부분을 함께 꼬매줌은 그 손상된 근육의 움츠러든 섬유의 저항을 극복하기 위한 그리고 그 두 개의 말단부를 함께 모이도록, 그러므로 힘줄이 다시 이어질 수 있도록 외과의사에 의한 상당한 당김을 요구한다.

미리-존재하는 내인성의 긴장도

이러한 관찰은 신체 내부에서 조직 긴장도의 영구적 상태의 존재를 확증한다(그림 5.6과 비디오 5.1). 거기에는, 내인적인, 미리— 존재하는 제약이 있다. 다중미세섬유의 그물망 안에서 섬유들과 미세섬유들은 미리 —스트레스를 받게 된다. 그것들은 신체 전반에서 연속적인 긴장력의 그물망을 형성한다. 이것의 중요성은 이 장의 뒤에서, 우리가 장력통합성과 **생체장력통합성**의 개념을 논의할 때 분명해 질 것이다.

핵심 주장

우리 조직의 구성요소는 미리-존재하는 내인성 긴장력의 영구적 상태에 놓인다.

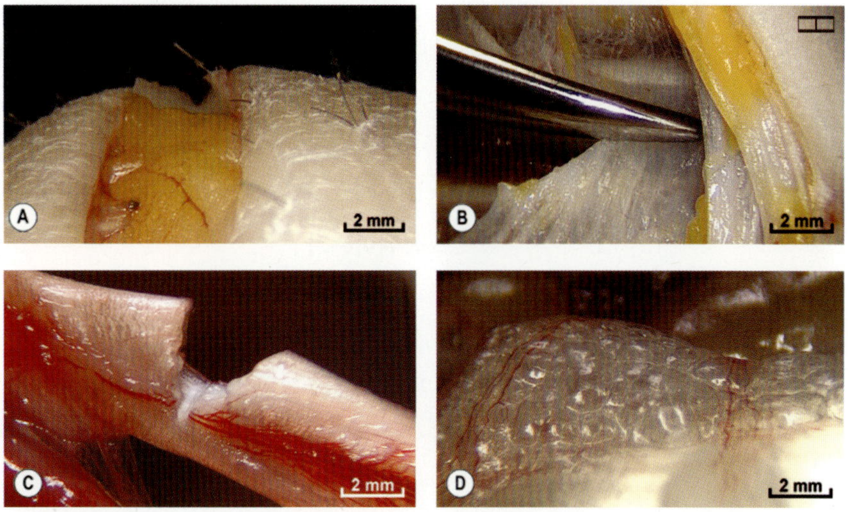

그림 5.6
내인성의 조직긴장. 신체 내부에선 조직 긴장의 영속적인 상태가 존재하며, 이것은 다중미세섬유의 그물망 내부에서 그 섬유와 미세섬유들이 미리-스트레스 받는다. 여기에 신체의 네 가지 상이한 부위에서의 사례가 존재한다.

- A 외과의사가 절개하자마자 피부의 모서리는 자발적으로 몇 밀리 더 벌어진다(5×).
- B 널힘줄의 절개는 고무줄 절개와 비슷하다(5×).
- C 힘줄의 부분절개는 그 모서리를 벌어지게 강하게 당기는 원인이 된다(5×).
- D 외과의가 피부밑조직 바로 아래의 피하 영역을 노출시킨 후 몇 분이 지나면, 팽창된 체벽과 함께 작은 거품이 표면에 나타난다. 이것들은 비누거품과 유사하다(5×).

비디오 5.1

2장에서 설명한 듯, 엮인 섬유성 조직의 그물망을 드러내도록, 외과의사가 피부밑조직 바로 아래의 피하 영역을 노출시킬 때, 작은 거품들이 이러한 조직의 표면에서 나타난다. 그것들은 터지려고 하는 확장된 벽을 보유한 비누거품과 유사하지만, 그것들은 중력의 작용력에도 불구하고 평편해지지 않는다. 우리가 겸자로 이러한 조직에 당김을 적용할 때, 이러한 작은 거품들은 터지는 듯 보인다. 이것은 내부의 압력을 받고있는 미세공포의 존재에 대한 증거이며, 내부의 압력은 대기압과는 다르다.

순환계에 의하여 주어진 압력도 역시 살아있는 신체 내부에서 조직 긴장력에 영향을 준다. 우리의 조직은 긴장하에 놓이지만, 이러한 긴장력은 전기적 전위차이를 포함하는 많은 물리적인 힘들의 결과이다. 신체 내부에서 전기적 작용의 존재는 심전도, 근전도 그리고 뇌파전도 등과 같은 간단한 진단과정에 의하여 확인된다. 신경의 절단이 그 신경에 의하여 공급된 영역에서 근육조직의 붕괴로 그리고 피부의 위축으로 이끌리기 때문에, 이러한 전기적 긴장력은 아마도 형태의 유지에서 한 역할을 수행해야 할 것이다.

다중의 형태와 용적을 구성하는, 서로 엮인 미세섬유의 불규칙한 다중미세섬유의 그물망은 마치 일반 천들처럼 찢어질 수 있다. 그렇지만 매우 섬세해 보이는 이러한 구조의 조직은 사실 비록 상당한 조직 긴장력의 장소에서도, 그것의 완전성을 유지하는 것이 완벽하게 가능하다.

조직이 중력과 같은 외부적인 힘을 그리고 우리가 앞서 살펴본 내부적인 힘을 동시에 처리하는 동안 자체의 형태를 유지하는 것을 가능하게 만드는 기전은 무엇인가?

안정상태에서, 그 조직에서 작용하고 있는 상이한 힘들 사이에서 평형이 반드시 존재한다. 상이한 힘과 압력 사이에서 연관성의 착상은 새로운 것이 아니다. 우리는 호흡의, 심장의, 동맥의 그리고 머리뼈 내부의 압력을 측정하는 것을 사용하지만, 이것들은 체액이나 공기로 채워진 공간 내부의 압력이다. 그렇지만 우리는 이제 동질의 물체 내부에서도 압력 차이의 증거를 갖고 있다.

우리의 신체는 긴장하에 놓이며, 그것들은 중력에 대항하는 그리고 형태를 유지하는 충분한 힘을 발생시킬 수 있다. 어떻게 체내의 긴장력이 이것을 성취하는가?

전통적인 생체역학적 이론은 이러한 질문에 만족스런 답을 제공하지 못한다. 그러므로 우리는 반드시 그 낡아빠진 경로를 떠나서 새로운 설명을 찾아야 하며, 과학적 사고의 상이한 방식을 추구하기 위한 전통적인 사고과정의 한계를 깨뜨려야 한다. 그렇지만 모든 새로운 이론은 반드시 현미경 수술 중 만들어진 관찰과 양립해야 하며 엄정한 세부적 내용을 준수해야 한다. 이러한 것들은, 내인성 조직 긴장력, 조직 구조형성, 용적, **역동적 적응성**, 전달 가능한 에너지, 그리고 중력의 작용에 대한 저항 등을 포함한다.

전통적인 뉴턴주의적 물리학적인 관찰과 기본적인 법칙은 우리에게 중력에 대한 저항이 두 가지 방식에서 성취될 수 있다는 것을 알려준다.

1. 미리-존재하는 미세공포의 긴장력이 중력의 작용력에 대한 구조적인 반응을 유발한다.
2. 섬유의 생체역학적 특성과 미세섬유 그물망의 구성 능력은 힘의 분산을 도와준다.

움직임 중 그리고 안정 시 평형의 개념

The notion of equilibrium at rest and during movement

안정 시에 형태가 어떻게 유지되는가?

미세공포는 두 가지 방식 중 하나로 유지된다.

1. 미세공포는 세포들로 채워진다. 이것은 그것의 크기와 수가 가변적인 세포들의 다발을 구성하지만, 미세공포의 용적은 안에 놓인 세포들에 의하여 유지된다.
2. 미세공포는 활주작용 시스템에서 그렇듯, 콜라겐과 당아미노글리칸으로 채워진다. 비록 미세공포라는 것이 일종의 미세용적일지라도, 형태를 만드는 것은 그 시스템의 누적 가능한 특성이기 때문에, 그 용적을 유지하기 위한

미세공포의 능력의 설명을 위한 탐색이 흥미있는 장소이다.

미세공포는 고립해서 존재할 수 없다. 그것의 존재는 다른 미세공포들과 자체의 연합에 달린다. 물분자와 강력한 결합에 의하여 이끌린, 그 자연적인 특성은 아마도 둥근 형태를 취하는 것이 될 것이다. 그렇지만, 많은 다른 요소들이 그것의 다면체 모양을 결정함에 관여되기 때문에, 이것은 이러한 상황이 아니다.

첫 번째로 액체의 표면에서 에너지의 국소화된 증가이며 동일한 분자들 사이의 응집력에 의존하는 표면장력은 문제의 그 액체들의 분자간 응집의 강도에 비례한다. 강력한 공유적 결합은 물분자들 사이에서 존재한다. 표면장력 또는 알려진 것처럼 표면 에너지는 그때, 그 공포의 내부와 보다 단단한 미세섬유의 구성틀 사이에서 압력의 차이가 존재하기 때문에, 내부의 제약을 유발할 것이다. 더욱이 수분은 그 막의 표면으로 부착하며 아마도 거기에서 표면장력이 중요한 요인이 되는 어떤 현상인 모세관 현상에 의하여 전달될 것이다. 모세관 현상은 중력의 작용력에도 불구하고, 나무의 가지나 줄기의 안에서 수액을 위로 올라가는 것을 가능하게 만든다. 분명히 포함된 다른 요인은 삼투압과 흡수현상— 단단한 표면으로 분자의 유착 —을 포함한다. 미약하고, 되돌릴 수 있는 결합이 반데르 발스(van der Waals)의 힘에 의하여 만들어진다. 그리고 혈관내 압력과 체온 역시 어떤 방식으로든 세포외부의 환경에 영향을 줄 것이다.

중력은 내부적 힘들의 이러한 상호작용을 균형잡지만, 공포내부의 압력— 고정된 경계면 내부에서 평형의 상태에 놓인 —은 외부의 압력보다 더 크게 유지된다(그림 5.7). 이러한 양압의 차이는 Yong–Laplace 공식[26]으로 설명된다. 그 대립면의 창조와 유지의 결과에서 에너지 상실 때문에 그 압력은 양값이다. 세 가지 주요 요소— 외부적 긴장력, 섬유의 행태 그리고 공포내부의 환경 —들 모두가 압력 기울기와 관계가 있다. 그 결과는 그 구조물이 긴장력 하에 남게 되며 그러므로 내부적인 제약을 받게 되며, 용적이 유지된다는 것이다.

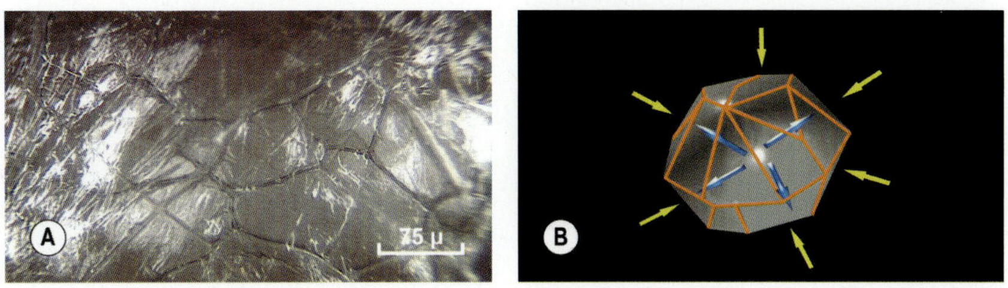

그림 *5.7*
안정 시, 그 구조는 미세공포의 내부 압력과 비교적 단단한 미세섬유 구성틀 사이의 차이로 인해서 긴장력과 내부적 제약 하에 놓인다.
A 조직내부의 미세공포들(130×)
B 요약적 그림

이러한 분야에서 우리의 전문적 지식의 빈약함으로 인해서, 우리는 비–균질성 환경과 액체의 기전에 대한 우리의 설명을 더 확대할 수 없다.

압박할 수 없는 공포내부의 용적은 아마도 그 섬유들의 팽창에서 증가를 즉시 유발하는 압박의 국소 부위를 받게 될 것이며, 이것은 이어서 미세공포 주변에서 전반적인 긴장력–압박력의 효과를 만든다. 긴장력–압박력의 이러한 번갈음

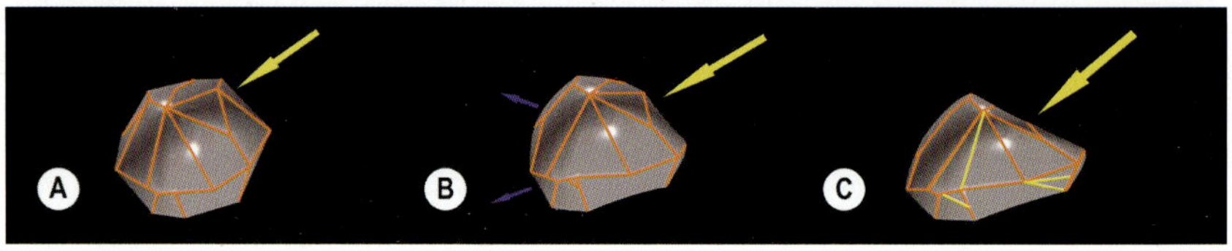

그림 *5.8*
압박할 수 없는 공포내부의 용적은 압박의 국소화된 부위를 받게되며, 이것은 즉각 미세공포의 미세섬유성 구성틀을 구성하는 섬유들의 팽창도에서 증가로 결과한다. 이것은 이어서 둘러싸는 미세공포들의 압박을 유발하며 그것들의 미세섬유성 구성틀을 구성하는 섬유들의 긴장을 증가시킨다. 결과적으로 또는 즉, 미세공포가 모양을 바꾸지만 용적에선 안정적으로 유지된다.
A 평형의 상태
B 압력에서 전제적인 증가
C 올라간 공포내부의 압력. 압력에서 이러한 증가는 이어서 인접한 공포로, 그 다음 공포로 전달된다.

은 그 주변으로 감소하는 방식에서 반복된다(그림 5.8).

이러한 미세공포들은 투과적이며 누수되며, 안정적 상태에서 투과성은 림프의 배출로서 알려진 세포외부의 환경의 배출에 의하여 보장되지만, 이것이 작용하는 유일한 기전은 아닐 것이다. 모든 미세공포들 사이에서 평형이 존재하며, 공포들은 서로간에 동일한 연관성의 역동적인 힘 연관성을 보유한다. 그것들의 용적, 압력, 특성, 구성 그리고 중력의 힘에 대한 저항 등은 그러므로 정상적인 생리학적 상황 하에서 유지될 수 있다.

핵심 주장
우리는 평형의 이러한 복잡한 상태가 밀폐해서 봉합된 막의 부재에서도 유지된다는 것을 절대로 잊지 말아야 한다. 우리는 동시에 열려있고 구획화된 공간을 다루고 있는 것이다.

움직임 중 형태는 어떻게 유지되는가?

정상의, 생리학적이며 수의적인 움직임 중, 다중미세공포 시스템은 여전히 자기 역할을 이어간다. 평형이 유지되는 것이 절대적이다(6장에서, 우리는 조직이 자체의 생리학적 한계 이상으로 강요되었을 때 무슨 일이 발생하는가 살펴본다.)

움직임은 미세섬유들의 행태에 의하여 만들어진다. 개별적인 미세공포들은 전반적으로 풍선처럼 압박될 수 없으며 외부의 압력이 그것에 주어질 때, 그것들은 모양을 바꾸도록 강요받으며, 그러므로 인접한 미세공포로 압력을 주게되며, 그것은 이어서 압력이 그것 자체로 적용되면서 반드시 모양을 바꾸어야 한다(그림 5.9 비디오 5.2). 동시에, 미세섬유는 제약을 처리하도록 요구되며 미세섬유들은 스스로를 주어진 힘의 방향으로 배열시킨다. 미세섬유의 팽창은 미세공포가 길어지는 것을 가능하게 만든다. 서로간에 미끄러지는 그것들의 능력은 미세섬유가 주어진 제약에 적응해서 스스로를 재배열하는 것을 가능하게 만든다. 주어진 제약의 힘은 그것이 주변으로 펼쳐지면서 점진적으로 약해지며, 삼차원 모두에서 흡수된다. 그 시스템은 충격흡수기와 유사한 방식에서 기능한다.

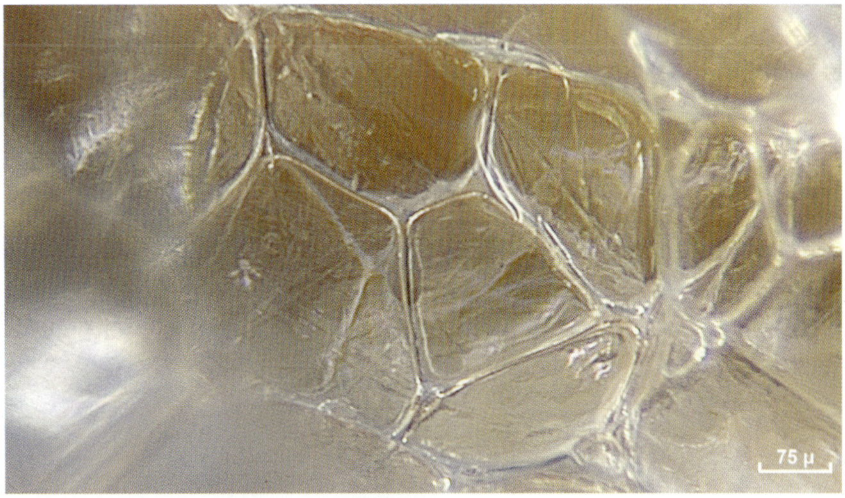

그림 5.9
이제 우리는 평형의 우리 모델을 살아있는 조직에 적용한다. 움직임은 섬유들에 의하여 실행된다. 미세공포들은 변형되지만 그것들의 용적이 압박될 수 없기 때문에, 결과적인 변형은 이웃한 미세공포에 영향을 주며, 이것이 이어서 압력에서 국소적인 증가를 받게된다. 압력에서 이러한 증가는 그 다음 이웃한 미세공포로 계속해서 전해진다(130×).

비디오 5.2

이러한 방식에서, 미세섬유의 세가지 역동적 특성이 움직임 중 내부적인 평형을 유지하도록 함께 작용한다.

1. 그것들은 긴장력을 처리하도록 길어진다.
2. 그것들은 그 시스템 전반으로 압력에서 국소적 증가를 퍼뜨리도록 서로에 대한 관계에서 의존적으로 움직인다.
3. 그것들은 다중미세공포의 시스템에서 작용하는 힘을 흡수하도록 새로운 용적을 만들기 위해서 갈라지는 것이 가능하다.

핵심 주장

콜라겐 미세섬유의 이러한 그물망은 일정한 재배열을 수행하며, 이것은 그것들의 분기점에서 이동을 가져오며, 그물망이 그것에 부여된 역학적인 요구를 처리하는 동시에 그 주변에서 힘의 점진적인 흡수를 가능하게 만든다.

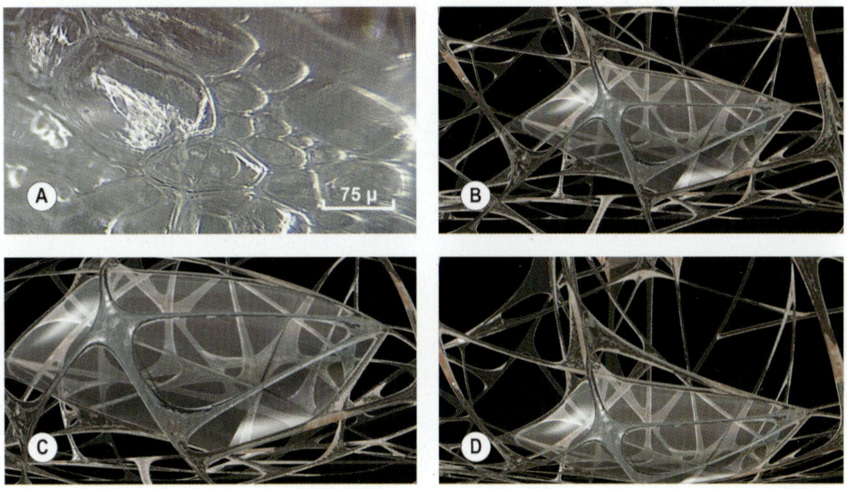

그림 5.10
A와 B 이러한 콜라겐 미세섬유의 그물망은 일정한 재배열을 진행하며, 이것은 자체의 분기점의 이동을 수반하며, 그 그물망이 자체에 부여된 역학적인 요구를 처리하는 것을 가능하게 만드는 동시에 그 그물망의 주변부로 힘의 점진적인 흡수를 가능하게 만든다.
C와 D 팽창(C)이나 압박(D)에서 조차도, 힘은 전해지지만 용적은 비교적 보존되며, 전반적인 형태나 모양은 유지된다.

미세섬유성 그물망 내부에서 미리-존재하는 제약은 그 시스템으로 탄력성의 어느 정도를 부여하며, 어떠한 외인성의 제약이든 제거된 후 즉시 그것이 자체의 본래 모습으로 되돌아오도록 허용한다. 조직 기억은 당아미노글리칸 구성과 공포내부의 액체의 수친화적 특성, 섬유의 질적인 면 그리고 콜라겐의 밀도와 유형 등과 같은 다른 요인들에 의하여 영향을 받을 수 있다.

이러한 작용 모델은 우리의 관찰에서 진실이기를 목적으로 삼지만 확실히 불완전하다(그림 5.11). 이것은 생체 안에서 살아있는 조직의 기본적인 물리적 특성을 설명하려고 시도한다. 그럼에도 불구하고 이것은 우리에게 살아있는 형태의 구성에 대한 모델의 설명을 제공한다.

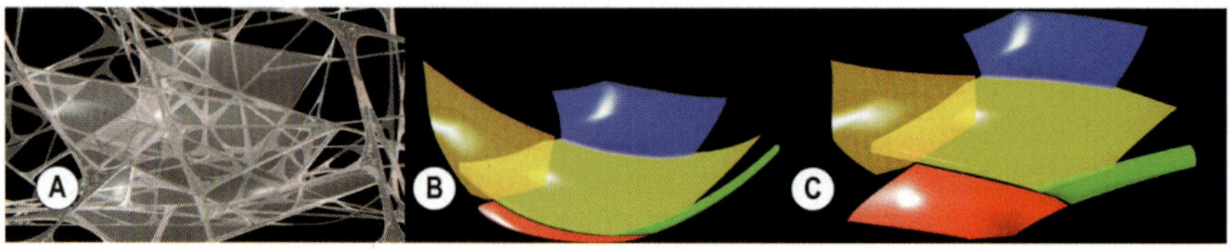

그림 *5.11*
이러한 작용 모델은 우리에게 그것의 구성이 다중의, 수분-채워진 미세공포로 이루어진 살아있는 형태를 구성하는 모델에 대한 설명을 제공한다. 비록 국소 모양이 변화할지라도, 용적은 변하는 것으로 보이지만 안정적으로 유지된다.
A 안정 자세
B 압박
C 팽창

이것은 흔히 잊혀졌던 의문을 야기한다. 우리가 그것을 역학적인 평형의 상태에 놓였는 것으로 간주하는, 이러한 살아있는 물체가 중력에 저항하는 동시에 그리고 성장의 시기 중 중력을 이겨내는 동안 어떻게 자체의 모양과 형태를 유지하는가?

형태가 어떻게 중력의 작용에 저항할 수 있는가: 장력통합성 How form can resist the force of gravity: tensegrity

장력통합성의 개념은 미국의 건축가이며 시스템 이론주의자인, Buckminster Fuller(1895-1983)에 의하여 개발되었다. 그는 건축계에 긴장력의 요소를 소개했다. 인간이 만든 건출물들은 항상 그것들이 받고있는 중력의 작용과 압박력을 이용한 딱딱한 구조물이었기 때문에, 이것은 지극히 혁명적이다.

연관성과 의미

장력통합성은 중력과 우리의 관계를 이해하도록 우리를 도와줌에서 아주 유용하다. Buckminster Fuller는 그것의 목적에 합당하도록 최소한의 가능한 에너지를 요구하는 일종의 에너지-효율적인 구조물을 만들도록 착수했다. 그는 사면체가 이러한 요구에 합당한 것을 발견했다. 앞서 언급한 듯, 사면체(네 개의 삼각형 평면으로 이루어진 다면체)는 용적율 대비 높은 표면적을 보유한다. 이것은 최소의 용적에서 최대의 표면적을 조합한다. 이러한 구성의 이점은 이것이 더 많은 공간을 요구하지도 않은 채 하나의 형태로부터 또 다른 형태로 전환할 수 있다는 것이다. 이것은 움직임 중 진정한 안정성을 부여한다.

장력통합성 구조는 전통적으로 인식된 구조와 다르다. 그것들은 자체의 구조가 국소적인 압박력과 함께 전체적인 긴장력을 연합시키기 때문에 그리고 그것들이 영구적인, 미리-존재하는 긴장력의 상태에 놓여있기 때문에 자체의 완전성을 유지한다(그림 5.12). Buckminster Fuller는 이러한 접근방식을 채용해서 구조물을 설계한 첫 번째 건축가였다.

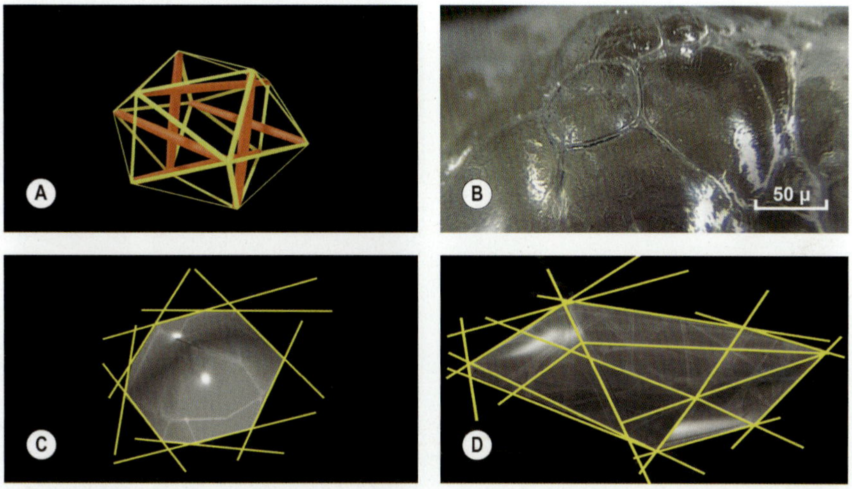

그림 5.12
장력통합성 구조는 전체적인 긴장력을 국소적인 압박력과 조합하며 영구적인, 미리-존재하는 긴장력의 상태에 놓인다.
A 미리-스트레스받는 케이블(노란색)의 긴장력 그물망 안에 떠있는 압박의 받침대(오렌지색)
B 다면체 미세공포는 긴장력을 받는 액체를 둘러싸는 섬유들의 엮임으로 한정된다(200×).
C 요약적 그림: 전후방의 모습
D 요약적 그림: 측면의 모습

구조적인 관점에서, 장력통합성 구조는 안정적인 받침대와 긴장력을 받고있는 서로 연결된 케이블의 집합체이며, 이것은 외부적 제약을 받게 될 때 스스로를 재배열하며 그 제약이 없어지자마자 자체의 원래의 형태와 평형으로 복귀한다. 그 구조를 구성하는 서로 연결된 요소들의 구조는 자체의 연속적인 그물망 전반으로 힘을 확산시킴에 의하여 압박의 힘을 분산시키며 흡수하는 것이 가능하다.

이러한 개념은 협력작용과 길항작용(부정적 협력작용)의 원리와 밀접하게 연관되며, 이것은 생체역학의 구석구석에 퍼진 특징이 된다. 협력작용은 하나의 시스템 안에서 그것들의 개별적인 효과의 총합과는 다른 또는 더 큰 효과를 만들어내기 위한 다중 요소들의 상호작용이다. Synergia는 '함께 일하는'을 의미하는 그리스 단어이다. Buckminster Fuller는 지극히 상세하게 협력작용의 의미를 연구했으며, 새로운 단어인 협동학(synergetics)를 제안했다. 이 단어는 그 안에서 개별적인 구성요소의 작용을 압도해서 조합된 작용이 선호되는 역동적 시스템의 행태를 말한다.[27]

핵심 주장

장력통합성 구조는 국소의 역학적 스트레스에 대하여 전신적인 반응을 제공한다. 그 결과는 중력의 힘으로부터 독립성의 정도가 된다(그림 5.13 그리고 비디오 5.3).

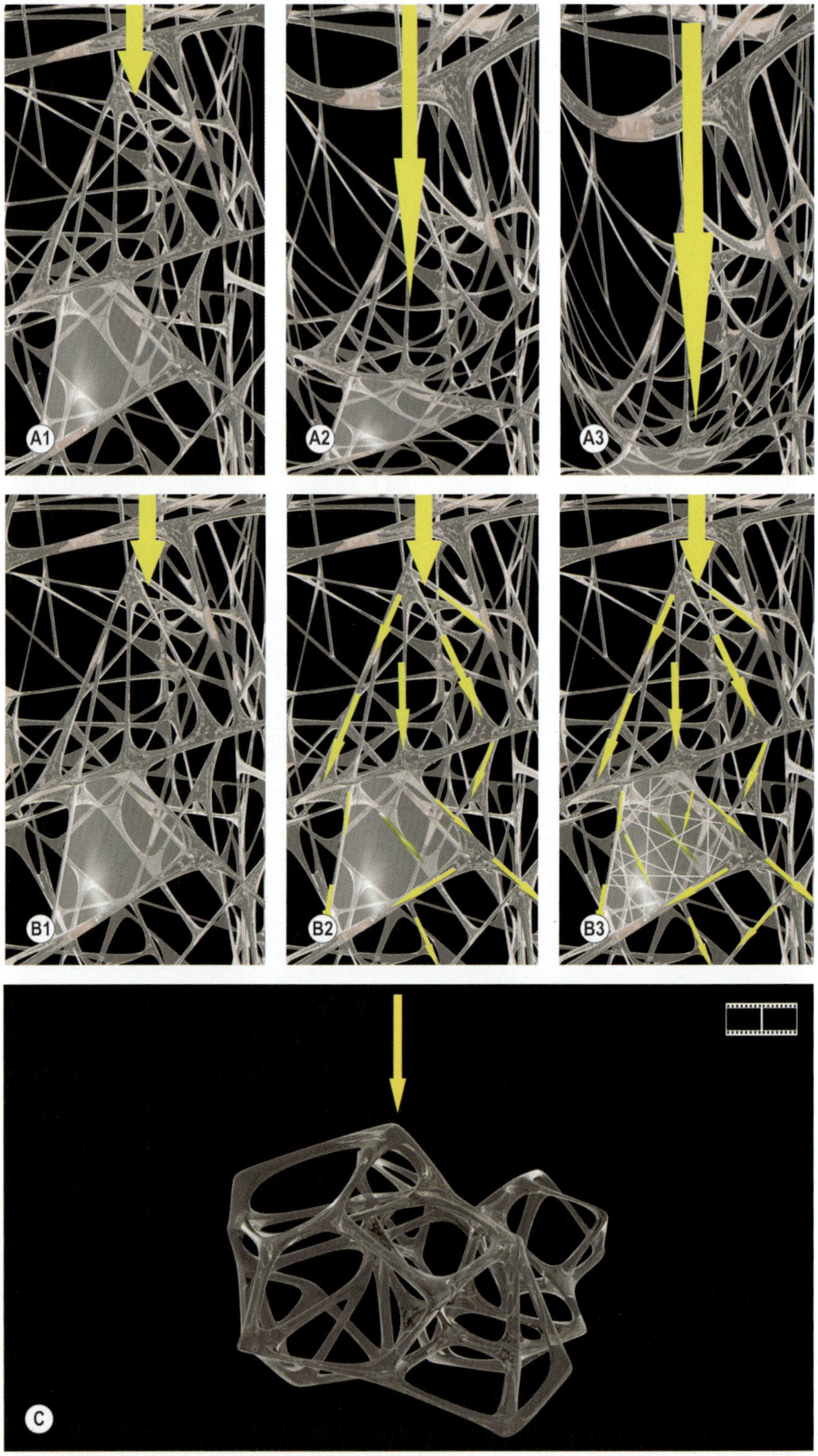

그림 5.13
A 장력통합성 모델이 없다면, 우리의 미세섬유 구조는 중력의 작용하에서 붕괴될 것이다.
B 장력통합성 모델에서, 우리의 구조는 주변에서의 구조물들도 포함해서 전체 그물망의 전반에 걸쳐 그 하중 부하를 퍼뜨림에 의하여 압박력을 흡수하며 분산시킨다.
C 이 비디오는 국소적인 역학적 제약에 대한 전신적인 반응을 보여준다.

비디오 5.3

이러한 현상은 생체역학에서 어디에서든 존재하며, 자연계 안에서 장력통합성의 많은 사례도 존재한다. 한 가지 사례는 추간원판이다. 현미경적 영역에서

Donald Ingber는 이러한 개념을 세포내부의 세포골격으로 적용했다.[28]

사면체나 이십면체와 미세공포 사이에서 공통점을 유추하지 않을 수 없다. 우리는 당연히 그 미세섬유의 그물망 내부에서 우리가 종종 유클리드 기하학의 형태와 유사한 형태를 보게 된다는 것을 인정할 수 밖에 없겠지만, 매우 드물다. 그렇지만 미세공포들의 관찰할 수 있는 그리고 논쟁할 수 없는 존재와 장력통합성의 이론 사이에서 직접적인 연관성이 존재한다(그림 5.14). 나는 내 자신의 내시경 탐구 중 내가 관찰했던 것들의 그렇게 분명하고 논리적인 설명을 제공하는 어떤 다른 생체역학적인 이론도 알지 못한다. 우리가 보았듯이, 미세섬유는 서로를 따라서 활주하며, 때로는 두 개로, 세 개로 그리고 네 개의 초미세섬유로 갈라지며, 그럼에 의하여 즉각적으로 그 제약은 새롭게 형성된 공간 안으로 분산시킨다. 이것은 단지 중력의 작용의 분산에 대한 것뿐만 아니라, 움직임을 허용하는 능력에 대해서도 간단한 설명을 제공하며, 이것은 둘러싸는 구조물들로 적은 충격과 함께 말단부에서 감소된다(그림 5.15 그리고 비디오 5.4).

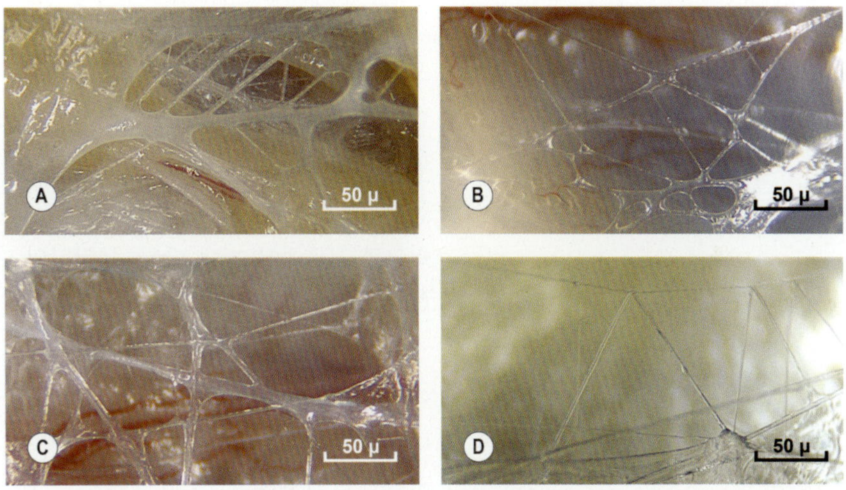

그림 *5.14*
미세공포와 미세섬유 그물망의 행태는 생체장력통합성의 이론에 의하여 잘 설명된다. 미세공포의 관찰할 수 있는 존재와 장력통합성의 이론 사이에서 일부 연관성이 존재한다. 이것은 무시되어서는 않된다.
A 미세섬유의 나란한 배열(200×)
B 대립한 삼각형(200×)
C 포개진 삼각형들(200×)
D 삼각형들의 연속(200×)

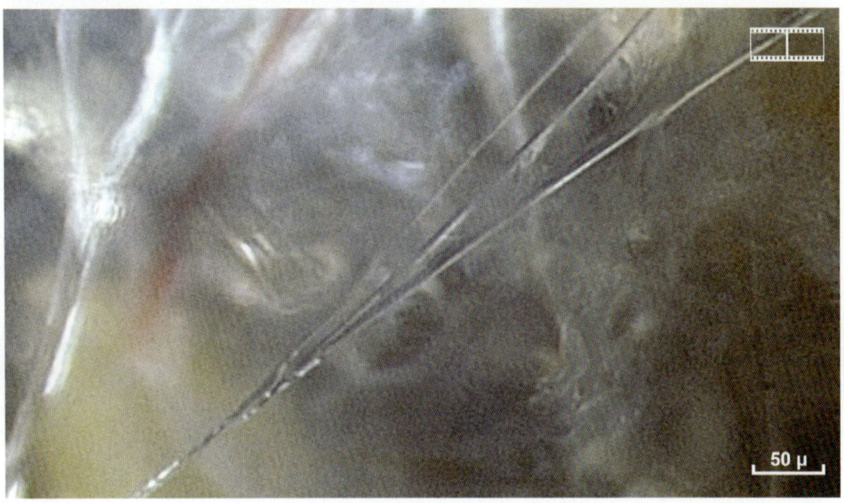

그림 *5.15*
미세섬유의 삼분지점(세 개의 가지로 갈라짐). 이러한 기전은 미세섬유 그물망을 통해서 힘을 분산시키고 흡수한다(200×).

비디오 *5.4*

생체장력통합성

Stephen Lavin에 의하여 고안된 용어인, 생체장력통합성(Biotensegrity)은 살아있는 물체로 장력통합성 원리의 적용이다. 이것은 구조물들 사이에서 평형의 개념과 긴장력의 요소를 소개하며, 해부학적 구조물의 구조형성에 대한 우리의 이해에서 커다란 진보를 보여준다. 생체장력통합성은 단세포 동물부터 척추동물까지 모든 수준의 생물학적 유기체로 적용될 수 있다.[29,30]

장력통합성이 긴장력과 압박력을 받고있는 요소들의 개념을 포함하는 것처럼, 생체장력통합성은 긴장력과 압박력을 어느 것이든 받고있는 교차하는 케이블들과 받침대의 그물망으로서 생각된 살아있는 물체의 구조형성의 한 모델이다.

이러한 구조형성은 아마도 구성하는 구조물 사이에서 완벽한 평형을, 그리고 중력의 작용에 저항하는 능력을 보장할 것이다. 만약 이러한 모델이 살아있는 물체로 적용가능하다면, 이것은 이러한 기본적인 구조가 개별적인 분자로부터 전체 형태까지 모든 수준에서 인간 신체의 구성에 참여할 수 있는 방법을 설명할 것이다.

생체장력통합성 모델은 기하학적 형태— 플라톤의 이십면체에 유사한 —를 포함하겠지만, 이러한 이십면체는 이상적인 힘 전달체이지, 신체 내부에서 분명하게 볼 수 있는 실제적인 물리적 구조물은 아닌 것이다. 막대와 줄로 만든 모델은 지속적으로 변화하는 환경 내부에서 역동적인 힘의 표현이다. 이리한 힘은 동시적으로 미세세포의, 세포의, 부위의 그리고 장기의 수준에서 존재하며, 그러므로 그것들은 거대 단위, 뉴턴식의 단위에 이를 것이며, 거기에서 양자물리학의 원리가 작동한다.

그렇지만 인간의 구조에서 중력의 영향을 관련지으려는 시도로서 독창적인, 이러한 이론적인 모델은 살아있는 물체로 완전하게 적용할 수 있는 것은 아니다. 생물학은 자체의 법칙, 자체의 형태 그리고 다양한 다른 특징들을 부여하며, 이것들은 생체에서 쉽게 관찰될 수 있다. 이것은 그 공식— 동시에 단일하며 더욱 복잡한 —에 또 다른 차원을 부여한다.

- 인간 형태의 구조를 이루는 살아있는 물체는 삼차원적인 미세용적을 형성하는 세포와 섬유들로 이루어진다. 이러한 기본적인 구조의 단위는 동시에 다면체이고 불규칙하고 전체적 연속성 안에 그리고 긴장력 하에 놓인다. 그것들의 분포와 배열은 어떤 드러난 순서를 보여주지 않으며, 유클리드 기하학이나 선형적 수학에 일치하지도 않는다. 대신, 이것은 비-선형적이며 카오스적인 것으로 보이지만, *효율적인* 구조형성이다. 효율성은 모든 복잡한 시스템의 특징이다.
- 살아있는 물체 안에는 아무런 빈 공간은 존재하지 않는다. 섬유들 사이의 미세용적은 세포들로든, 그것 자체의 세포골격으로든, 또는 압력화된 체액으로든 채워져있다. 그것들의 구성요소는 친수적이다. 그것들은 자체의 용적의

축적에 의하여 형태를 제공하며, 이것은 일정하게 유지된다. 압력을 받는 공포내부의 내용물들은 섬유들의 연속적인 긴장력의 그물망 내부에서 압박력의 국소화된 장소가 된다.

- 미세섬유들의 가동성은 팽창하고 *분리하*는 그것들의 능력에 의하여 허용된다. 역동적인 프랙탈화는 이러한 분리작용을 묘사하도록 내가 사용한 용어이다. 이것은 부여된 제약을 살아있는 물체의 모든 수준에서 흡수되도록 허용하며, 이것은 중력이나 모든 다른 주어진 제약에 저항하는 그것의 능력을 설명한다.
- 역동적인 프랙탈화는 **결정론적인** 특징과 함께 예측 불가한 비-선형적 행태를 포함한다. 그 미세공포의 다면체 구성틀은 절대로 안정적이지 않으며, 어느 순간이든 변화하는 것을 선호한다. 이러한 무작위성과 예측 불가능성의 요소들은 미세공포의 움직임의 특징이다(그림 5.16). 미세공포내부의 용적의 그 모양은 절대로 일정하지 않으며, 변화하는 모습에 대한 선천적인 잠재

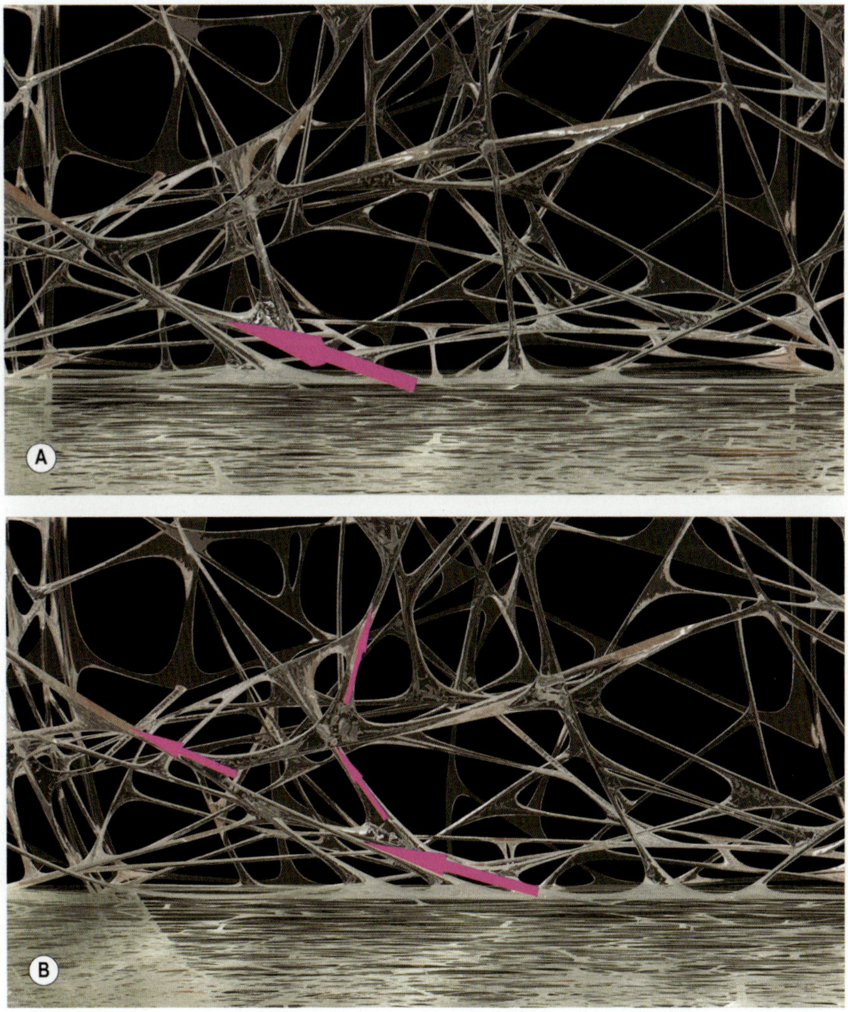

그림 *5.16*
미세공포성 움직임의 특징이 되는 외견상의 무작위성과 예측 불가능성의 요소가 존재한다.
A. 늘리기-유도하는 힘이 미세섬유 그물망으로 들어간다.
B. 미세섬유는 속박하에서 늘어난다.
C. 미세공포는 그 속박에 적응하며 모양을 변화시킨다.

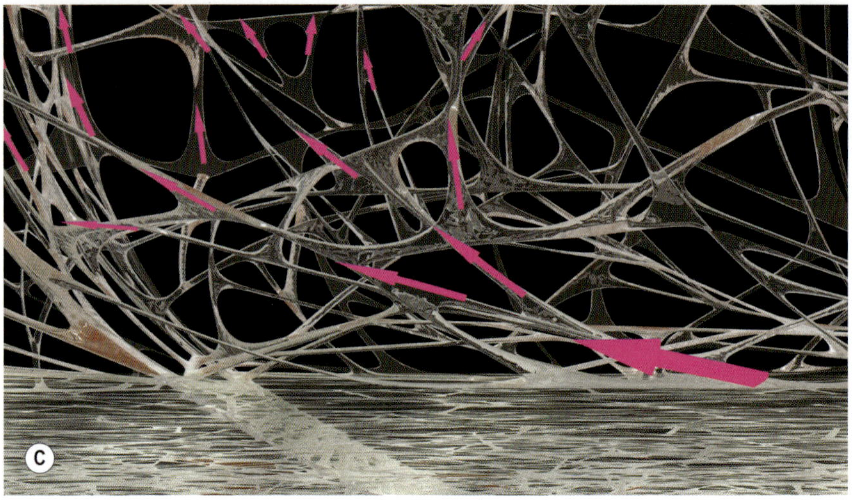

력은 엄청나다.

- 나의 관찰은 미세섬유의 구조가 신체 내부에서 배열되는 방식에 아무런 수직 계층화가 존재하지 않는다는 것을 보여준다. 그것들은 긴장된 케이블과 단단한 버팀목으로서 구성된 것이 아니다. 생체장력통합성 모델에서 움직임은 이러한 케이블과 버팀목 사이의 연결부에서 발생하지만 나의 관찰에서는 미세섬유가 많은 상이한 방식에서 움직이는 것을 보여주었으며 — 그것들은 길어지며, 짧아지고, 서로간에 함께 움직이고 갈라진다(그림 5.17).

그림 *5.17*
그림 5.16에 이어지며 팽창, 갈라짐 그리고 활주능력을 보여준다.
A 그 제약은 점차로 확산되며…
B 분산되며…
C 미세섬유 그물망에 의해 흡수된다

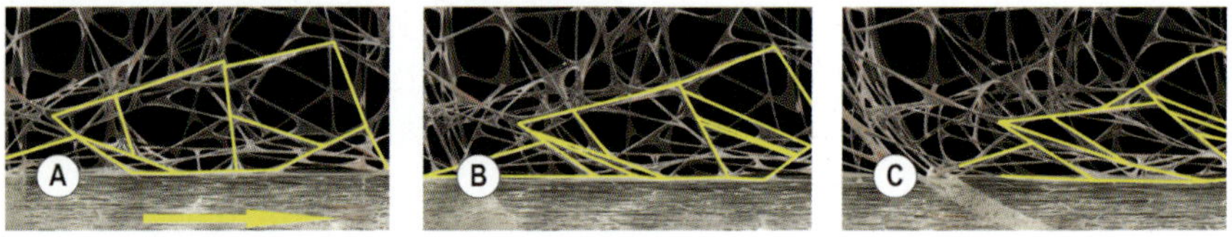

- 더욱이 생체장력통합성은 그 미세섬유의 질적인 면에서 차이를 설명하지 못한다. 미세섬유의 구성들은 증가된 긴장력에 대하여 여분의 콜라겐으로 미세섬유를 강화시킴에 의해 저항하고 적응할 수 있다. 나는 반복적인 제약에 대한 반응에서 미세섬유의 저항에서 증가가 존재하는 것을 보았으며, 미세섬유의 *질적인 면*이 변할 수 있음을 의미한다. 미세섬유의 *양적인 면* 역시 역학적인 요구에 대한 반응에서 증가한다(그림 5.18과 비디오 5.5).

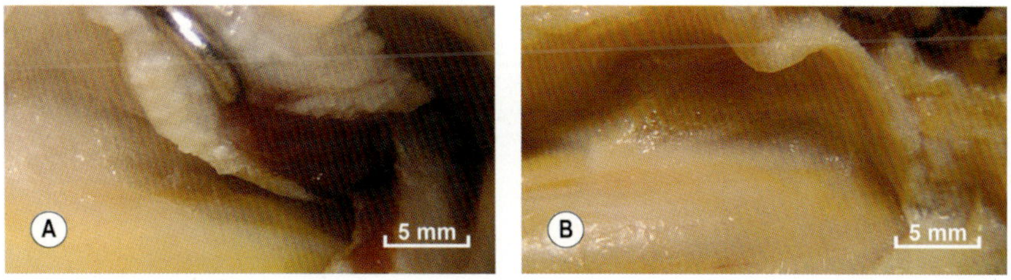

그림 *5.18*
미세섬유의 구성틀은 여분의 콜라겐으로 그 미세섬유를 강화시킴에 의하여 반복된 긴장을 처리하도록 강화될 수 있으며 그것들은 강화된 콘크리트의 강철막대처럼 긴장력에 저항하고 담아둘 수 있다. 이 비디오(2×)는 손사용의 노동자와 어린 대상에서 윤상인대(굽힘근 지지띠 또는 횡단손목인대로 알려진)의 두께의 비교이다. 인대는 두꺼워질 수 있으며 그 사람의 손사용 활동에 따라서 강화되거나 그렇지 않을 수 있다.
A 보다 어린 대상
B 우리의 나이든 일꾼

비디오 *5.5*

수분 내용물에서 가변성에 의하여 차이가 설명될 수 있을 것이며, 수분은 미세섬유의 밀도와 오스몰 농도와 같은 요소들로 인해서 요동칠 수 있다. 매우 드물게 *생체 안에서* 연구가 시행되었으며, 각별하게 미세공포의 내부에서 물 분자의 공간상의 배열과 프로테오글리칸과의 연관성에 집중했다. 비슷하게 미세섬유의 정확한 성질에 대하여도 역시 매우 드물게 *생체 안에서* 연구가 존재했다. 이러한 분야에서 더 많은 연구가 여전히 필요하다.

결론적으로 독자들이 신체가 이십면체의 수직계층을 생각하지만 않는다면, 생체장력통합성은 살아있는 구조를 이해함에서 올바른 작용모델이다! 생체장력통합성은 생체에서 우리가 관찰한 그것에 비추어서 반드시 만들어야 하는 하나의 모델로서 설득될 수 있을 것이다. 이것은 각별하게 중력에 저항하는 그 능력에서 우리가 관찰한 현상의 많은 것을 설명하겠지만, 생체장력통합성은 유기적인 구조와 기능의 완전한 복잡성을 설명해 주려면, 그것은 더 발달되고 다듬어질 필요가 있다.

더욱이 우리는 새로운 요소를 살펴볼 필요가 있다: 프랙탈화(그림 5.19).

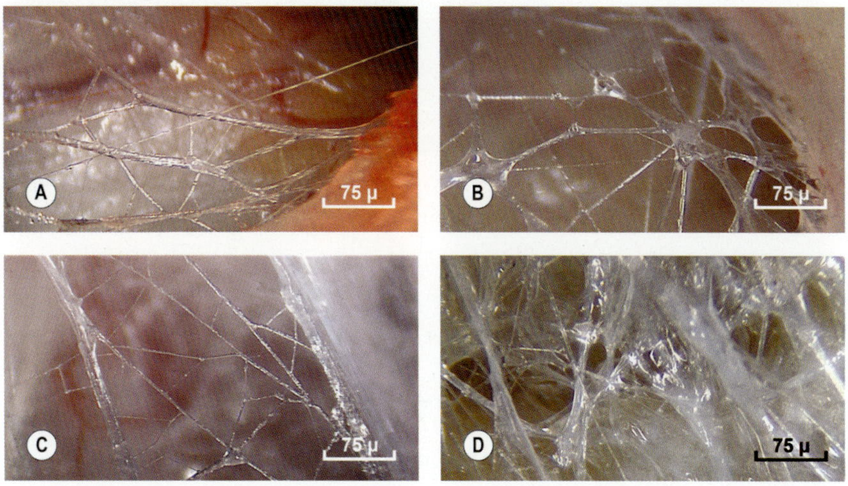

그림 *5.19*
A–D 그것들의 달라지는 유사성과 함께 프랙탈화된 미세섬유 그물망의 네 가지의 상이한 사례. 프랙탈화는 살아있는 유기체의 필수적인 특징이다. 구조적인 요소는 발달의 시작부터 프랙탈화되지만, 프랙탈화의 과정은 필요한 만큼 요구에서 발생한다(130×).

프랙탈 구조형성이란 무엇인가? What is fractal organization?

구성적인 프랙탈화

구성적인 프랙탈화는 조직된 구조에서 구성요소 또는 구성하는 요인들의 프랙탈화이다. 폴란드 태생의 프랑스와 미국의 수학자인 Benoit Mandelbrot (1924–2010)는 쪼개진 또는 조각난 이란 것을 의미하는 fractus라는 라틴어로부터 '프랙탈(fractal)'이란 용어를 사용한 첫 번째 사람이다. 1967년에 그는 프랙탈 구성의 정의를 제안한다: '프랙탈 구성이란 아주 작은 것에서 큰 것으로 변할 수 있는, 상이한 단위에서 어떤 규칙적인 또는 불규칙적인 방식에서 재발현되는 모든 패턴이다.'[31,32]

프랙탈 구조는 빈번하게 살아있는 유기체에서 만나게 된다. 만약 당신이 어떤 프랙탈 패턴에서 서서히 확대한다면, 그것은 본래의 모습과 매우 유사하게 보일 것이다. 이러한 특성은 소위 자기-복제성이라고 불린다. 주요 줄기, 보다 작은 줄기 그리고 잔가지 등이 동일한 기본적인 그렇지만 나무의 형태를 구분해주는 불규칙한 패턴을 따르며, 이것이 우리는 그 나무의 기본적인 패턴이 유사하지만 동일하지는 않은 방식에서 감소하는 단위에서 반복된다는 것을 살펴보도록 나무 한 그루와 잎을 조사해야 할 뿐이다. 이러한 현상은 나뭇잎을 조사할 때 볼 수 있다.

핵심 주장

프랙탈화는 살아있는 물체의 카오스적인 측면에 또 다른 차원을 더해 준다. 프랙탈 구조는 규칙성이 부족하지만, 그것의 불규칙성은 무작위하지도 않고 임의적이지도 않다. 거기에는 불규칙성 안에서 규칙성이 존재한다.

프랙탈 물체는 '단위 불변성'을 보여준다. 프랙탈 구조란 가까이에서든 또는 멀리서든 동일하게 보인다. 확대할 때마다 그것들은 구성의 같은 기본적인 패턴을 보여준다. 일부 저자들은 프랙탈 구조가 자연의 내재한 기하학을 대표한다고 주장했다(그림 5.20).[33,34,35]

살아있는 물체에서 프랙탈화가 그렇게도 중요한 이유는 무엇인가? 많은 살아있는 구조물은 프랙탈적이다. 그 사례는 두뇌피질, 폐의 폐포, 내장의 융모 그리고 피부 등을 포함한다. 프랙탈 차원은 이러한 구조들이 두 개의 상이한 환경을 분리시키는 그 표면을 증가시키는 것을 가능하게 만들며, 교환을 위한 더 큰 표면을 제공한다(그림 5.21). 기관지의 연속적으로 더 작은 분지와 함께, 폐의 프랙탈 구성은 폐포의 표면적을 증가시키는 이점을 제공하며, 혈액과 공기 사이에서 효율적인 가스 교환을 도와준다. 만약 우리가 폐를 펼칠 수 있다면, 그것들의

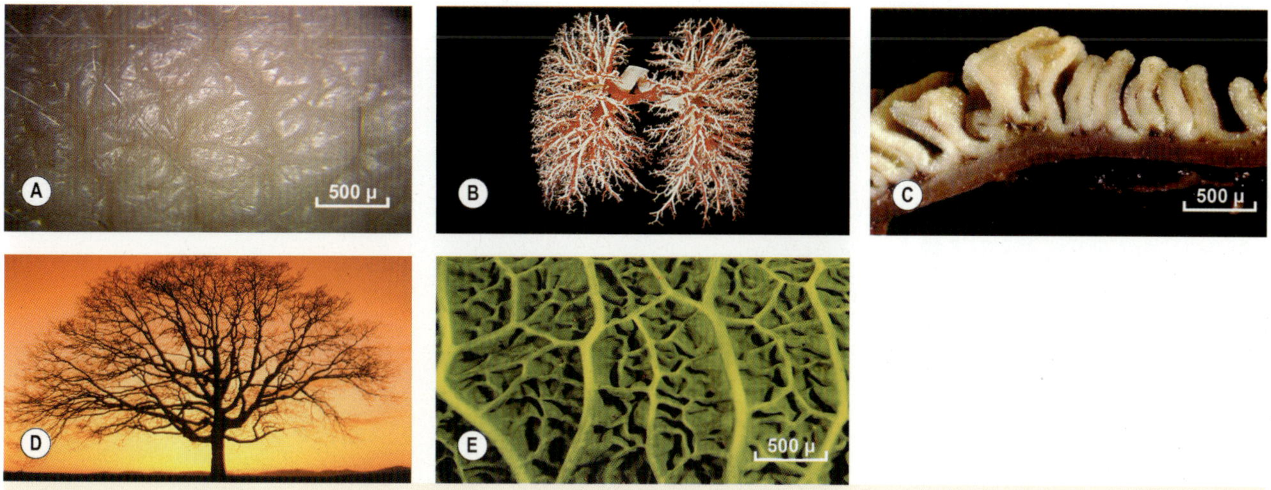

그림 *5.20*
많은 구조물들은 프랙탈적이며, 예를 들어, 다음과 같다.
A 피부　B 기관지　C 내장의 융모　D 나무　E 나뭇잎

표면적은 테니스 코트의 표면적과 비슷할 것이다. 프랙탈화는 이러한 표면적이 몸의 안에서 몇 입방 센티미터 안으로 쌓이도록 허용한다. 즉, 프랙탈화는 단지 프랙탈 구조의 표면적뿐만 아니라 그것들 내부에 담겨진 용적도 역시 증가시킨다. 이것이 신진대사의 효율성을 증가시키며 공간의 이용을 극대화시키기 때문에 이러한 형태는 자연에 의하여 지속되어왔다.

그림 *5.21*
프랙탈화는 해부학적 구조물이 두 개의 상이한 환경을 분리하는, 그러므로 교환을 위한 더 큰 표면적을 제공하도록 그 표면을 증가시키는 것을 가능하게 만든다.
A 규칙적인 프랙탈화에서
B 프랙탈화는 불규칙적일 수 있다. 이것은 반드시 대칭적일 필요는 없다.
C 직선적인 표면의 프랙탈 구성

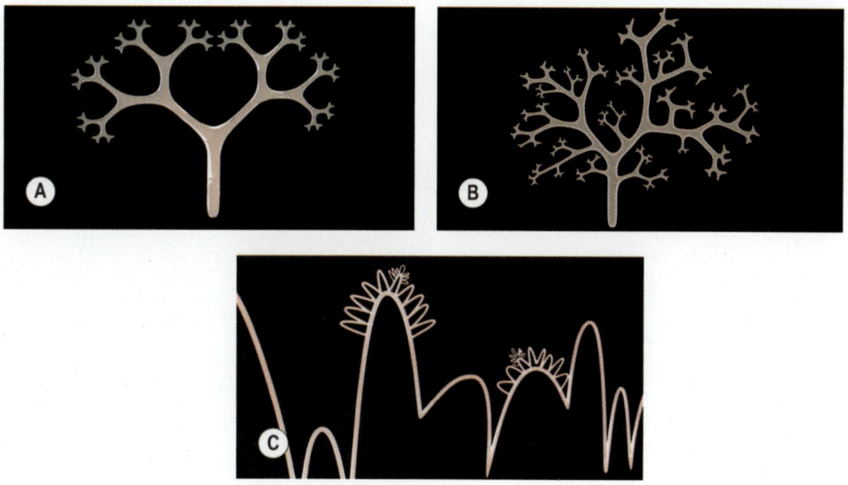

역동적인 프랙탈화

역동적인 프랙탈화는 구성요소의 미세섬유들의 반복된 프랙탈 갈라짐을 통해서, 삼차원의 공간 안에서 역학적인 제약에 대하여 반응하고 적응하는 그 능력

이다. 이것은 콜라겐 분자의 파열을 예방하며 또한 미세공포의 완전성을 유지한다(그림 5.22 그리고 비디오 5.6). 피부와 미세섬유의 그물망은 좋은 사례이다.

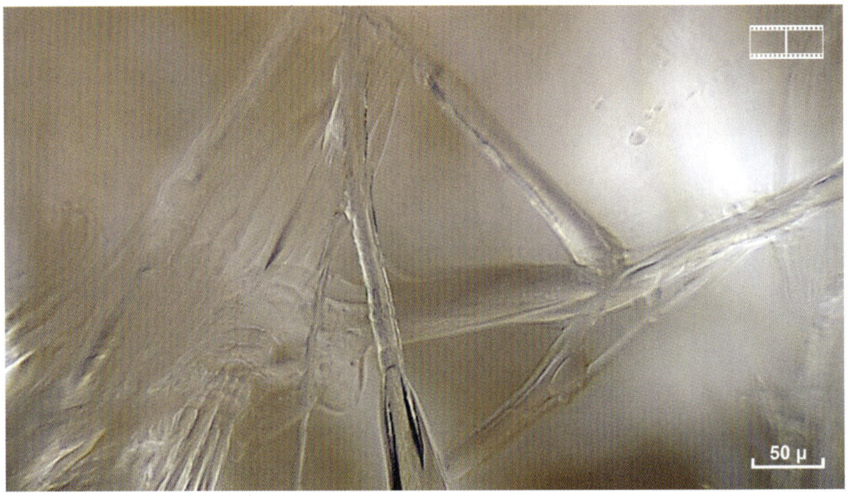

그림 *5.22*
그것들이 신진대사의 효율성을 증대시키며 공간의 활용을 극대화하므로 이러한 구조는 자연의 선택에 의해서 유지되었다. 콜라겐 미세섬유는 그것들이 삼차원 공간 안에서 동적인, 역학적인 제약에 반응하고 적응하는 것을 가능하게 만드는 특정한 내인적 특성을 보유한다(200×).

비디오 *5.6*

그렇지만, 즉각적인 적응을 위한 능력은 단지 역동적 프랙탈화의 유일한 이점인 것은 아니다. 첫 번째로 그리고 가장 우선해서, 그것은 형태의 느린 성장과 발달에서 어떤 역학적인 영향을 보유한다(그림 5.23과 비디오 5.7). 프랙탈화는 자가-조립과 성장을 가능하게 만든다. 이것은 그 안에서 외부적인 지시없이, 이미 존재하는 구성요소들의 혼란된 시스템이 구성요소들 자체의 사이에서 특정한, 국소적인 상호작용의 결과로서 구성된 구조와 패턴을 형성하는 하나의 과정이다. 프랙탈화는 거기에서 이용할 수 있는 충분한 에너지가 존재할 때, 하나의 안정적인 형태에서부터 또 다른 것으로 전환을 가능하게 만든다.

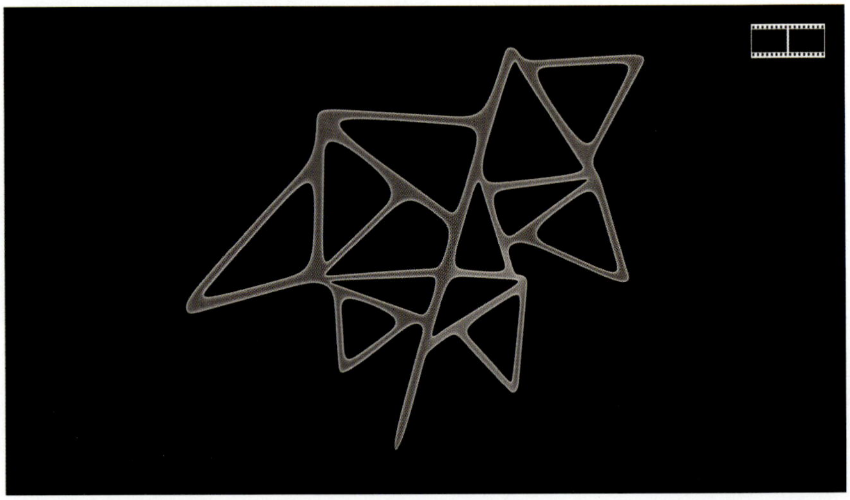

그림 *5.23*
성장과 용적에서 증가는 미세섬유의 그물망을 구성하는 콜라겐 미세섬유의 연속성의 파열이나 손실이 없이 성취된다.

비디오 *5.7*

미세섬유의 구성틀의 느린 역동적 프랙탈화의 과정은 지방세포와 같은 세포 증식과 특정한 용적의 발달을 위한 이상적인 환경을 제공한다(그림 5.24 그리고 비디오 5.8). 지방세포는 에너지 비축을 저장하며, 지방 침착이 거의 어디에서든 볼 수 있는 한편, 나의 관찰은 그것들이 피부 아래의 활주시스템의 보다 유연하고, 확장할 수 있는 그리고 신축성있는 부위에서 가장 빈번하게 볼 수 있다는 것을 확인한다.

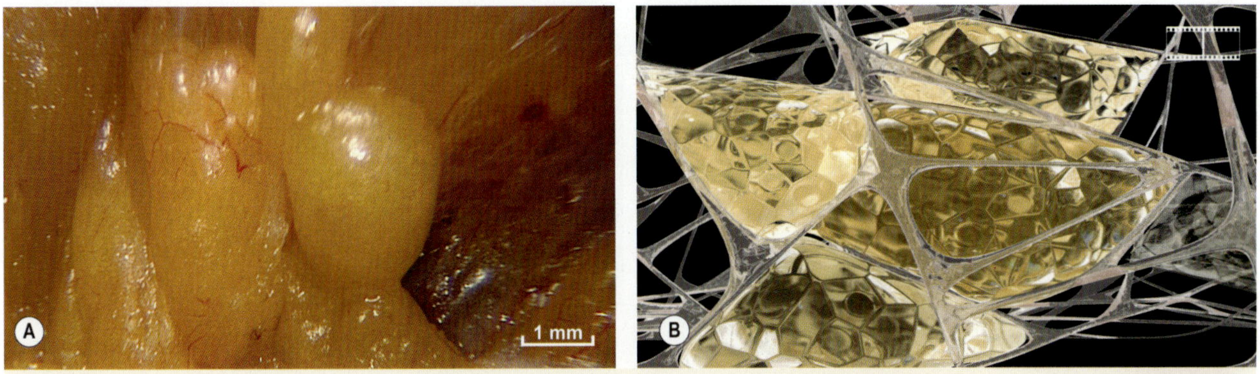

그림 *5.24*

A 느린 역동적인 프랙탈화의 과정은 지방 덩어리를 구성하는 지방세포와 같은 특정한 용적의 발달과 세포 증식을 위한 이상적인 환경을 제공한다(10×).

B 지방세포에 의한 미세용적의 공간의 식민지화

비디오 *5.8*

역동적인 프랙탈화의 현상과 조합해서, 기본적인 다면체 모양을 증식할 수 있는 미세섬유의 능력은 우리가 인간신체 내부에서 관찰하는 그 모든 가능한 형태가 만들어지게 되는 방법을 이해할 수 있게 해준다. 우리가 이미 지적했듯이, 이것들은 모두 간단한 모습이다.

핵심 주장

더욱이, 외부적인 그리고 내인적인 역학적 제약 모두를 처리할 수 있는, 그리고 주어진 힘의 방향 안에서 스스로를 정렬시킬 수 있는 미세섬유의 능력은 모든 장기의 기본적인 구조적 구성틀이 이와같은 방식에서 조직될 것이라 추측된다

어떠한 형태나 모양도 복잡한, 카오스적인 그리고 불규칙한 형태를 포함하는, 미세섬유성 그물망의 이러한 역학적인 행태에 의하여 발생될 수 있다. 그렇지만, 자연은 인간 신체 안에서 놀랍도록 단순하며 비교적 규칙적인 형태를 이용한다. 원통형의 또는 둥근 구조의 사례는 혈관, 기관지, 내장 그리고 분비선들을 포함한다(그림 5.25 그리고 비디오 5.9). 힘줄은 종방향의 구조물의 사례가 된

다. 근육간 중격과 일부 관절 인대들도 역시 종방향이지만, 그것들의 섬유들은 상이한 배열에 놓인다(그림 5.26과 비디오 5.10).

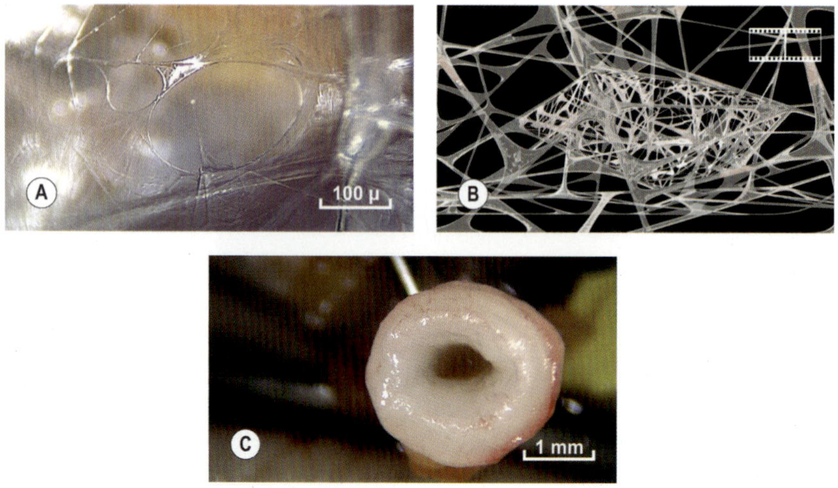

그림 *5.25*
역동적 기능의 목적을 보유한 구조: 모든 형태는 만들어질 수 있지만, 여전히 가장 단순함이 선택된다. 간단한 둥근 형태를 살펴보자.

A 힘이 일정할 때 둥근 모양은 **둘로 갈라짐** 중 만들어진다(100×).
B 둥근 모양을 만드는 미세섬유 구성들의 능력을 보여주는 생생한 그림
C 우리는 혈관, 신경, 그리고 외분비샘을 위한 관 형태와 같은, 둥근 구조도 볼 수 있다.

비디오 *5.9*

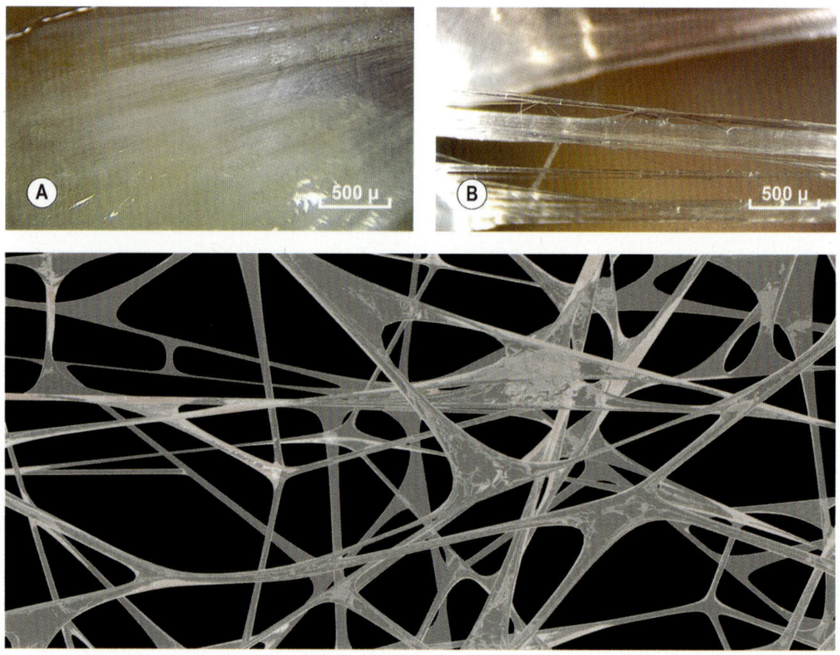

그림 *5.26*
종방향의 형태와 목적지향적 구조형성에 대하여 빠르게 훑어보기

A 힘줄(20×).
B 비록 상이하게 배열된 섬유들일지라도, 근육사이의 중력과 많은 관절들의 인대들(20×).
C 역동적인 기능적 목적을 보유한 구조형성의 한 가지 유형에 대한 생생한 그림

비디오 *5.10*

역동적인 프랙탈화는 우리가 형태발생, **장기발생** 그리고 **계통발생**을 새로운 관점에서 살펴보는 것을 가능하게 만든다.

운명의 실을 따라가기 Following the red thread

우리는 이제 운명의 실 질문 4와 5에 답변했다.

운명의 실 질문

4. 긴장력을 받고있는 이러한 섬유들이 어떻게 우리 신체의 모양을 유지하며 용적을 보존하는가?
5. 이러한 형태의 다양함과 프랙탈 및 카오스적인 패턴의 조합을 담고 있는, 외견상으로 카오스적인 미세섬유의 시스템이 어떻게 일관성 있으며 효율적인 움직임으로 결과하며 움직임 이후에 자체의 안정 위치로 조직들의 복귀를 보장하는가?

이제 우리는 매우 빈번하게 물어지는 실질적인 질문에 답하도록 시도할 수 있다. 자연은 질병에서 또는 외상을 통해서처럼, 미세섬유의 그물망이 정상의 생리학적인 한계를 넘어서는 힘을 받을 때, 이러한 다중미세섬유의 그물망에 대한 조화를 유지할 수 있는가?

BS, MD. Stenphen M. Levin의 의견

Dr. Guimberteau는 나만큼 자신의 업적을 칭찬하지 않았다. 동료 외과의사로서, 나는 내재된 기술적인 능력을, 우리가 경험하고 있는 그 무엇을 이해하는 다른 방식의 사고와 정해진 틀을 벗어나는 지적인 배짱을 충분히 인정한다. 나 역시 *생체장력통합성*이란 용어를 고안한, 생물학적 구조물에 대한 장력통합성의 원리를 적용한 나의 연구를 시작했던 약 40년 전에 비슷한 위치에 있었다.

내가 그것을 정의한 것처럼, 생체장력통합성에서 장력통합성 이십면체는 바이러스부터 척추동물까지 생물학적인 유기체를 그리고 그것의 세포들, 시스템들, 그리고 미세시스템들, 자가-조직화, 수직계층의, 하중분산의, 낮은 에너지-소모의 구조물들을 표본화하도록 사용되었다. 나는 그것이 생물학적 구조물에 대하여 Snelson과 Fuller의 폐쇄된 시스템 개념을 포함하는 유일한 정의라는 것을 알게 되었다.

생체장력통합성에서, 장력통합성 이십면체는 바이러스부터 척추동물까지 생물학적 유기체의 구조와 작용기전을 모델화하도록 사용된다: 그것들의 세포, 시스템 그리고 미세시스템.[1, 2] Dr. Guimberteau가 처음 내게 자신의 사진을 보낸 이래로, 그가 살아있는 조직 안에서 관찰한 외견상으로 무작위한 구조의 설명을 찾고있을 때, 나는 그의 진정한 놀라운 업적에 경이로움을 금치 못했다. Dr. Guimberteau는 내가 처음에 척추와 근골격계 수준에서 인식했던 구조적인 패턴을 결합조직의 수준에서 인식했다. 나는 그에게, '*물론 나는 [결합조직의 당신 사진에서] 장력통합성만이 보인다*'고 *답장했다*(개인적인 서신, 2002).

생체장력통합성 안에서 장력통합성 이십면체는 신체 안에서 볼 수 있는 실제적인 물리적 구조물이 아닌, 힘 분포도이다. 그것들은 세포 내부에서 그리고 세포들, 장기들, 부위들 사이에서 그리고 궁극적으로 그 유기체의 구조적 및 역학적 완전성에서 구조적 그리고 역학적인 연관성을 정의하며 그것이 외부의 힘에 반응하는 방식을 정의한다. 생물학적 장력통합성 이십면체는 즉시 그리고 지속적으로 변화하는 환경 안에서, 동시에 모든 구성적인 수준에서 힘을 대표하며, 그것들은 아마도 구조형성의 여러 단위를 거치게 될 것이다. Dr. Guimberteau의 관찰과 일치해서, 그것들은 연속적인 밀려듬에 놓이며, 그러므로 한 가지 사례에서 적용된 그 어떤 것은 그 다음 번에 존재하지 않는다.

이것은 프랙탈 차원과 카오스 이론의 정수이다. 프랙탈 표현을 조사할 때, 종종 모호한 내재하는 구조형성이 존재한다. 공식은 아마도 카오스적으로 보이는 고도로 조직된, 무한정한, 반복적인 다중 단위의 패턴을 만든다. 카오스 이론에서, 이러한 공식은 '이상한 끌개(strange attractor)'이다. 프랙탈이 설명 이상이기 위해서, 그것은 반드시 구조적 안정성을 보유해야 한다. 생체장력통합성 이론에서, 이상한 끌개는 장력통합성 이십면체이다. 이것은 거기에서 당신의 모자를 걸어둘 유형적인 물리적 구조물을 만든다.

한 세포의 세포골격은 그 세포에 대한 스트레스 요인에 따라서 재구성하며, 나는 전체 근골격계가 자체의 다양한 모습을 거쳐가므로, 동일한 과정을 시행하는 것이라 확실하게 느낀다. Dr. Guimberteau는 비록 상이한 시간 단위에서일지라도(세포는 그것을 밀리초에 시행하며 뼈는 수주에 걸쳐 그것을 행한다), 결합조직이 비슷하게 진행하는 것을 아름답게 실체화시켰다. 미세섬유의 그물망 그리고 그 내부의 세포는 장력통합성이라 정의한 연속적인 긴장력과 불연속적인 압박력의 구조적인 연속체를 형성하도록 합체한다. '*장력통합성은 서로 간에 접촉하지 않지만, 단단한, 삼각형화된, 미리-스트레스 받은, 긴장력과 압박력 단위를 형성하도록 긴장력의 그물망 내부에서 접합 지점에 대항해서 바깥쪽으로 압박하는 방식에서 상호간에 지지하는 조합된 부분들인, 긴장력의 힘줄의 그물망 내부에서 둘 또는 그 이상의 길쭉한 압박력 버팀목의 한 세트로 구성된 일종의 폐쇄된 구조적 시스템을 묘사한다.*'[3]

장력통합성 이십면체가 프랙탈 차원들을 보유하며, 이십면체라는 것이 여러 개의 부분적인 미세단위에 걸쳐지므로(그리고 앞뒤로 이동하므로) (J-C Guimberteau와의 개인적 서신, 2002), 우리는 늘어나고, 갈라지며, 합쳐지고 움직이기까지 하는 그것의 능력과 함께, 활주 기전의 신장성, 수축, 그리고 변화하는 방향에 대한 모델을 보유했다. Dr. Guimberteau가 우리에게 보여준 것은 개인적인 견해에서, 자가-유사성의 그리고 수직 계층에 놓인 프랙탈 패턴들이었다(J-C Guimberteau와의 개인적 서신 2002). 신체의 조직구성은 최소에너지의, 자가-조직화의, 생물학적 물질과 거품 형성의 바로 그 덩어리가 되는 유연하고 응축된 물질들과 연관된 물리적 법칙 등을 따른다. Dr. Guimberteau가 보여준 변화하는 구조는 거품 패턴에 밀접하게 연관되며 동일한 법칙은 장력통합성을 만든다. 외견상의 파생은 단순하게 조잡한 맥주에서 거품의 방울들처럼, 그 구조의 단순한 '조잡하게 만듬'인 것이지만, 그 삼각형의 받침이 구조의 다음 수준인 초-시스템(시스템 과학의 용어)안에서, 이어서 확인되었다(J-C Guimberteau와의 개인적인, 2006). 큰 주둥이로 컵에 맥주를 부어보고 무슨 일이 생기는가 살펴보라. 그것이 Dr. Guimberteau가 피부아래의 조직 안에서 발견한 패턴과 활주 기전을 어떻게 흉내내는가 주목하라.

액체상태로 존재하지만 미세섬유의 그물망 내부에서 통합된 유상액. 물과는 지극히 다른 역학적인 행태에서, 유상액은 동작, 중력 그리고 공간 채우기의 기하학과 연관된 물리학의 규칙들이 위배되지 않는 것처럼 위배되지 않는 일련의 규칙을 고수한다. '무작위한' 또는 '불규칙한' 것으로 보이는 그 무엇은 아마도 인식상의 모순일 것이다. 구름은 우리에게 불규칙하고 무작위하게 보이지만, 그것들의 구조는 물리학에 의하여 확고하게 지배된다. '세상에 똑같은 두 개의 눈송이는 존재하지 않는다' 그리고 '모든 눈송이는 육각형이다'는 것은 그것이 감지력에 관한 전부를 우리에게 보여주는 객관적인 모순이다. 우리가 감지하는 그 불규칙성은 또 다른 관점에서 볼 때 아마도 아름답게 규칙을 이룰 것이다.

Dr. Guimberteau가 지속적으로 변화하는 미세공포와 미세섬유에서 설명한 그 무엇은 생체장력통합성 모델과 완전하게 일치하며, 조직구성의 모든 수준에서, 모든 척도에서 그리고 척도를 가로질러서 발생한다. 우리가 일반적으로 한 시점에 하나의 척도에서만 가시화할 수 있는 존재에 매달리기 때문에, 어느 하나의 척도에서 진정한 구조적 구성을 확인하는 것은 매우 어렵거나 불가능하기도 할 것이다.

성형외과 의사로서, Dr. Guimberteau는 탄력적인 연부조직에 자연적으로 초점을 맞추며; 정형외과 의사로서, 나는 압박력 저항의 뼈에 초점을 맞추도록 배웠다. 나는 긴장력이 낳는 압박력 또는 그 반대의 것을 깨닫게 되었다. 그것들은 상호의존적이며 반드시 상호간에 병존해야 한다. 긴장력 구성요소를 다룰 때, 우리는 반드시 우리가 동시에 거시적인 그리고 미시적인 척도 모두에서 압박적인 구성요소에 관여해있음을 깨달아야 한다. 우리는 반드시 항상 둘 모두를 인식해야 한다.

오늘날까지도, 나는 Dr. Guimberteau의 마법같은 내시경의 설명에서 오로지 장력통합성만을 볼 뿐이다. 그는 이론적인 모델에 생명을 불어넣었다.

참고문헌

1. Levin SM. The icosahedron as a biologic support system. In: Proceedings of the 34th Annual Conference on Engineering in Medicine and Biology, Volume 23; 1981 Sep 21–23; Huston, TX. Bethesda: Alliance for Engineering in Medicine and Biology; 1981.
2. Levin SM. The icosahedron as the three-dimensional finite element in biomechanical support. In: Dillon JA, editor. Proceedings of the International Conference on Mental Images, Values, and Reality; 1986 ; Philadelphia: PA. Salinas, CA: Intersystems Publications; 1986.
3. kennethsnelson.net [Internet]. Available from: http://www.kenneths-nelson.net/faqs/faq.htm.

6 다중미세섬유성 그물망의 적응과 수정

Adaptations and modifications of the multifibrillar network

흉터조직과 유착

거대공포의 전환

세포의 과부하

도수치료의 관찰가능한 역학적 효과

운명의 실을 따라가기

요약정리

평형의 영속적인 탐색에서 이러한 형태역동적 시스템의 조화로운 균형은 결국 망가질 것이다. 평생의 삶의 여정에서, 이러한 불규칙하고, 다중미세섬유의, 카오스적인, 프랙탈 시스템은 많은 변화를 겪게 된다. 이것은 사고에서 경험되는 것과 같은 폭력적인 외부의 침해를 받게될 것이며; 또는 과사용을 통해서 악화되며, 반복적인 좌상으로 이어지며 또는 근육의 비대나 지나친 지방조직에 의하여 변형된다. 그물망의 구성요소는 궁극적으로 시간의 가차없는 영향으로 고통받게 될 것이며, 그것들의 피할 수 없는 퇴화로 이어진다. 이러한 변형의 특성에 대한 생화학적 자료는 풍부하지만, 그것들은 이 책의 범위 내부에서 다루기에는 지나치게 많고 가변적이며, 이것은 살아있는 물체의 관찰과 연관된다. 그리고 여러 가지 기이하고 예기치않은 해부학적 관찰들은 우리가 계통발달의 관점에서부터 그리고 역동적인 적응의 의미에서 조직 반응을 살펴보도록 격려했다.

흉터조직과 유착 Scar tissue and adhesions

일반적인 오해를 없애보도록 하자: 유착은 종종 흉터조직으로 언급되지만, 실제로 유착은 일종의 흉터 형성의 합병증이며, 피부 안에서 수술적 절개와 같은 상처의 결과이다. 유착은 아마도 염증성 질환의 존재 또는 복합부위의 통증증후군과 같은 질병에서도 역시 형성된다. 유착은 또한 예를 들어 도수치료에 의해서, 보다 쉽게 변화한다. 그러므로 흉터가 항상 아래 놓인 조직 파괴의 범위를 나타내는 것이 아니기 때문에, 흉터의 외부적인 모습이 오해될 것이다. 피부 경계 안에서 갈라짐 그리고 이어진 외부환경으로 피부 아래 세계의 잔인한 노출은 미세섬유의 조화를 깨뜨린다. 다행스럽게 생리학적 기전이 외상을 처리하려고 준비하고 있으며, 그 상처는 신속하고 효율적으로 봉합된다. 만약 그 상처가 치명적이지 않다면, 손상된 조직은 재생될 것이지만 항상 그것의 정확한 이전의 상태까지는 회복되지 않으며, 일반적으로 흉터조직의 특성에서 가변성을 보유한다(그림 6.1과 비디오 6.1).

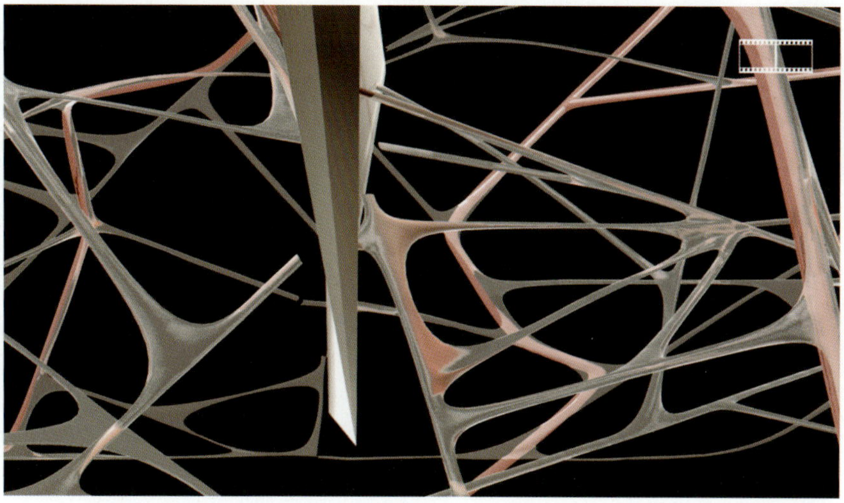

그림 *6.1*
손상 이후, 그 미세섬유의 조화는 망가진다. 손상된 조직은 회복되겠지만, 정확하게 이전의 상태까지는 아니며 흉터조직의 특징에서 가변성을 보유한다.

비디오 *6.1*

비록 생물학적인 치유과정이 일차적 생존기전의 하나이며 만족스런 치유를 위한 잠재력이 존재할지라도, 그것은 항상 성공적이지는 못하다. 이것은 신진대사의 또는 역학적 요인들 또는 그 두 가지의 조합 때문일 수 있다. 치유과정은 잘알려진 화학반응을 포함한다. 그렇지만 우리는 이제 미세섬유의 콜라겐 그물망의 형태역동적 구성이 그 손상된 조직을 치유하려는 시도에 영향을 주는 긴장력을 만든다는 것을 알고 있다.

- 외상에 뒤따라서 몇 주 또는 몇 개월에 그 흉터 아래에서 우리는 무엇을 발견하는가?
- 우리는 손상 이전에 존재했던 것과 동일한 미세섬유의 조화를 찾게 될 것인가?
- 역동적인 평형이 그 미세섬유의 그물망에서 회복될 것인가? 아니면 우리는 임시변통의 치유 작업을 보게 될 것인가?

이제 우리는 파괴되었고 회복된 이러한 세계를 탐색할 것이다.

두 가지 원칙이 조직손상을 치유하려는 신체의 시도를 지배한다.

- 모든 것은 초기 외상의 특성에 달린다. 그 조직 파손이 크면 클수록 치유는 덜 성공적일 것이며, 각별히 조직의 상이한 형태가 포함되었다면 더욱 그러할 것이다.
- 흉터조직 형성은 항상 선택적이 아니다. 흉터조직은 조직손상의 그 장소에서 형성되며, 치유과정은 손상된 조직의 모든 유형을 동일한 흉터로 둘러싸며 참여시킨다. 이것은 피부, 근육, 힘줄 그리고 뼈 등을 포함하는 모든 유형의 조직에 적용된다.

처음에, 동일한 치유과정이 모든 조직 구성요소로 적용되며 흉터조직은 수 주 동안 분화없이 유지된다. 이어서, 시간의 경과로 특정한 움직임이나 기능이 회복될 것이다.

핵심 주장

흉터조직 형성이 비-특정적인 과정이기 때문에, 자연은 살아있는 물체를 정확하게 손상 이전의 모습으로 회복시키고 모양을 갖추지 못하며, 그 결과는 종종 실망스럽다(그림 6.2).

단순한 수술-후 흉터의 사례를 살펴보자(그림 6.3과 비디오 6.2). 표피의 표면은 표피의 정상적 가동성을 거의 닮은 방식에서 움직이는 다면체들로 재구성되었다. 힘의 작용선은 흉터를 가로질러 작용하며 그것의 모양을 만든다. 제약은 표피의 표면의 재형성에 영향을 주었다. 산발적으로 진피의 아래에서, 유연하고 가동적이며, 약간은 움추릴 수 있는 긴 유착이 나타나지만, 그것들은 전반

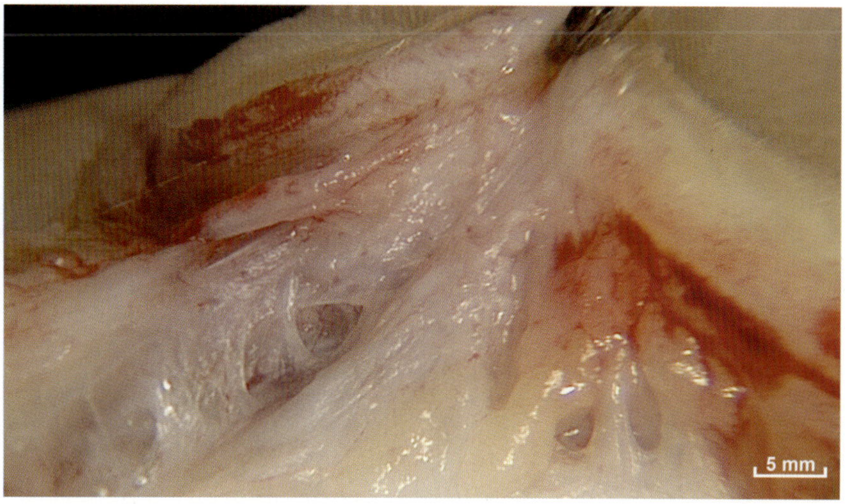

그림 *6.2*
자연은 살아있는 물체를 정확하게 손상 이전의 모습으로 회복시키고 다시 모양을 갖춰주지 않으며, 그 결과는 종종 실망스럽다. 이 사진은 손상의 1년 이후 내부의 흉터를 보여준다(2×).

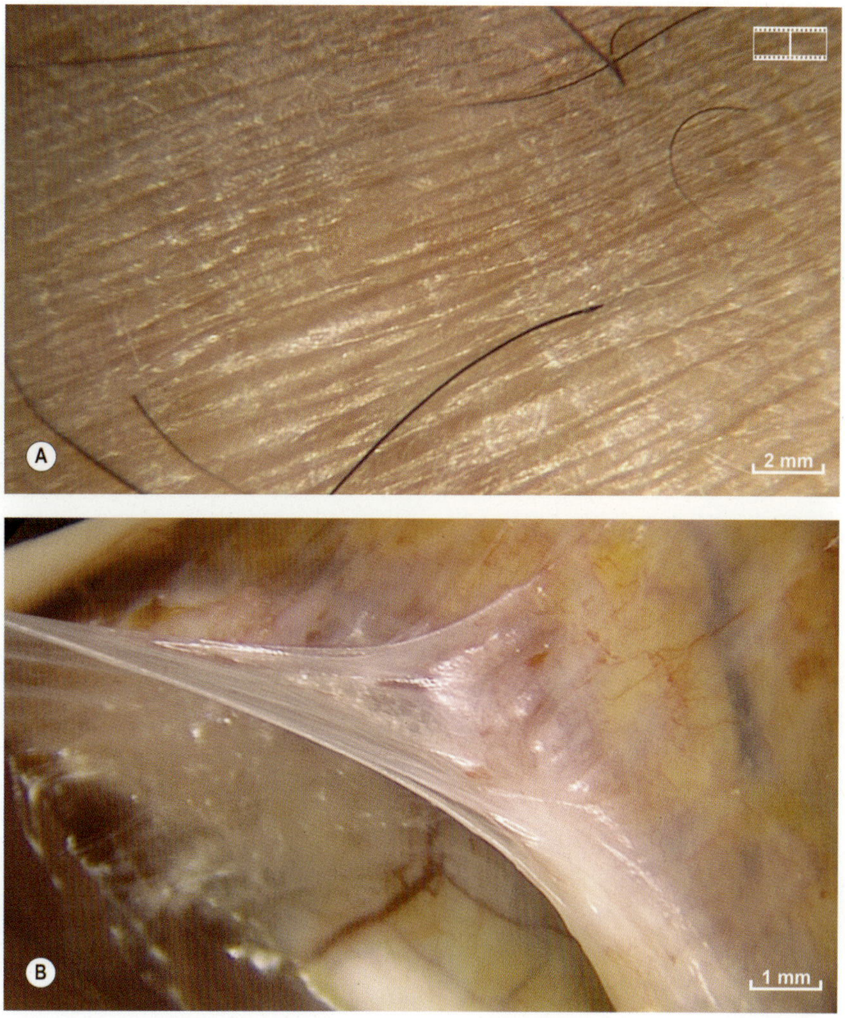

그림 *6.3*
간단한 수술-후 상처자국
A 표피의 표면은 표피의 정상적인 가동성을 밀접하게 닮은 방식에서 움직이는 다면체로 재구성되었다(5×).
B 긴 유착(흉터의 부산물)은 진피 아래에서 볼 수 있다. 이것은 유연하고, 가동적이며 약간은 움츠릴 수 있지만 흉터를 둘러싼 그 부위의 전반적인 가동성을 방해하진 않는다(5×).

비디오 *6.2*

적인 유연성에서 그렇게 많이 방해하지 않는다. 힘은 여전히 그 조직을 통해서 정상적으로 작용한다.

이것은 다음으로 보게 될 흉터의 사례는 아니다(그림 6.4와 비디오 6.3). 비록 그것이 피부의 표면안으로 올바르게 통합된 것으로 보이며 표피의 표면에서 다면체의 형태가 표피의 나머지 부분들에서 그것과 밀접하게 닮도록 재구성되었을지라도, 이러한 흉터 아래의 영역은 완전하게 다르다. 이러한 흉터에서 당김은 진피와 그 아래의 활주표면 사이에서 유착을 드러낸다. 진피는 딱딱하며 가동성이 부족하고, 올바르게 기능할 자체의 가능성을 확실하게 상실했다. 미세순환의 **나무모양**의 형성은 수풀-비슷한 모양으로 배열된 **신혈관**의 무작위한 집합으로 대체되었다. 진피와 아래 놓인 활주표면 사이의 유착이 존재하는 장소에서, 섬유들은 넓어지고 함께 단단하게 다발화되었다. 거의 어떠한 미세공포나 혈관도 남아있지 않았다. 흉터 주변에서, 우리는 정상의 지방세포, 미세공포 그리고 바르게 혈관분포된 조직을 보게 된다.

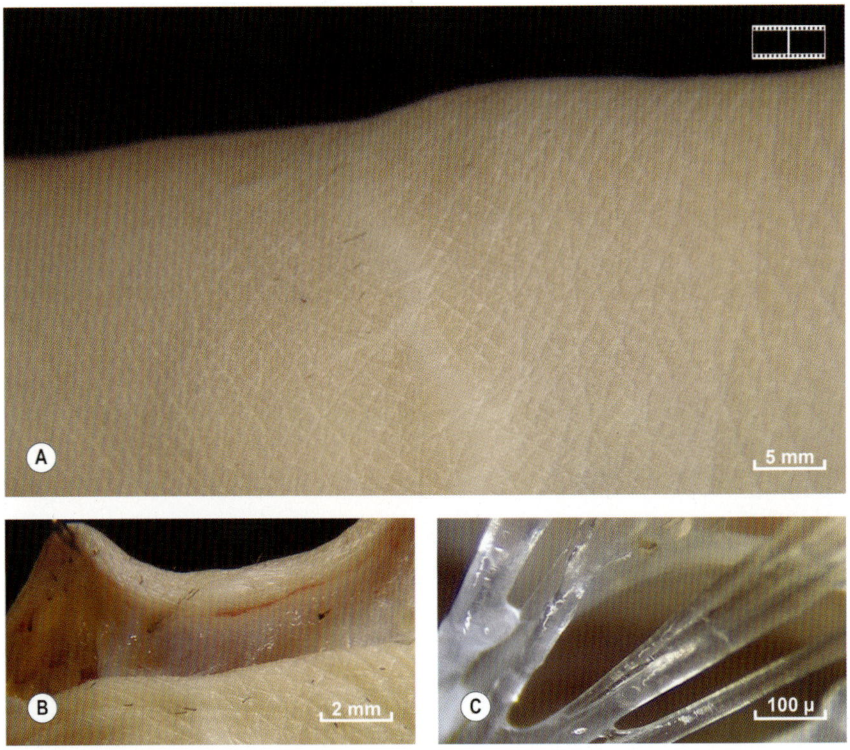

그림 *6.4*

A 이러한 흉터는 피부의 표면 안에서 바르게 통합된 것으로 보이며, 표피의 표면에서 다면체 형태는 표피의 나머지 부분들의 그것과 밀접하게 닮은 것으로 재구성되었다. 그렇지만, 흉터 아래의 부위는 그림 6.3과 비디오 6.2에서 보인 그것과 완전하게 다르다(2×).

B 여기에서, 우리는 흉터에서 당김이 진피와 그 아래의 활주표면 사이에서 유착을 드러내는 것을 분명하게 볼 수 있다. 진피는 단단하며 가동성에서 부족하고, 올바르게 기능할 자체의 능력을 확실하게 상실했다(5×).

C 여기서 그 섬유들은 넓어지며 함께 묶인다. 그것들은 본래 조직의 가동성을 상실한다. 진피 안에서 미세순환도 혼란스러워지며, 우리는 진피와 그 아래 놓인 활주표면 사이의 유착을 볼 수 있다.

비디오 *6.3*

그렇지만 그 유착은 여기에서 멈추는 것이 아니다. 그것들은 과거에 하나의 힘줄이 구획화되었던 장소까지 더 깊게 확장되며(그림 6.5A) 우리는 그 장소 여기저기에서 흩어진 콜라겐 유형I 섬유로 이루어진 두꺼워진 밧줄들과 함께, 난파 후 배의 삭구장치들과 부러진 돛대처럼 얽혀진, 팽창한 미세섬유들과 함께, 미세섬유의 종말로서만 묘사할 수 있는 것을 보게 된다. 그것들은 불규칙한 방식에서 배열되며, 자체의 내인적인 가동성을 상실했다. 그 부위는 허리케인에 의하여 황폐해진 숲과 닮아있다. 본래의 미세섬유의 카오스안에 내재한 순서는 완전히 사라졌다. 유연성과 신축성은 경직성과 유착으로 대체되었다.

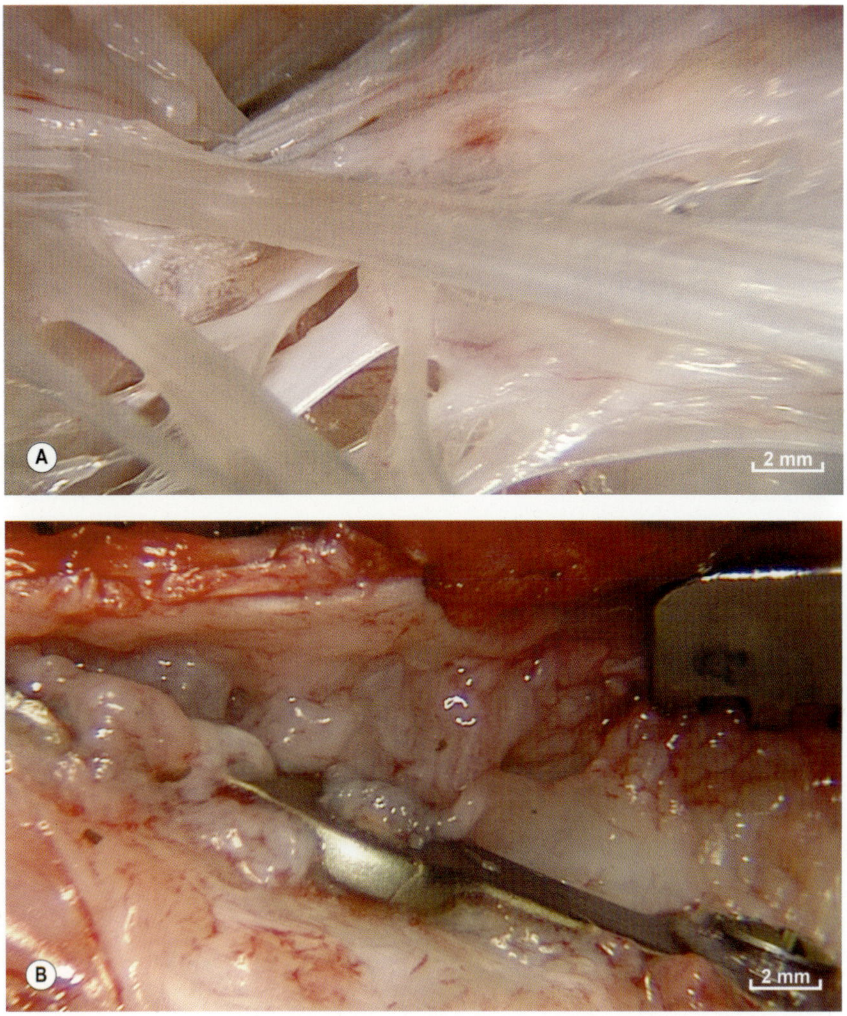

그림 *6.5*
역동적인 미세섬유성 조화가 상실된 장소인 미세섬유의 그물망 내부에서 유착이 존재한다.
A 힘줄성 유착(5×)
B 골접합 층을 둘러싸는 유착(5×)

일부 흉터는 성숙할 수 없게 된다(그림 6.5B). 이것은 그 흉터조직 자극의 결과이며, 이것은 이물질, 한 신경의 절개 또는 기능적인 긴장력의 존재에서 기인할 것이다. 그림 6.6A와 비디오 6.4에서 보여준 흉터는 좋은 사례이다. 이것은 염증화되었으며 자색이고, 딱지가 아직 아물지 않았다. 이것은 손상 후 3개월인데 아직도 통증이 있다. 절개에서 진피 혈관의 혼란스러운 모습을 보여준다. 조직들은 취약하고 쉽게 벗겨질 것이다. 이것은 치유의 과정이 완결되지 않았다는 것을 증명한다. 이것은 콜라겐 유형 III 섬유의 지속된 존재에 의하여 유발될 수 있다. 그 흉터의 바탕에서, 우리는 염증의 증거인 혈관의 작은 얽기들과 함께 일렬로 놓인 적색의 부위를 발견한다(그림 6.6B). 여기에서 염증의 지속은 그 한 가운데에서 작은 거품들과 함께 이상한, 축축한 유착의 존재에 의하여 설명될 수 있으며, 이것들은 근육성 널힘줄로 부착되며, 움직임을 제한하고 염증의 과정을 영속화시킨다.

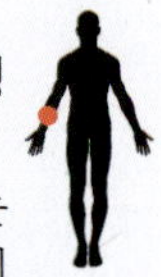

그림 *6.6*
A 손상의 3개월 이후의 미성숙한 흉터(2×)
B 이러한 흉터에서, 우리는 혈관의 작은 얽기들과 함께 나열된 붉은 부위를 보게 되며, 이것은 염증의 증거이다. 유착은 흉터와 아래 놓인 널힘줄 사이에서 형성된다(5×).

비디오 *6.4*

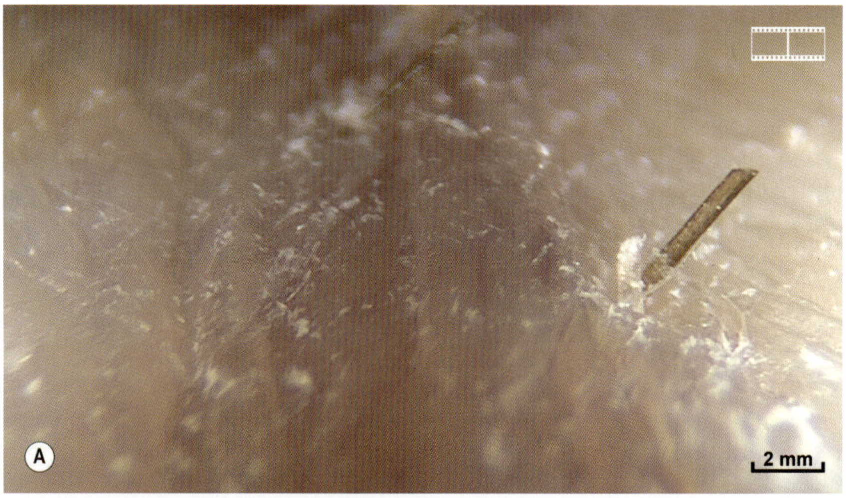

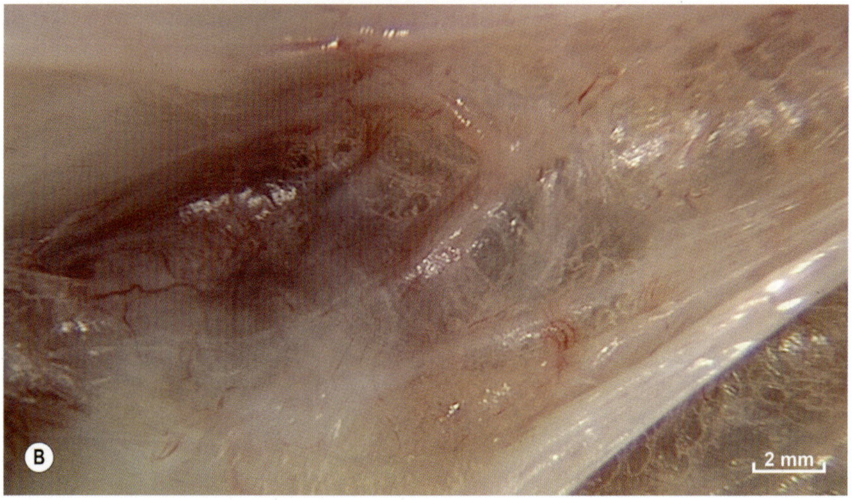

때때로 그림 6.7과 비디오 6.5에서 보여준 다음 사례에서처럼, 기능적인 손상은 분명하다. 이러한 흉터는 아래팔의 앞쪽 굽힘의 각 움직임과 함께 접혀들어간다. 피부 다면체의 조화로운 배열을 회복되지 않았다. 흉터의 수술적인 탐색에서, 우리는 두꺼워진, 부어있는, 부종성의 그리고 신혈관 분포의 특징적인 작은 혈관들로 덮인 조직을 발견했다. 이것은 염증단계 지속의 증거가 된다. 그 조직은 취약하며, 그것들은 조심스럽게 절단될 필요가 있다. 상이한 조직들 유형을 구분하는 것은 어려우며; 다양한 형태들 사이에서 구분도 불분명하다. 점차적으로 외과의사는 유착을 떨어뜨려주고 힘줄을 자유롭게 풀어주며, 그것의 가동성을 회복시키도록 관리한다. 기능적인 호전은 흉터의 특성을 빠르게 최적화시킬 것이다. 흉터조직의 수술적인 탐색 중, 이러한 유착들이 얼마나 단단하고 저항적인가 발견한 것은 놀라움 그 자체였다.

그림 *6.7*
이러한 흉터는 아래팔 전면의 매번의 굽힘 움직임마다 접혀 들어간다. 피부 다면체의 조화로운 배열은 회복되지 않았다. 조직은 취약하며, 그것들은 조심스럽게 절개될 필요가 있다. 상이한 조직들을 구분하는 것은 어려우며 다양한 형태 사이에서 차이도 분명치 않다(2 ×).

비디오 *6.5*

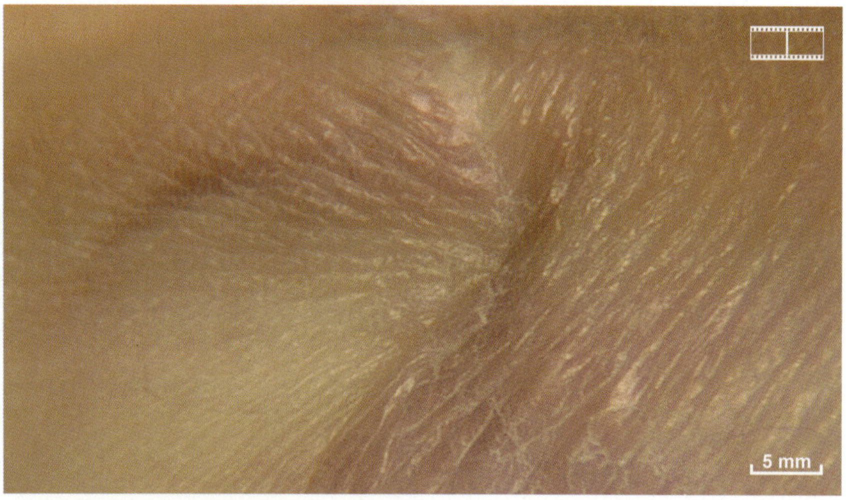

핵심 주장

흉터는 어떠한 기능적인 유용성도 보유하지 않는다. 그것의 유일한 목적은 손상된 조직 안에서 그 틈을 메우는 것이다.

흉터는 체성기능장해의 부위로 남게 되며 기능적인 결정작용과 함께 카오스적인 시스템으로서 묘사될 수 있었던 정상의 미세섬유의 구성과는 대립되는 아무런 기능적인 목적도 갖지 않은, 진정한 구조적인 카오스로 남게 된다. 흉터조직의 형성은 그 미세섬유의 카오스 안으로 혼란을 유발한다. 유착은 역동적인 미세섬유 조화의 소실에서 기인할 것이다.

그러므로 치유과정은 반드시 존재해야 하지만, 그것은 지극히 기본적이며 비-특정적이다. 그 구조물이 파괴되거나 심하게 손상되었다면, 그 손상된 조직은 자체의 본래 형태로 회복할 수 없게 된다. 흉터조직과 그것의 동반된 유착은 조직 재건에서 중단된 시도이며, 본래 조직의 조잡한 모조품이다(그림 6.8).

어린이들은 종종 손상된 조직을 재건함에서 놀라운 능력을 보여준다. 그들의 조직은 성인기 동안 점차적으로 상실해가며 노인들에게선 거의 완전하게 없어지는 치유를 위한 강력한 능력을 보유한다. 우리가 늙어가면서, 조직들은 그것들이 이전에 수행할 수 있었던 그 작업을 올바르게 시행하는 것이 불가능해지는 것은 어떤 이유인가?

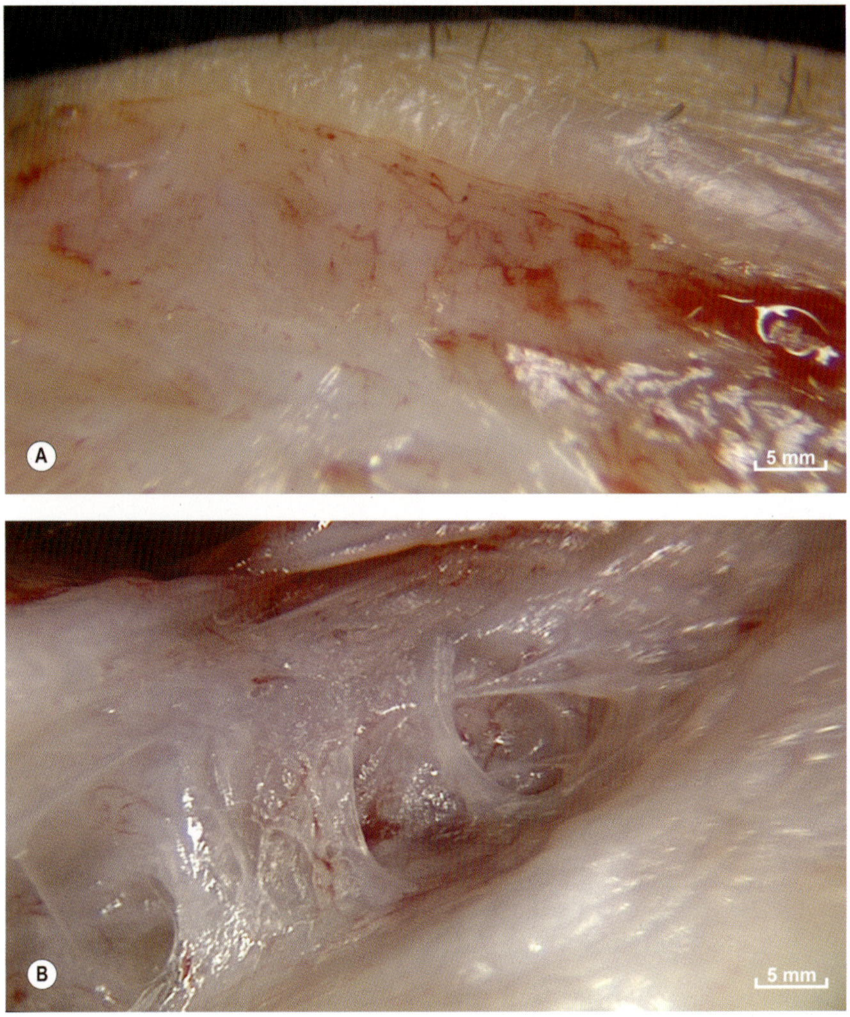

그림 *6.8*
A 흉터조직(더 하얀 조직)과 그것의 동반한 유착은 조직 재건에서 중단된 시도이며 본래의 조직의 조잡한 모조품이다(2×).
B 비-특정적인 흉터조직이 손상의 장소에 깔린다.

아마도 장래에 그 손상의 장소에서 비-특정적인 흉터조직의 형성 대신에 손상된 조직이 재건될 수 있도록 세포의 선택성을 회복하는 것이 가능해질 것이다. 본래의 콜라겐 배열을 재구성하는 이러한 능력은 미래의 세대가 탐구해야할 촉망되는 영역이다.

부종

부종은 가장 단순한 병리학적 상태이다. 외상-후 또는 수술-후 부종은 미세섬유의 구조의 역학적인 팽창을 보유한 증가된 공포내부의 압력으로부터 결과하는 미세공포의 갑작스런 팽창이다. 관외유출 역시 발생한다(그림 6.9와 비디오 6.6). 부어오른, 팽창된 섬유는 접히는 것, 길어지는 것 또는 긴장력의 분산에서 자체의 역할을 수행하는 것이 불가능해지며, 이것은 활주기전도 방해한다. 그렇지만, 미세섬유와 공포내부의 체액 모두에 영향을 주는 내인적인 변화는 일반적으로 제한적이며, 그 상태는 궁극적으로 정상으로 회복된다.

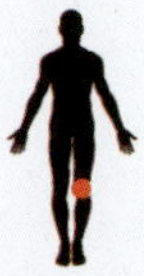

그림 *6.9*
외상-후 또는 수술-후 부종은 미세공포의 갑작스런 팽창이다. 이것은 미세섬유 구조의 기계적인 팽창과 함께 증가된 공포내부의 압력에 의하여 유발된다. 관외유출도 역시 발생한다(2×).

비디오 *6.6*

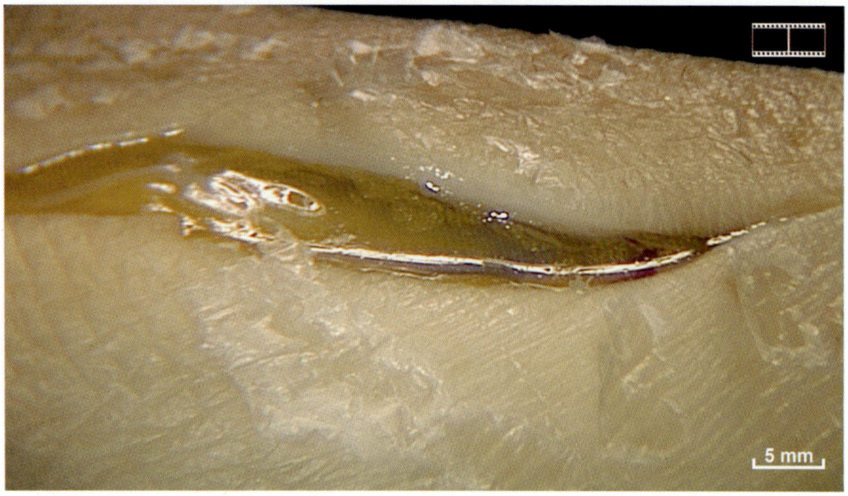

일부 사례에서, 부종은 내인적인 변화에 의하여 이어진다. 이것은 어떠한 조직 파괴나 어떠한 객관적인 상처의 부재에서조차도 발생할 수 있다. 이러한 변화는 흉터 안에서 보이는 변화와 유사하다. 이것은 지나친 유착형성의 놀라운 현상을 설명하며, 그것은 아마도 적혈구 세포와 혈장의 제한된 관외유출의 그리고 미세섬유의 그리고 공포의 내용물에서 변화의 결과일 것이다. 이러한 유착은 회복을 지체시킬 것이다. 그것들 본래의 상태로 조직을 회복시키는 것에서 이러한 불가능함은 흡연자나 당뇨환자에게서 보이는 동맥염과 같은 순환성질환에 의하여 훨씬 더 지체될 수 있다.

반상출혈(얼룩출혈)

이것은 부종과 같은 현상이지만 간질성 영역 안으로 적혈구 세포와 혈장의 관외유출이 더해진다(그림 6.10과 비디오 6.7). 세포외부의 환경은 적혈구 세포로 채워지며, 그 적혈구는 정맥이 보다 표면에 놓이며 손상에 보다 취약하기 때문에 정맥에서 나올 것이다. 정맥의 체벽은 다른 혈관의 체벽보다 더 가늘고 더욱 취약하다. 이러한 관외유출은 일반적으로 외상성 기원이지만, 그 원인이 때로는 정맥류성 정맥의 존재에서와 같이 내인성일 수 있다.

피부의 모든 조직이 영향을 받으며: 표피가 확장되며, 이것은 표피에 '오렌지 껍질' 모습을 부여하며; 미세공포에서 그러하듯, 섬유들이 팽창되며; 공포내부 겔의 화학적인 조성이 아마도 변화되겠지만, 손상되지도 않고 파괴되지도 않으며, 그러므로 형태역동적 회복이 역시 가능하다. 비록 모든 조직 구조물들이 영향을 받게 될지라도, 거의 또는 전혀 장기적인 나중-영향을 갖지 않는 그 결과는 일반적으로 긍정적이다. 결과적인 조직과 긴장과 피부 색깔에서 변화는 시간

그림 *6.10*
반상출혈은 부종과 같은 현상이지만, 간질성 영역으로 적혈구 세포와 혈장의 관외유출이 더해진다(2×).

비디오 *6.7*

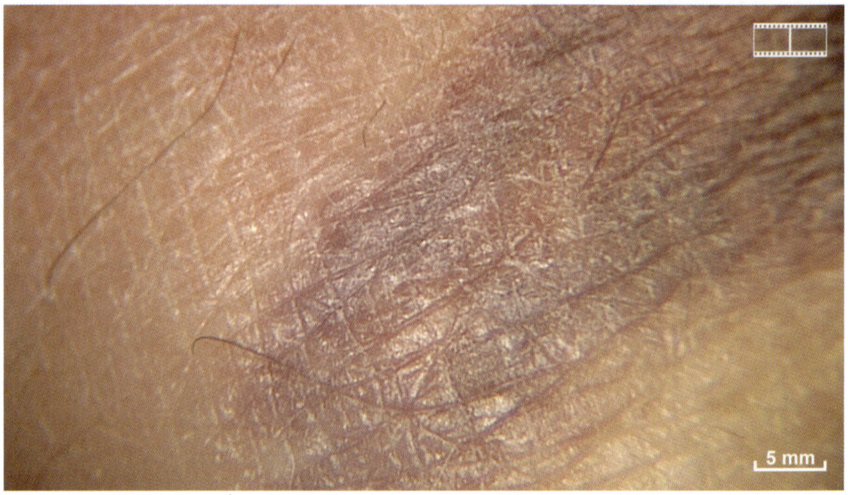

과 함께 감소하며, 그 멍의 그 특징적인 퍼런 색깔은 완전히 사라지기에 앞서, 녹색으로 그리고 이어서 황색으로 변화한다.

혈종

이것은 반상출혈의 관외유출 단계에 이어진다. 증가된 혈장 압력, 올라간 체액 용적 그리고 적혈구 세포의 존재는 미세섬유를 벌어지도록 밀어줌 또는 그것들을 찢음 등에 의하여 국소적인 미세섬유의 구성틀을 혼란시키거나 파괴하고, 그럼에 의하여 공간을 만들게 된다. 팽창의 한정된 영역이 존재하며, 체액은 중력 힘의 영향 하에서 이러한 부위로 모이며, 이것은 국소 긴장력에서 점차적인 증가로 결과한다(그림 6.11과 비디오 6.8). 잔해의 분해와 체액의 재흡수가 천

그림 *6.11*
혈종이란 혈관외부의 공간 안에서 혈액의 존재에 의하여 특징지어진다. 증가된 혈장 압력, 올라간 체액 용적 그리고 적혈구세포의 존재는 미세섬유를 벌어지게 밀어줌이나 그것들을 찢음 등에 의하여 국소적인 미세섬유의 구성틀을 혼란시키며 파괴하고, 그럼에 의하여 공간을 만들게 된다. 체액도 중력의 영향에서 이 장소로 모인다(2×).

비디오 *6.8*

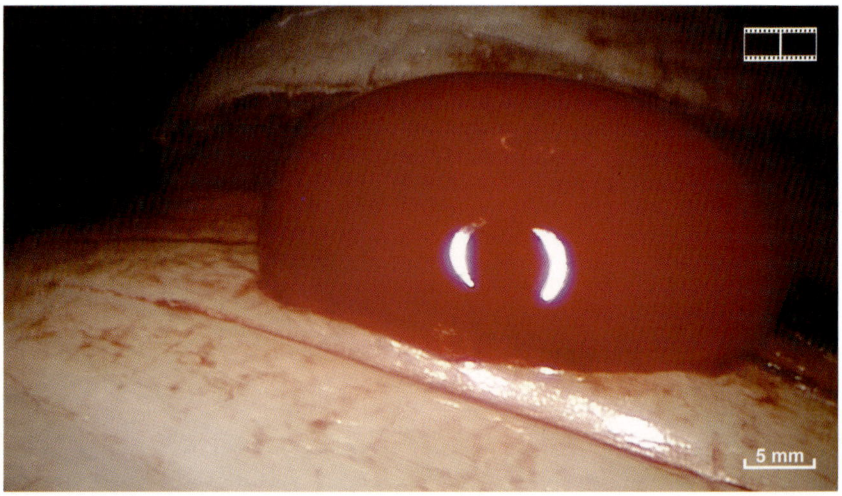

천히 발생하며, 역동적 회복을 위한 능력은 붕괴될 것이다. 추가로, 피부는 영향을 받을 것이며 가늘어지게 된다. 혈종의 주변에서 지방조직은 종종 단단해진다. 결과적으로, 국소조직 유연성과 탄력성이 감소될 것이다. 때로는 조직위축의 영향이 피부 표면에서 관찰될 수 있다.

염증

염증은 파괴적일 수 있으며 어디든 발생하겠지만, 활주시스템이 그 염증성 과정에 대하여 가장 민감하다. 미세섬유의 시스템 내부에서 투명도, 밀도, 그리고 색깔에서 변화는 쉽게 보인다: 미세섬유가 두꺼워지며, 투명도는 상실되고; 밝은 색깔은 옅어지고 흐릿해지며 통상 약간 갈색으로 된다(그림 6.12). 염증은 또한 종종 염증을 동반하는 발적에 대하여 원인되는 미세혈관의 확장과 증식 그리고 섬유들과 미세공포의 확장 등을 동반한 지나친 체액 반응에 의하여 특징지어진다(그림 6.13과 비디오 6.9). 부종은 임상적으로 가시적이다(그림 6.14).

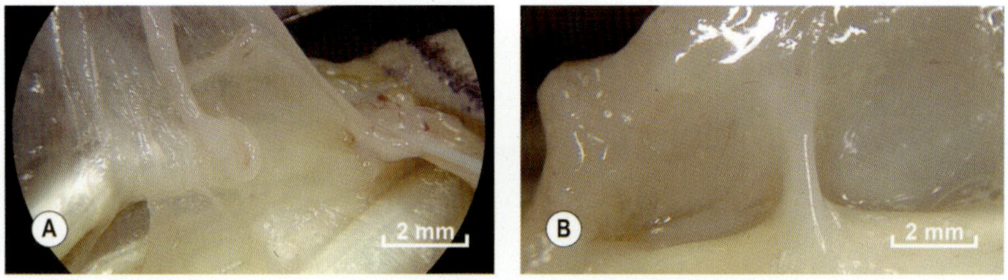

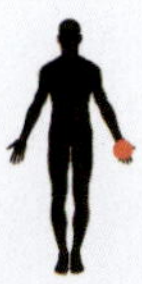

그림 *6.12*
A 염증의 조직에서 미세섬유 시스템은 자체의 투명도를 상실한다(5×).
B 미세섬유 자체는 두꺼워지고 불투명해진다. 그것들은 색깔을 변화시키며 통상 갈색이나 회색이 된다.

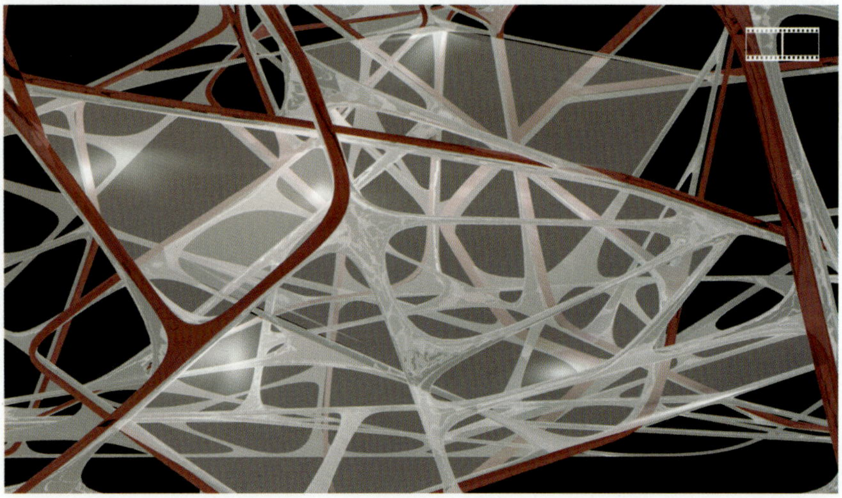

그림 *6.13*
염증은 섬유들(미세공포의)의 팽창, 모세혈관(혈액과 림프)의 증식과 확장을 동반한 지나친 체액 반응으로 특징지어진다.

비디오 *6.9*

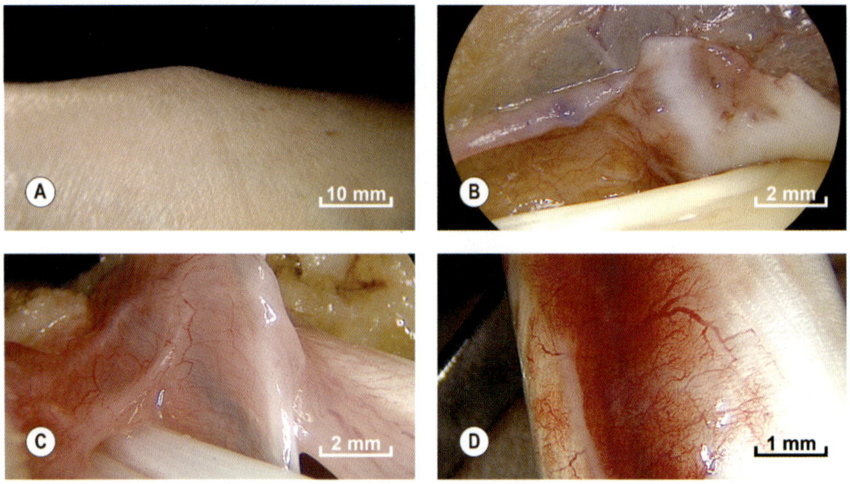

그림 *6.14*

A 이러한 혈관확장과 부종은 임상적으로 가시적인 부종을 설명한다.
B 당신은 모세혈관의 발진도 볼 수 있으며, 이것은 염증과 연관된 발적의 원인이 된다. 이것은 국소화될 수 있다(5×).
C 전신화된(5×) 또는
D 힘줄성 구조물의 내부에서도 발달할 수 있다(10×).

내인적인 변화는 미세섬유와 공포내부의 체액 모두에 영향을 준다. 본래 상태로의 회복은 항상 규칙적이지 않다(그림 6.15). 미세섬유는 부어오르고, 짧아지며, 움츠러들기도 할 것이다. 작은 조직내부의 거품이 미세공포들 내부에서 형성된다. 이러한 거품들은 인공적이 아니며; 즉, 이것들은 그 조직의 내시경 관찰

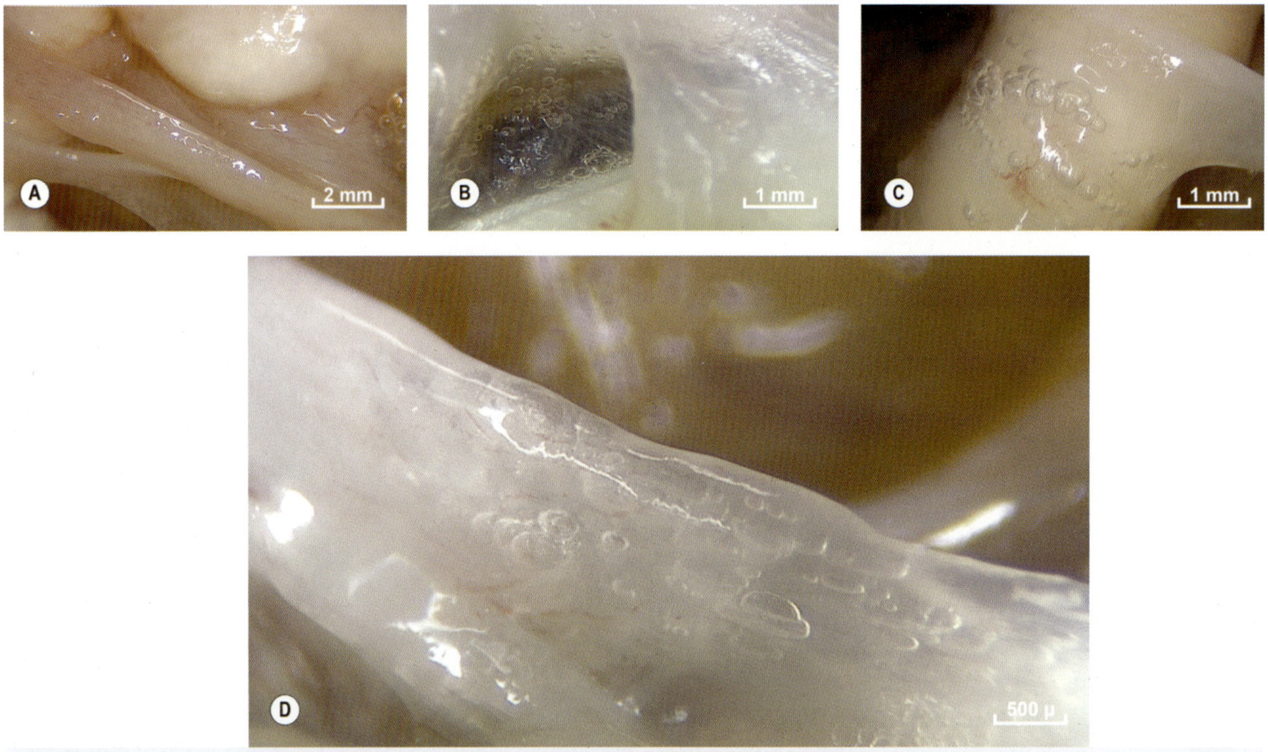

그림 *6.15*
A–D 미세공포들 내부에서 작은 조직내부의 거품들. 이러한 거품은 인공적이 아니며, 즉 그것들이 그 조직의 내시경을 통한 관찰에 의하여 유도된 것이 아니다. 그것들은 염증성 과정의 자연적인 특성이며, 건강한 조직 내부에서는 그렇게 많은 수로 존재하지 않는다. 그것들은 아마도 가스교환을 다루고 있는 조직들에 의하여 직면한 어려움의 증거가 될 것이다.

에 의하여 유도된 것이 아니다. 그것들은 염증과정의 자연적인 특징이지만, 건강한 조직 내부에서 그것들은 그렇게 많은 수로 존재하지 않는다. 그것들은 가스 교환을 다루고 있는 조직들에 의하여 직면한 어려움의 증거가 될 것이다. 이러한 거품의 존재와 세포외부의 환경의 증가된 불투명도는 공포 내부 겔의 특성에서 변화를 지적한다. 미세섬유의 두꺼워짐과 결합해서, 이것은 단단함과 가동성의 상실을 만들게 되며, 서로에 대하여 활주할 수 있는 미세섬유의 능력을 방해하게 된다. 세포성 반응은 매우 실제적이지만 원인인 것으로 보이지는 않는다.

때때로 당신은 과도한 혈관신생의 중심점을 갖는 국소화된 부종을 보게 되지만, 또 다른 경우에 혈관의 증식은 마치 담쟁이넝쿨이 고목에서 자라는 것처럼 침범적이다(그림 6.16).

그림 *6.16*
과도한 혈관신생
A 때로는 색종이 조각같은, 과도한 혈관신생의 중심부를 동반한 국소화된 부종을 보게된다(20×).
B 또 다른 경우, 혈관증식은 고목에 붙은 담쟁이넝쿨처럼 침범적이다(20×).

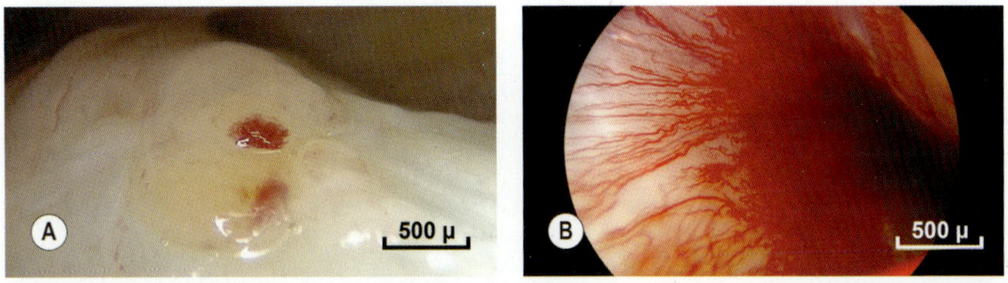

염증과 흉터조직 사이에서 차이점은 염증에서 조직의 구성요소가 파괴되지 않았다는 것이다. 그 조직은 일단 원인이 처리된 후 회복할 수 있는 능력을 갖고 있다. 그렇지만 염증이 부정적이거나 잘못 관리된다면, 조직 파괴가 궁극적으로 발생하며, 그 진행과정은 항상 동일한 방식에서 진행한다: 거기에서 미세공포의 팽창, 미세섬유의 심해지는 부족, 그리고 체액으로 채워진 다중의 팽창한 부위의 발생. 미세섬유의 심해지는 부족은 섬유들의 파괴의 결과이며, 이것은 본래의 형태로 체계적인 복귀가 없는 모양에서 국소적인 변화의 지속을 설명해준다(그림 6.17). 이러한 사례에서, 그 진행과정은 되돌릴 수 없으며 손상된 기능으로 결과할 것이다. 때때로 그 다중미세섬유의 시스템이 국소적으로 사라지며, 낭포-비슷한 거대공포로 대체된다. 그렇지만, 거대공포가 다른 상황에서도 발생할 수 있을 것이다.

그림 *6.17*
염증이 부정적이거나 잘못 관리되면, 조직파괴가 발생한다. 그 진행과정은 항상 동일한 방식에서 진행한다.

A 미세공포의 팽창, 미세섬유의 심해지는 부족 그리고 체액으로 채워진 다중의 팽창한 영역 등이 존재하며, 섬유의 파괴가 발생한다. 이러한 과정은 되돌릴 수 없으며 손상된 기능으로 결과할 것이다(10×).

B 때때로 다중미세섬유의 시스템이 사라질 것이며, 낭포-비슷한 거대공포로 대체된다(20×).

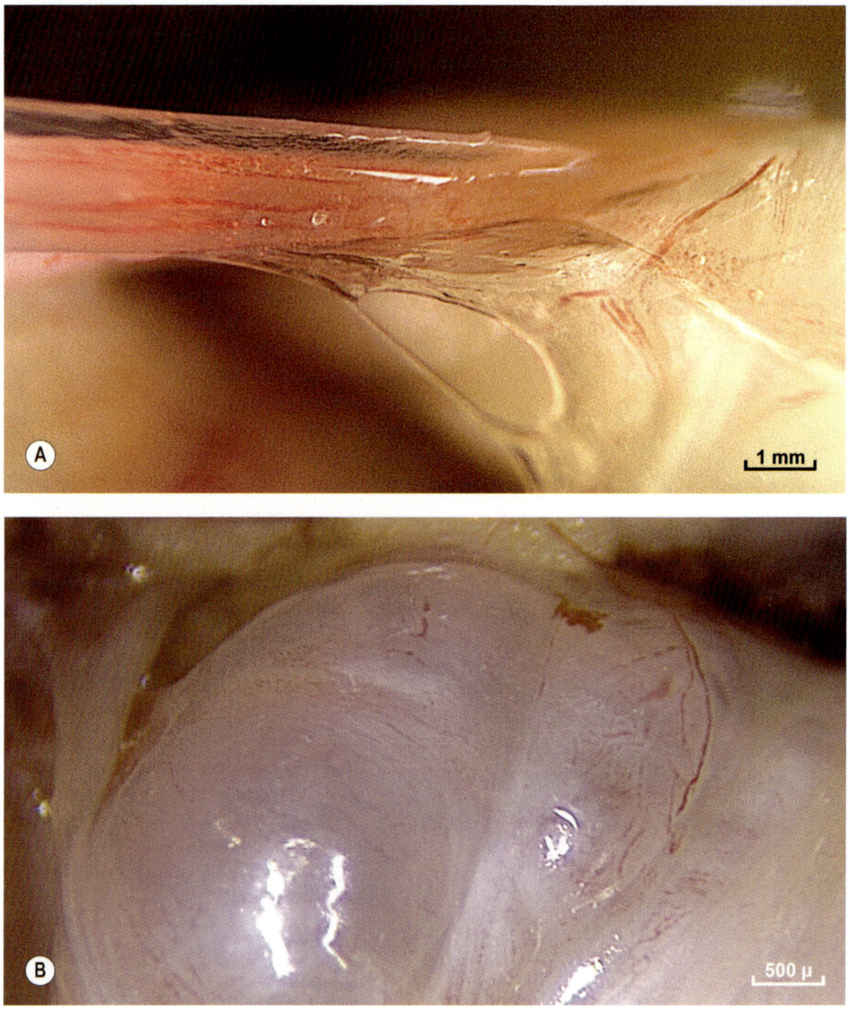

거대공포의 전환 Megavacuolar transformation

우리가 이전에 관찰했듯이, 이러한 발달은 염증에서, 힘줄염증에서, 오래된 멍에서 그리고 각별하게 팔꿈치 점액낭염에서 존재한다. 팔꿈치 점액낭염은 자뼈 근위부 끝부분에서 발생하며 피부와 뼈 사이에서 체액의 비정상적인 양의 분비를 포함하는 병변이다. 이러한 분비는 책상이나 테이블처럼 딱딱한 표면 위에서 팔꿈치의 반복된 받치기를 포함하는 동작에 대한 반응이다. 팔꿈치의 첨부에서 피부가 비교적 얇기 때문에, 이러한 부위는 취약하다. 팔꿈치에서 반복적인 압박은 해부학적 구조물들이 서로 간에 활주하도록 허용하는 활주체계를 퇴화시킨다. 팔꿈치 점액낭염은 종종 임상적인 증상이나 징후가 없이 수술 중 우연스럽게 발견되곤 한다(그림 6.18).

그림 *6.18 A*와 *B*
팔꿈치 점액낭염은 자뼈의 근위부 끝부분에서 발생하는 병변이다. 팔꿈치 돌기에 반복된 압박은 해부학적 구조물들이 서로 간에 활주하는 것을 허용하는 활주체계를 퇴화시킨다. 빈 공간이 형성되며, 그것들안에서, 무작위한 대들보-비슷한 구조물이 가끔 보인다 (5×).

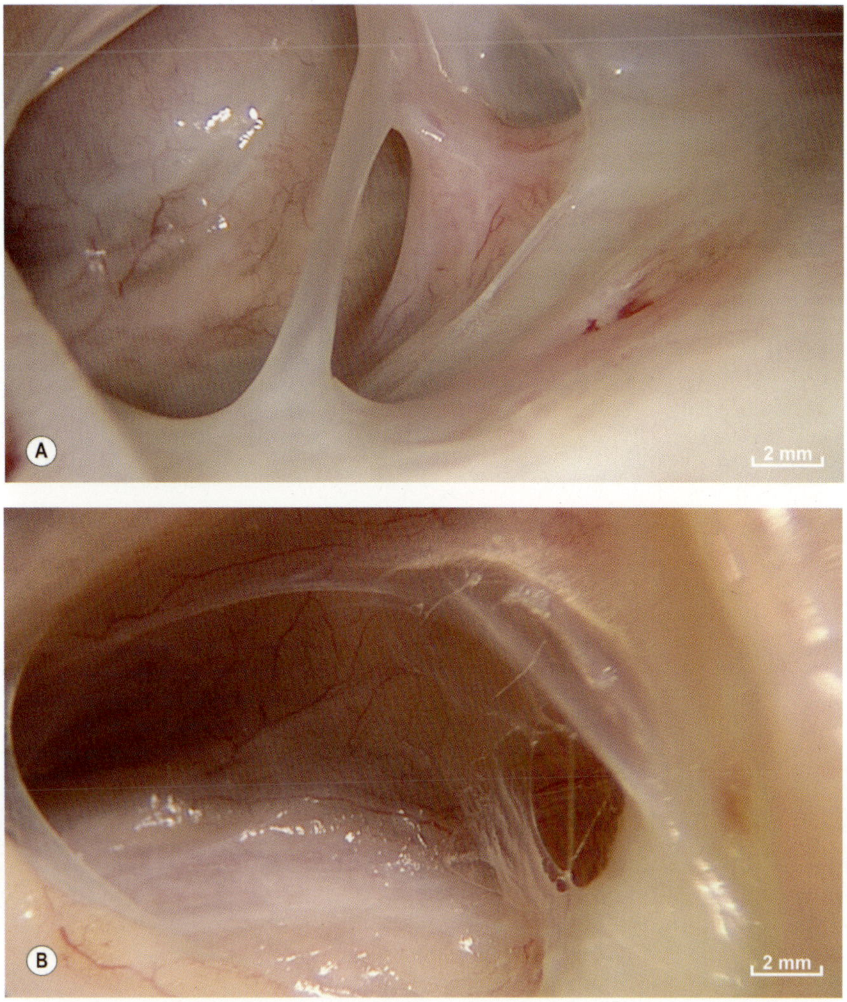

반복적인 스트레칭이나 압박과 같은 모든 외부적인 제약은 미세섬유들과 그것들의 구성적인 배열을 변형시키며 거대공포의 형성으로 결과한다. 이것은 그 섬유의 점진적인 붕괴(찢어짐)를 포함하며, 이것은 궁극적으로 파열되며, 상이한 병리학적 특성을 보유한 보다 큰 공간이나 구멍의 발생으로 결과한다(그림 6.19와 비디오 6.10). 그러므로 다중미세섬유의, 미세공포의 시스템은 거대공포로 전환된다.

거대공포로의 전환은 미세공포와 그 미세섬유의 팽창으로 특징지어진 부종의 단계와 함께 그리고 그 미세섬유 내부에서 다수의 거품의 존재와 함께 시작한다. 점차적으로 미세섬유들은 파열되며 비-미세섬유성 공간이 만들어진다. 개방된 공포내부의 공간으로부터 나오는 체액은 이러한 커다란 비-미세섬유성의 공간들 안으로 모이며, 그 안에서 변화없이 유지된 유일한 구조물은 일부 혈관들뿐이다. 손가락의 힘줄 껍질과 그것의 끈(Vincula) 그리고 팔꿈치 점액낭염의 내부 사이에서 놀라운 형태학상 유사성을 주목해봄은 흥미로운 일이다.

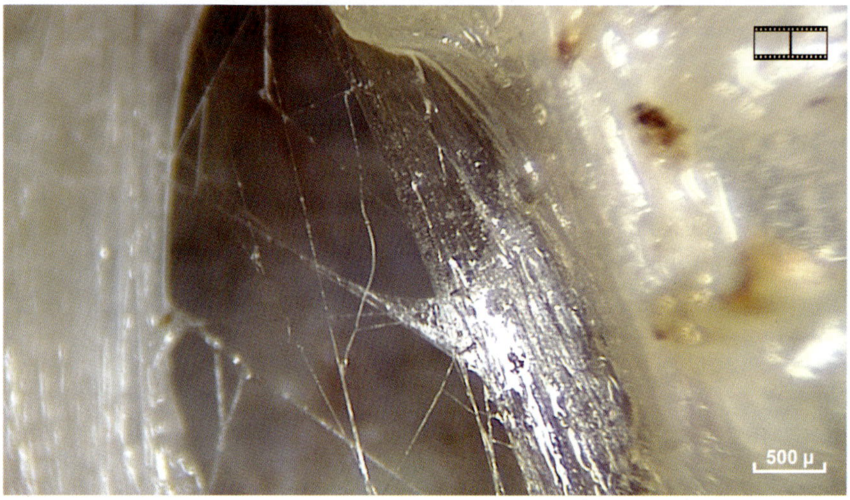

그림 6.19
반복적인 스트레칭이나 압박과 같은 외부적인 제약은 아마도 미세섬유 자체와 그것들의 구성적인 배열을 변화시킬 것이다. 이것은 그 섬유의 점진적인 붕괴(찢어짐)을 포함하며, 궁극적으로 파열시키며 상이한 생리학적 특성을 보유한 공간이나 구멍의 발생으로 결과한다. 그 다중미세섬유의, 미세공포의 시스템은 거대공포로 전환된다(20×).

비디오 6.10

팔꿈치 점액낭염은 흔하게 임상적인 증상이 없는, 일생에 걸쳐 점진적으로 발생하는 기능적인 적응의 한 사례가 되지만, 반복된 역학적인 스트레스를 받고 있는 조직의 결과로서 생리학적인 그리고 신진대사적 행태에서 분명한 변화를 보유한다(그림 6.20 그리고 비디오 6.11).

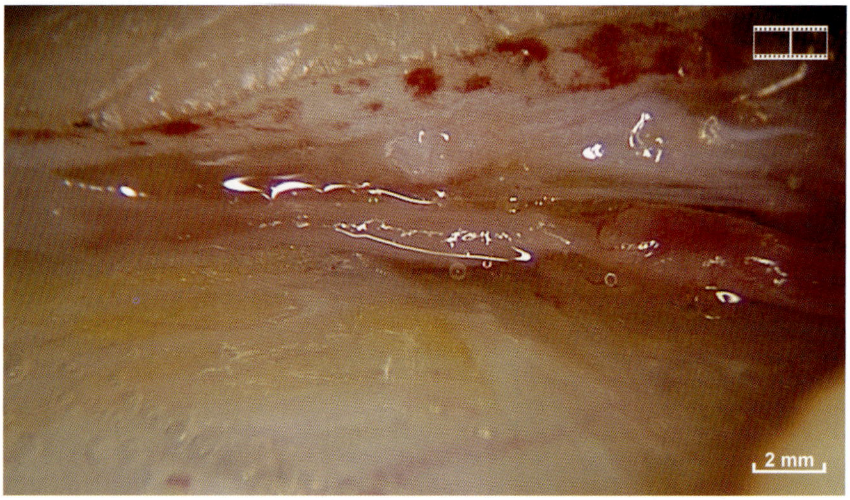

그림 6.20
반복된 역학적인 스트레스에 노출된 부위는 부종(체액의 손상된 재흡수에 의하여 유발된), 혈관확장, 두꺼워짐 그리고 세포외부의 삼출 등과 함께 일반적으로 동일한 방식에서 반응한다. 미세섬유의 파열은 그 안으로 체액이 모여드는 비-미세섬유성 공간의 발생으로 이어진다(5×).

비디오 6.11

- 일생에 걸쳐서 발생하는 이러한 거대공포의 반응이 예를 들어 손목의 그리고 손가락의 껍질 내부에서 굽힘근 힘줄의 활주작용의 상이한 해부학적 모습의 다양한 형태적 특성 등의 설명을 제공할 수 있는가?
- 미세섬유의 시스템의 전환과 역학적인 제약 사이에서 어떤 연관성이 존재할 수 있는가?
- 좀 더 넓은 의미에서, 우리 인간 계통발달의 사슬을 살펴본다면, 미세섬유 시스템의 이러한 전환과 역학적인 제약 사이의 이러한 연관성이 쥘 수 있는 능

력의 **출현**에 대한 설명을 제공할 것인가?

손목의 굽힘 중, 손목굴의 전방 벽을 보강해주는 그 활차는 힘줄을 안정시키며 최소한의 에너지 상실과 함께 손가락으로 근육 수축력의 전달을 보장한다. 손목굴 내부에서 힘줄들은 종방향의 그리고 측방의 힘 모두를 동시에 받게 된다.

이것은 팔꿈치에서 보인 그것과 유사한 거대공포의 반응을 유발한다. 우리는 다중미세섬유의 시스템과 전체 손목껍질이라고 불리는 거대공포의 시스템 사이의 변화하는 부위를 분명하게 확인할 수 있었다(그림 6.21A와 B).

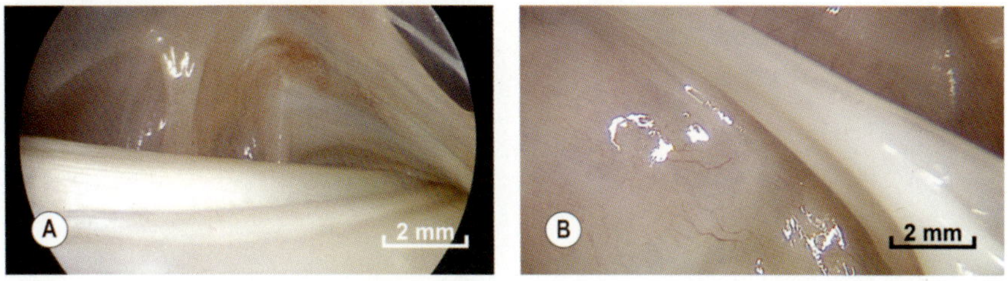

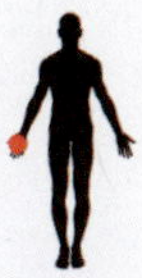

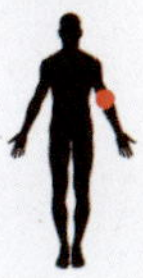

그림 6.21 A와 B
손가락 힘줄껍질(A)(5×)과 팔꿈치 점액낭염의 안쪽 표면(B)(5×) 사이에서 놀라운 형태학적 유사성에 주목함은 흥미롭다. 혈관공급의 배열조차도 유사하다.

손가락에서, 이러한 거대공포는 다른 활차가 나타나자마자 힘줄의 전체 주변부를 둘러싼다(그림 6.22 A,B,C 그리고 D). 가동성이 **몸통벽**— 몸통벽의 심장막 또는 몸통벽의 복막(복부의 장기를 둘러싸는 내장의 복막과는 반대되는 복부 공간을 덮고있는 막) 등과 같은 신체내부의 공간의 벽 또는 막을 언급하는 —의 제약이 존재하는 장소는 어디에서든 우리는 거대공포의 반응을 보게 된다. 반응의 이러한 형태는 또한 가슴막과 심장막에서도 역시 볼 수 있다.

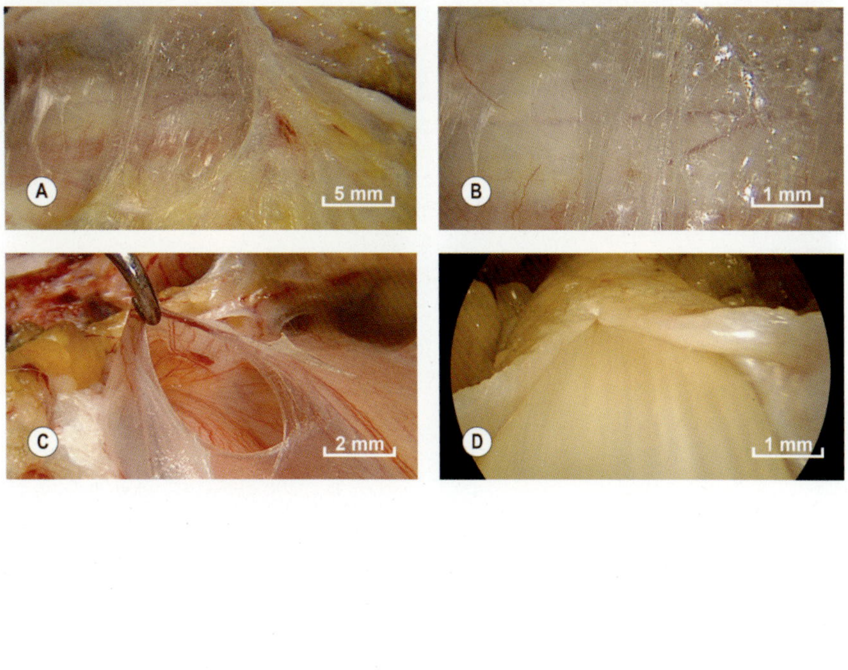

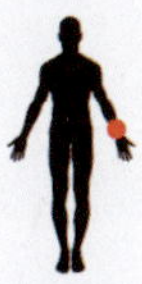

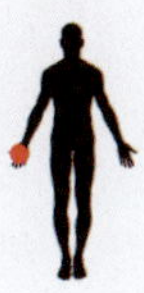

그림 6.22
손목굴 내부의 힘줄들은 종방향의 그리고 측면의 힘 모두를 동시에 받게 된다. 이것은 팔꿈치에서 본 반응과 유사한 거대공포의 반응을 유발한다.
우리는 다음의 변화하는 지역을 분명하게 확인할 수 있다.
A 다중미세섬유 시스템(2×)
B 거대공포 반응의 시작(10×)
C 손목굴(5×) 그리고
D 손가락 굴(10×)이 지나친 힘을 받게 될 때, 그것들도 동일한 방식에서 행동한다.

세포의 과부하 Cellular overload

피부밑조직 안에서, 미세공포들은 일반적으로 지방세포들로 채워진다. 그렇지만, 지질 과부하의 경우에 지방세포의 크기와 숫자는 증가하며, 거기에 미세공포의 크기에서 상응하는 증가도 존재한다. 결과적으로, 피부밑조직은 더 두껍고 더 무거워지며, 피부는 늘어난다(그림 6.23 그리고 비디오 6.12).

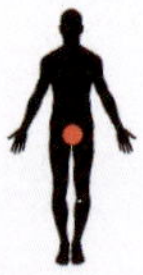

그림 *6.23*
피부밑조직에서, 미세공포들은 정상적으로 지방세포들로 채워진다. 그렇지만, 지질 과부하의 경우에, 지방세포의 크기와 숫자는 증가하며, 그 미세공포의 크기에서도 상응하는 증가가 존재한다. 결과적으로 피부밑조직은 더 두껍고 무거워지며 피부는 늘어나게된다(5×).

비디오 *6.12*

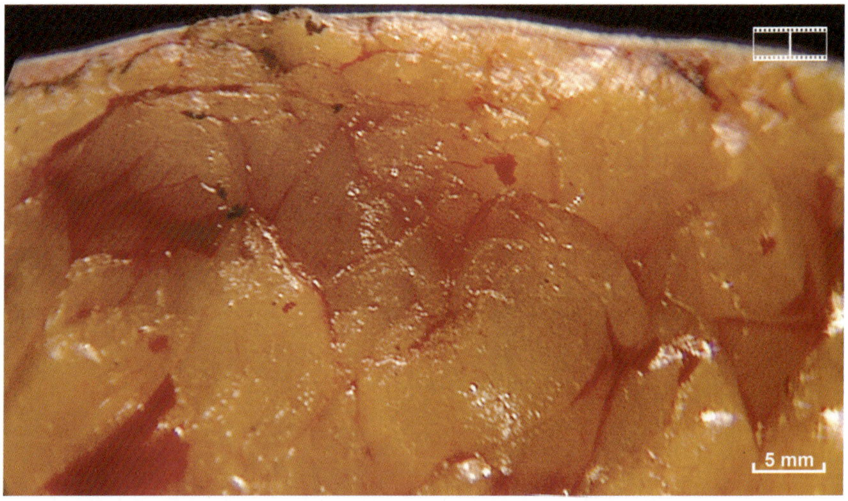

비만은 두 개의 개별적 단계에서 발생한다(그림 6.24).

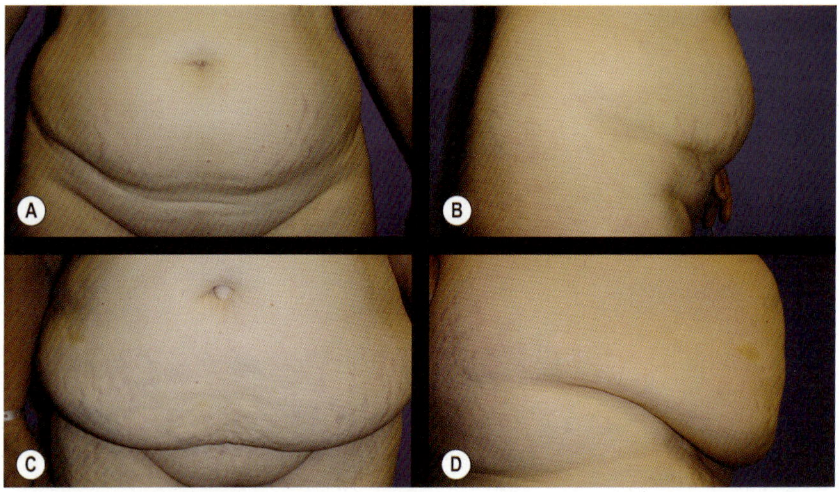

그림 *6.24*
비만은 두 개의 구분된 단계에서 발생한다.
A와 B 초기단계에서 체중 감소는 중력이 아직 미세섬유의 구성틀을 손상시키지 않았기 때문에 본래의 형태로 복귀를 허용한다. 내부의 긴장력은 중력의 작용에 저항한다.
C와 D 비만의 두 번째 단계는 미세공포의 극단적인 확장으로 특징지어진다. 용적과 체중이 꾸준히 증가한다. 이것은 탄력성의 상실과 함께 미세섬유의 팽창으로 이어지며, 그러므로 미세섬유는 중력의 작용에 대항할 수 없으며 본래의 형태로 되돌아가는 것도 불가능하다. 형태가 수정되며 외형이 붕괴된다.

- 처음에, 미세공포들은 지방세포에 의하여 확장되며, 지방세포들은 프로테오글리칸을 대체한다. 공포내부의 긴장력이 증가하지만 비록 팽창되었을지라도, 그 미세섬유의 구성틀은 자체의 선천적인 형태를 유지한다. 이러한 단계

에서 체중의 감소는 중력이 아직은 그 미세섬유의 구성틀을 손상시키지 않았기 때문에, 본래의 모습으로 복귀를 허용한다. 내부의 긴장력은 중력의 작용력에 저항한다.

- 비만의 두 번째 단계는 미세공포의 극단적인 팽창에 의하여 특징지어진다. 용적과 체중은 꾸준히 증가한다. 이것은 탄력성의 상실과 함께, 미세섬유의 팽창으로 이끌리게 되어 미세섬유는 중력에 저항할 수 없게 되며 자체의 본래 형태로 복귀할 수도 없다. 형태가 변형되며, 그 모양이 붕괴된다.

체중 감소

체중 감소는 지방조직의 용적과 공포의 긴장력을 줄여주지만, 미세섬유는 영구적으로 변화되었다. 성인에서, 미세섬유는 자체의 본래의 특성을 다시 얻지 못한다(그림 6.25). 그렇지만, 어린이들은 성장과정이 여전히 존재하고 작용하고 있기 때문에, 그 미세섬유의 그물망의 재형성을 위한 상당히 뛰어난 능력을 보유한다.

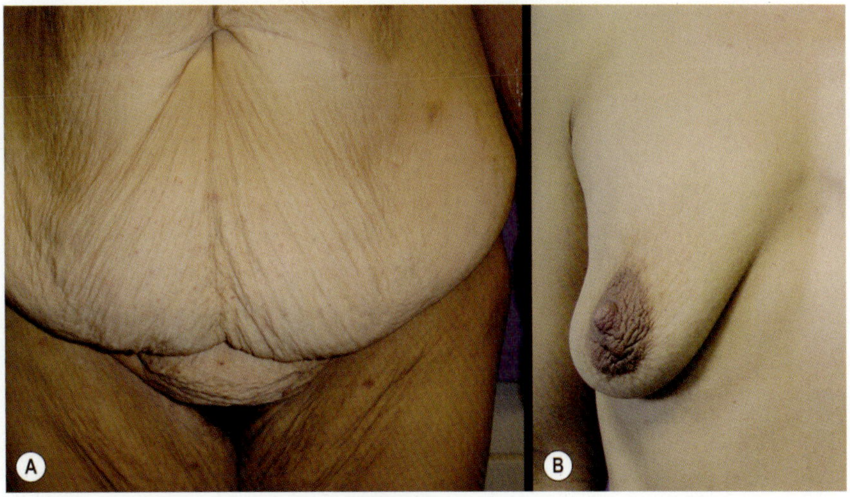

그림 *6.25*
체중감소는 지방성 조직의 용적과 공포의 긴장도를 감소시키지만, 미세섬유는 영구적으로 변화했다. 나이든 성인에서, 미세섬유들은 자체의 본래 특성을 회복하지 못하며, 하수 또는 처지게 된다. 나이-연관된 하수증은 복부, 가슴 그리고 팔에서 발생한다.
A 복부의 하수증
B 가슴의 하수증

노화

노화는 내인성의 긴장력에서 중력의 복수로서 간주할 수 있을 것이다. 피부와 같은 구조물의 쳐짐은 자체의 내인적인 특성을 상실한 섬유들의 팽창에 의하여 설명될 수 있다(그림 6.26A 와 비디오 6.13): 섬유들의 용적, 수 그리고 특성에서 감소가 존재한다; 미세공포들은 보다 커진다; 그리고 체액의 재흡수는 효율성이 떨어진다. 성장 중 중력에 저항하는 것이 가능했고 이어서 청년기 중 그 정점에 도달했던, 내인성의 조직내부 미리-긴장력은 노년의 시작과 함께 천천히 저하되기 시작한다. 노화의 과정 중, 미세섬유는 점차적으로 긴장력에 대하여 저항력을 상실해가며 원래의 형태로 되돌아오는 자체의 역동적인 능력을 상실한다. 미세섬유 내부의 긴장력은 감소된다. 하수증이 복부, 가슴 그리고 팔에서 발생한다. 중력은 더 이상 저항할 수 없다. 남아있는 유선이나 지방성 조직들의 무게가 노화한, 팽창된 피부의 및 피부 아래의 구조물을 아래로 끌어당긴다.

안면의 피부와 표정의 근막성 근육 사이에서 밀접한 연관성이 존재한다(그림 6.26B). 미세섬유의 연결은 여기에서 더욱 더 밀접하며, 그것들은 의심할바없이 더욱 효율적이며 얼굴의 표정을 도와주도록 보다 오래 지속되도록 설계되었다. 그렇지만, 노화과정은 태양과 기타 외부적인 요소들에 대한 지나친 노출에 의하여 가속된다.

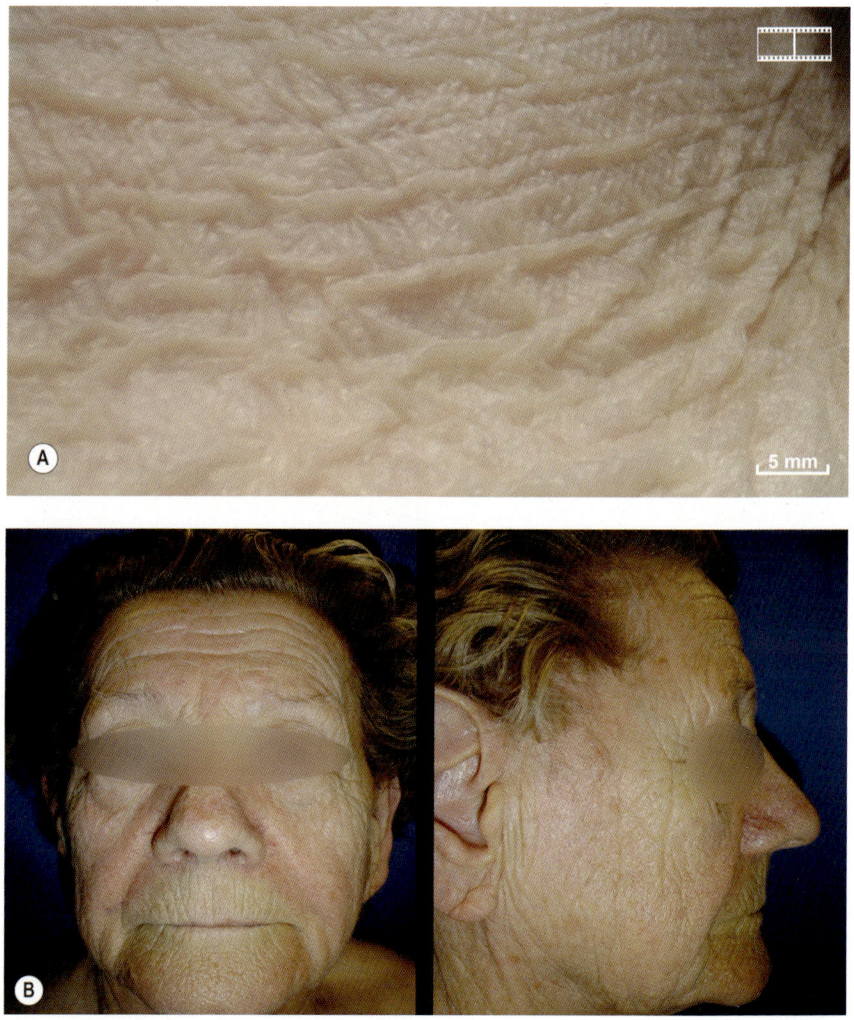

그림 *6.26*

A 노화는 내인성의 긴장력에 대한 중력의 복수로서 간주될 수 있다. 그 섬유들과 공포내부의 내용물의 특성에서 감소가 존재한다. 노화의 과정 중, 섬유내부의 긴장력은 감소하며 그 미세섬유들은 긴장력에 대하여 점차로 저항력을 상실해간다(2×).

B 안면에서 피부의 및 피부 아래의 구조물들의 쳐짐은 다른 부위들보다 일부 부위에서, 각별히 안면의 아래쪽(그리고 목)에서 영향을 주게 된다.

비디오 *6.13*

도수치료의 관찰가능한 역학적 효과

The observable mechanical effects of manual therapy

나는 피부 아래의 다중미세섬유의 그물망에서 상이한 치료법의 영향을 설명하는 여러 비디오 연재물을 기록했다(그림 6.27과 비디오 6.14).

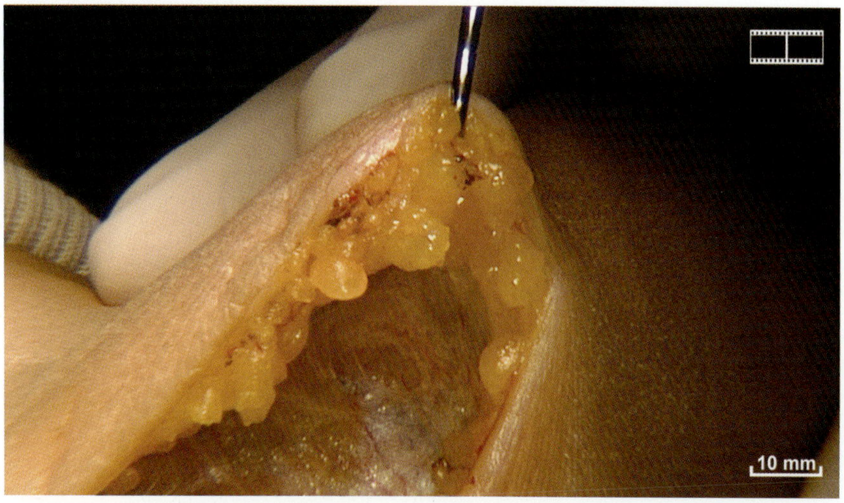

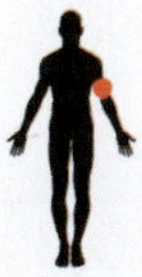

그림 *6.27*
우리의 내시경 관찰은 피부로 직접 적용된 당김이 피부 아래의 미세섬유성 그물망에서 직접적인 영향을 보유함을 확인한다. 피하섬유, 지방세포들, 혈관 그리고 세포들의 가동성이 분명하게 확인될 수 있다.

비디오 *6.14*

- 도수치료의 관찰할 수 있는 효과는 무엇인가?
- 도수치료 기법이 다중미세섬유의 기전에 어떻게 영향을 주는가?

도수치료가 피부 아래의 조직에 영향을 보유한다는 것은 더 이상 왈가왈부할 수 없다. 우리의 내시경 관찰에서 피부로 직접 적용된 당김이 피부 아래의 미세섬유 그물망에 직접적인 영향을 보유한다는 것, 그리고 역학전환이 작용하기 쉬울 것임을 확인했다. 삼차원에서 도수교정이 그 미세섬유성 구조물의 역학적인 잠재력을 다루기 위한 최선의 방법이 될 수 있다는 것 역시 명백하다.

주어진 도수치료의 어떤 것이 다른 방법들보다 대체로 더 효율적인가 또는 더 낳은 결과를 제공하는가 말하는 것은 우리의 역할이 아니다. 각각의 도수치료사들은 자신의 특정한 치료법의 기전에 대한 어떤 설명을 찾게 될 것이지만, 점차로 과학도 반드시 그러한 개입방법의 기반을 설명하는 것이 가능해야 한다. 이 책은 이러한 기전으로 더 깊은 연구에 대한 출발점을 제공한다.

운명의 실을 따라가기 Following the red thread

우리는 이제 마지막 운명의 실 질문을 답할 수 있을 것이다.

운명의 실 질문

6. 질병에서처럼 또는 외상의 결과로서, 정상적인 생리학적 한계를 넘어서는 힘을 받게 될 때도 자연은 그 다중미세섬유의 그물망에 대한 조화를 유지할 수 있는가?

답변에서, 요약하면 가동적이고, 적응성의 교차하는 섬유들을 보유한 미세섬유 그물망은 건강한 조직이 손상될 때 상실하게 되는 어떤 역학적인 조화를 발달시킨다. 신체의 회복기전은 그것의 본래의 상태까지 손상된 부위에서 미세섬유의 그물망을 회복시킬 수 없다. 그 대체된 조직은 질적으로 저하되지만, 이것은 흉터조직의 유연성을 강화시키도록 도수치료에 의하여 손상된 조직의 이른 가동증진법에 의하여 개선될 수 있을 것이다.

PT, LMT, NCTMB, John F. Barnes의 견해

내가 수십 년 전 펜실바니아의 대학에서 물리치료를 배울 때, 나는 해부학교수가 근막을 통해서 절개하고 그것을 던져버리라고 우리에게 이야기한 것을 정확하게 기억하고 있다. 너무도 많은 사람들이 아직도 근막을 중요치않은 포장재료 정도로 간주하고 있다. 내 자신의 외상과 전세계로부터 온 환자들을 치료한 나의 경험을 통해서 근막 시스템 안으로의 개인적인 연구 후, 나는 근막을 이완시키는 것이 매우 상이한 원리들을 요구한다는 것을 깨달았다. 비록 그 섬유성의 그물이 매우 중요할지라도, 근막 시스템 바탕질의 액체상태를 다루는 것도 역시 중요하다. 이것을 이해함은 유체 동역학을 기반으로 한 독특한 원리를 포함한다. 바탕질의 연속성은 Dr. Guimberteau의 고해상도 디지털 비디오 영상에서 보여주었다.

모든 인간존재는 상이한 근막성 좌상 패턴을 보유한다. 우리의 근육근막성 이완 치료법에서 5분 간의 부드럽지만 확고한 압력으로 근막성 제한을 압박함은 압전현상, 역학전환 그리고 상 전도 등을 이끌어낼 것이며, 궁극적으론 이완으로 이끌린다. 그러한 지속된 역학적 압박은 Dr. Guimberteau의 연구에서 보여준 미세섬유의 행태에서 미세섬유 가동성과 기타의 변화로 결과한다. 이어서 이것은 세포 내부에서 역학전환의 효과로 이어지며, 때때로 인체의 자연적인 항염증제인 인터루킨-8의 생산에 영향을 미친다.

백문이 불여일견이다. 살아있는 인간존재 안에서 Dr. Guimberteau의 중요한 발견은 근막에 대한 그들의 이해에서 치료사와 의사들에게 지극히 도움이 되었으며, 그들이 자신들의 손 아래에서 무엇을 느끼고 있는가 확인해준다. Dr. Guimberteau의 영상에서 근막의 아름다운 액체성 결정의 성질은 근막 시스템의 진정한 성질을 대표하며 통증의 감소를 위해서 그리고 가동범위의 증가를 위해서 근육근막의 이완의 효과에 대한 일부 설명을 제공한다.

Dr. Guimberteau의 DVD 시리즈와 이 책은 그 구조, 액체성 그리고 근막성 시스템을 구성하는 미세섬유와 미세관들의 매력적인 그물망의 중요성을 아름답게 보여주며 설명한다. 그의 때맞춘 기여는 근육근막의 제한을 위치확인하며 이완시키는 근육근막의 이완 치료사로서 우리의 치료적인 기법과 능력을 강화시켰으며, 우리의 전반적인 건강에서 근막이 수행하는 그 역할을 밝혀주었다.

DC. Kenzo Kase의 견해

수년 전에, 나는 일본의 내 카이로프랙틱 학교에서부터 학생들을 데리고 해부학 실습실에 사체를 관찰하러 간 것을 기억한다. 나는 그들에게 인간 신체의 해부학, 생리학 그리고 병리학을 설명하고 있었다. 그렇지만 내가 노출된 조직을 조사하면서, 나는 항상 '이것이 살아있는 사람에게서 진정으로 어떻게 작용하는 것인가?'라고 궁금했다. 나는 신체 구조의 명칭을 알고 있으며, 그것들의 기능도 알고 있다. 나는 살아있는 사람 안에서 우리가 생각한 그 무엇이 발생하고 있다는 지식도 갖고 있다. 내가 노출된 사체 조직을 조사하면서, 나는 근육, 골, 장기 그리고 지방도 보았다. 그렇지만 당연히, 나는 액체나 액체의 움직임을 전혀 보지 못했다. 나는 사람이 달리거나 점프할 때 근육과 근막이 어떻게 움직이는가를 절대로 볼 수 없었다. 내가 실제로 무엇이 발생했는가 볼 수 없을 때 어떻게 내가 살아있는 신체 안에서 발생하고 있는 그 과정을 완전하게 이해할 수 있겠는가?

그 40년 동안 나는 머릿속에서 신체의 그림을 만들어 왔다. 나는 학생들에게 그들이 사체를 볼 때 '이것은 전부가 아니야. 당신은 이러한 신체를 살펴볼 수 있겠지만, 너희들이 본 것은 단단한 것일 뿐 살아있는 사람이 보여주는 그 모습의 실체가 아니다. 너희들은 그 조직을 순환하며 윤활작용하고 있는 액체와 함께 이것을 살펴보는 방법을 연상해 볼 필요가 있을 것이다'라고 설명했다. 반드시 조직의 일정한 움직임이 존재해야 한다. 내가 Dr. Jean-Claude Guimbertea의 비디오로부터 내시경 영상을 보았을 때, 나는 '그래 바로 이거야! 바로 이것을 내가 그동안 상상해온 바로 그것이야'라고 중얼거렸다. 나는 그 이미지가 바로 내가 그려왔던 모습과 너무도 비슷함에 놀라지 않을 수 없었다. 모든 활주의 움직임을 가능하게 만들어주며 근막의 부위의 섬유들 모두를 따라서 움직이고 있는 체액을 눈으로 본다는 것은 경이로움이었다.

내가 스탠포드 대학에서 2013 키네지오® 테이핑 협회 국제 연구 심포지움에서 기조 연설자였을 때 나는 Dr. Guimberteau를 만날 수 있었다. 나는 그와 표피와 진피를 들어올리도록 피부로 키네지오® 텍스 테이프를 적용하는 것과 그것을 이용한 나의 치료법을 논의했다. 피부의 가장 표면의 층이 들려지면, 그 아래의 조직들에서 더 많은 공간이 만들어진다. 이러한 공간이 만들어지므로 그 조직의 압박이 완화되며, 체액이 좀더 자유롭게 순화되기 시작하며 신체 조직들은 정체된 혈액과 림프가 분산되면서 식게된다. 공간, 움직임 그리고 식히기. Dr. Guimberteau의 조직 구조와 기능의 설명은 이러한 치료적 이점이 실제적으로 어떻게 나오는가에 대한 훌륭한 통찰력을 제공한다. 나는 인체와 인체의 기능에 대한 새로운 지식과 새로운 이해를 위한 지속적으로 탐색하는 그의 열정에 매료되었다.

스탠포드 대학에서, 우리는 키네지오® 테이핑 방법이 작용하는 방식을 조사하기 위한 가능한 협동 연구를 논의했다. 우리가 표면 층으로 테이프를 적용하면서 피부 아래에서 무엇이 발생할 것인가? 그와 나는 매우 유사한 철학을 보유한다. 우리는 더 많은 정보를, 살아있는 기전에 관한 더 많은 지식을 추구하고 있다. 우리 둘다, 당신들 역시 지속적으로 학습하고 배우고 있다고 믿는다. 우리는 우리가 인간의 몸에 관하여 가능한 모든 것들을 이해하길 원한다. 나는 우리가 함께 연구함에 의하여 배울 수 있는 것의 가능성에 관하여 흥분된다. Dr. Guimberteau의 연구는 우리가 인간 신체를 살펴보는 방식을 혁신했으며, 세상에 우리의 피부 아래에서 진정으로 발생하고 있는 그 무엇의 매력적인 영상을 제공했다.

PT. MSc. Willem Fourie의 견해

물리치료사로서 지나 40년에 걸쳐, 나의 전문분야는 그 전문분야의 증가하는 증거 기반에 대한 요구의 치료적 접근방식에서 미묘한 혁신적인 변화를 겪었다. 외상, 수술 또는 질병에서부터 환자의 회복을 보조하기 위한 도수치료의 발달에서, 움직임은 항상 우리의 치료적 접근방식의 주류로 유지되었다. 이것은 마사지 치료, 단계화된 수동적인 움직임 그리고 운동치료 등을 포함한다. 우리 모두는 조직의 도수적 움직임과 도수교정이 조직 유연성의 질적인 면을 개선시켰으며 궁극적으로 그 환자의 움직임의 질적인 면을 호전시키는 것을 알고 있다. 그렇지만 우리는 항상 우리가 치료 시기 중 직관적으로 행한 그 무엇에 대한 증거의 결핍으로부터 어려움을 겪었다.

시간이 흐르면서, 의료계는 최선의 임상적 치료방식을 만들기 위한 우리의 치료 방식에 대한 결과-기반의 형태에서 증거를 요구했다. 물리치료계에서, 이것은 우리가 시행한 것에 대한 오로지 일화적인 증거만이 존재할 때, 도수적인 그리고 마사지 치료의 사용으로부터 천천히 위축되었다.

지난 십년 동안, 인간 결합조직 그리고 근막 시스템의 이해에서 관심의 고조는 물리치료사들의 구세대들에 대한 치료선택의 주류인 것으로 사용되었던 도수적 그리고 마사지 치료의 옛 정신을 다시 밝혀주었다. 이러한 관점에서, Dr. Guimberteau의 연구는 손상과 외상에 대하여 조직과 시스템들이 반응하는 방식에 대한 내 자신의 새로운 이해에서 하나의 전환축이 되었다. 그는 조직 흉터형성과 유착으로부터 결과하는 관찰된 기능장해의 지식 기반을 더욱 더 넓혀주었다. 그의 접근방식의 그 간결함과 영상의 명료함은 치료사로서의 나에게 스스로의 치료방식에서 내가 성취하고자 목표하는 것에 대하여 의뢰한 외과의사에게 설명함에 새로운 확신을 심어주었다.

Dr. Guimberteau의 내시경 관찰은 수술과 외상 후 피부의 아래 조직 층들의 제한된 활주로서 나의 손끝과 손 아래에서 내가 느꼈던 것을 확인해주었다. 그것들은 더욱 복잡한 콜라겐과 그물눈의 연결조직 층들이 살아있는 신체 내부에서 모든 해부학적 구조물들 사이에서 어떻게 복잡미묘한 연관성을 만드는가에 대한 내 자신의 해부 관찰을 확인해주었다.

흉터, 염증, 적응성 그리고 다중미세섬유의 그물망에 대한 변형 등에 관한 이 장의 가치는 너무도 중요하다. 상처자국 조직 그리고 유착에 의하여 유발된 합병증과 기능장해는 해마다 의료계에서 수백만 달러의 비용을 지불한다. 관찰된 피부의 층들 아래에서 흉터의 감쳐진 세계를 이해하는 것으로 향하는 어떠한 기여도 당연히 환영받으며 박수받게 되어있다. 이 장에서 주어진 Dr. Guimberteau의 통찰력의 결과로서, 치료사들의 임상적인 추론은 상당하게 강화되었으며 이제 외상이나 수술 후 환자에 대하여 개선된 기능성의 이점과 함께, 보다 조절된 치료적 개입방식을 제공할 수 있게 되었다. 이 장은 물리치료사인 내게 자신의 치료 선택 이면의 추론으로서 직관을 제공하는 것 이상으로, 객관성을 기반으로 한 치료 계획으로 의뢰한 의사를 대하는 확신을 부여했다.

7

형태를 책임지는 구조적인 구성의 조직으로서 결합조직의 개념

Concept of connective tissue as the architectural constitutive

형태는 설명될 수 있다.

형태는 가동성이 가능하다.

형태는 보다 복잡해질 수 있다.

요약정리

이제 우리는 살아있는 물체의 구조에 대한 우리의 관찰을 제공했으며, 우리는 '형태'가 살아있는 조직 내부에서 핵심적인 구성의 그리고 구조형성의 역할을 담당하는 서로 엮인 미세섬유의 프랙탈적인, 카오스적인 그물망의 형태학적인 결과라고 말할 수 있다.

형태는 설명될 수 있다 tissue responsible for form

과학적인 관찰이 밝혀준 그 무엇

우리가 도입부에서 살펴보았듯이, 살아있는 물체의 구조형성은 고대시대 이래로 해부학적 절개의 주제였다. 그러한 구성을 묘사하도록 사용된 언어와 개념은 형태와 그것의 구성요소에 관하여 다양한— 때로는 비유적인 —내재한 가정에 의하여 영향을 받았다. 그렇지만 이제는 기술적인 진보가 우리에게 살아있는 물체를 미세해부학적으로 조사하는 것을 그리고 보다 객관적인, 보다 과학적인 형태와 기능의 통합을 향해서 이동하는 것을 가능하게 만들었으며, 과거로부터 전해진 착상들을 버렸다. 객관적인 과학적 관찰은 앞으로 그 유일한 기준점으로 나가는 방법이다(그림 7.1과 비디오 7.1).

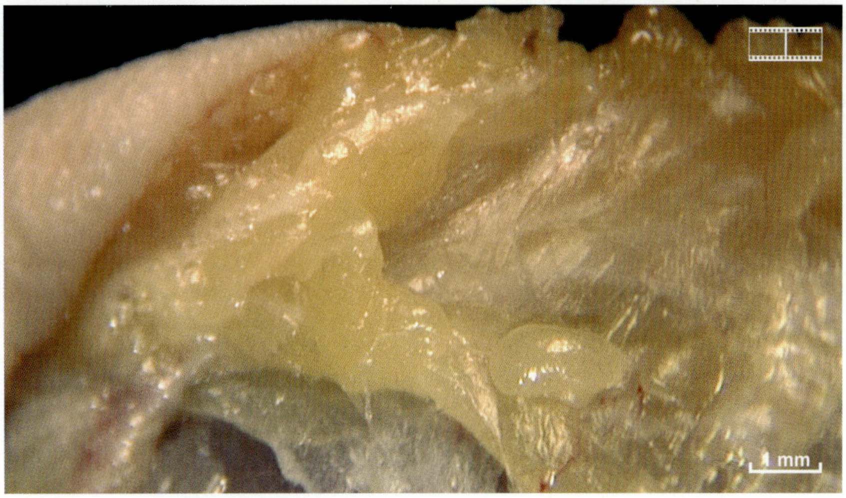

그림 *7.1*
내시경 관찰은 살아있는 물체 구성의 연속성을 확인한다. 삼차원 안에서 서로 연결된 미세섬유의 연속적인 그물망이 하나의 유기적 실체를 형성하도록 모든 구성요소를 이어준다(10×).

비디오 *7.1*

세포외부의 환경에서 다중미세섬유의 구성

미세수술적 이식과 성형외과 의사의 특권 중 하나는 신체의 상이한 영역에서 수술할 기회이며, 그러므로 인간 해부학의 광범위한 지식을 구축할 수 있다는 것이다. 그러한 미세수술을 시행한 어떠한 외과의사도 미세섬유성 조직이 신체 내부에서 어디서든 볼 수 있다는 것을 확인할 수 있다. 내시경 관찰은 미세섬유를 우리의 몸 구석구석에서 보여준다. 그것은 근육 안에서, 힘줄과 혈관의 내부와 주변에서, 신경 주변에서 그리고 뼈막 주변에서 보인다. 신체의 모든 장기들은 동일한 기본적인 미세섬유의 구성틀— 물론 상이한 구성적 특징과 함께—을 공유하는 듯 보인다. 그리고 그 미세섬유들은 전신에 퍼져있을 뿐만 아니라, 현미경적 수준에서 세포들을 세포 사이의 기질들로 이어준다. 그러므로 이러한 연속적인 미세섬유의 그물망과 신체의 결과적인 형태 사이에서 연관성을 살펴보는 것 그리고 새로운 구조적인 모델을 살펴보는 것이 타당하다(그림 7.2).

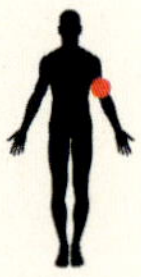

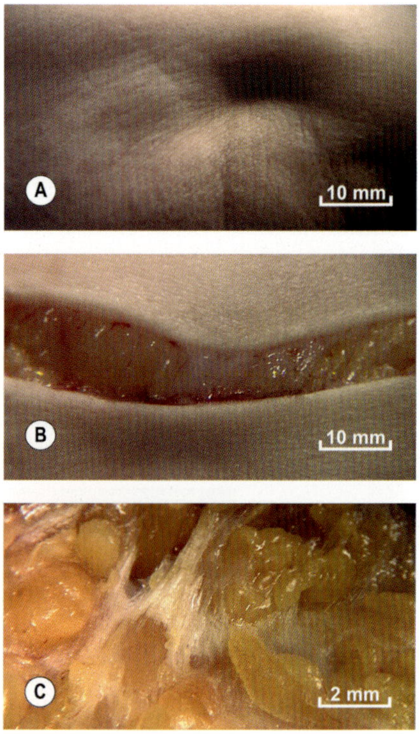

그림 *7.2*
콜라겐 섬유와 신체의 모양 사이에서 연관성의 논박할 수 없는 증거를 제공하는 것은 쉽지 않다. 여기에서, 비만인 대상의 팔꿈치에서, 이러한 연관성은 분명하게 볼 수 있다.
A 위관절융기 아래의 조직 안에서 함몰
B 그 함몰부 안에서 수술적인 절개는 단단한 아래 놓인 조직을 드러낸다.
C 지방조직 과부하에 의하여 유발된 팽창된 지방 덩어리들은 이러한 섬유들을 긴장하게 만든다. 이러한 미세섬유 긴장은 아래놓인 조직의 깊이 안으로 확장된다(5×).

이러한 미세섬유 조직은 그러므로 전체적인 시스템을 구성한다. 이것은 하나의 전체 연속성의 시스템이다. 비록 교육적인 수단과 해부학 학습의 수단으로 유용할지라도 분리된 층, 구획, 그리고 껍질에 조직 층들의 개념은 궁극적으로 허구인 것이다.

신체의 기초적인 구성 단위: 미세공포의 개념

우리의 관찰은 이러한 모든 곳에 퍼져있는 조직이 신체의 모든 부분들을 함께 이어주는 그리고 그렇게 함으로 하나의 유기적 실체를 만들어주는, 삼차원에서 미세섬유의 연결에서부터 건설되는 것을 보여준다. 모든 곳에 존재하는 미세섬유들의 그물망은 신체의 기본적인 구성 단위인 것으로 간주될 수 있는 삼차원적인 다면체의 미세공간 즉, 미세공포를 구성하도록 서로 꼬인다. 그것들은 당아미노글리칸으로 채워지며, 당아미노글리칸은 이어서 틀을 만들거나, 상이한 모양, 크기 그리고 기능의 세포들로 점유된다(그림 7.3 그리고 비디오 7.2와 7.3).

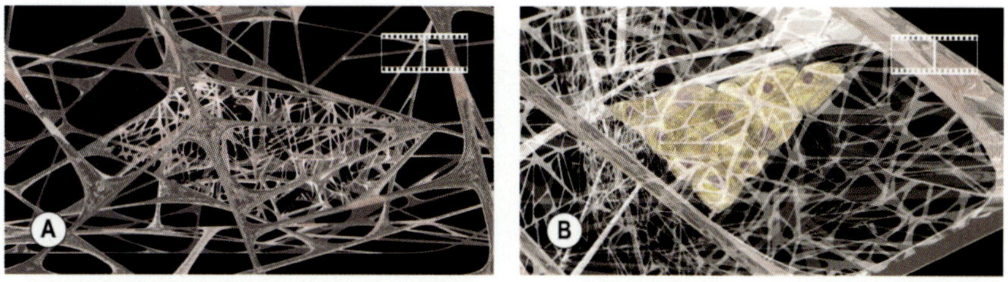

그림 *7.3*
미세공포의 개념은 우리에게 다음을 설명할 수 있게 해준다.
A 그것들의 복제 및 성장과 함께 구조적인 요소들의 모양, 용적 그리고 크기
B 세포의 위치

비디오 *7.3* **비디오** *7.2*

이러한 단위는 층별화된, 수직적인 층들로 배열되지 않고, 대신 외견상으로 무작위하고 카오스적으로 배열된다. 형태 역시 이러한 미세공포, 미세용적 그리고 서로 엮인 미세섬유들의 그물망의 축적과 응집의 결과인 것으로 이해될 수 있다.

우리가 비디오내시경의 사용으로 얻은 정보에 너무도 감사하며, 우리는 이제 이러한 해부학적 구조물이 움직이고 자체의 안정상태로 복귀하는 방법 그리고 그것들이 에너지와 정보를 수용하고 이것이 기능적으로 필요한 시기인 몇몇 사례만을 제외하고 이러한 연속성의 상실이 없이 자체의 완전성을 유지하는 방법을 이해할 수 있게 되었다.

우리는 이제 미세섬유의 구성과 피부의 표면에서부터 세포까지 펼쳐지는 콜라겐과 엘라스틴 그물망의 형태학적인 잠재력을 이해할 수 있으며, 우리는 또한 인테그린을 경유한 미세섬유의 그물망과 세포들 사이에서 연결 그리고 콜라겐 미세섬유에 의하여 제공된 세포 사이의 결합도 이해한다.

그 그물망은 공간을 채우도록 적용할 수 있는, 모든 가능한 형태를 구성하는 그러므로 복잡한 형태의 성장을 가능하게 만드는 그리고 오로지 물리적인 힘의 영향 하에서 초래된 그 변화를 허용하는 능력을 보유한다.

살아있는 물체의 기본적인 구성을 제공하는 그것의 거짓—기하학적인 배치와 함께, 다중미세공포의 그물망은 수학자, 생화학자 그리고 물리학자들에 대하여 중요하고 공통적인 관심사의 의문을 야기한다.

처음으로, 우리는 이제 살아있는 조직의 관찰로부터 기원하는 살아있는 물체의 미세해부학적인 구조형성의 우아하고 간결한 구성적인 개념과 모델을 얻었다. 이것은 그저 이론적인 것이 아니며—이것은 모든 외과의사에 의하여 쉽게 관찰될 수 있으며 복잡한 이론적인 모델의 개발이 없이, 연구의 이러한 연장선을 이어갈 수 있는 필수적인 명료함을 제공한다.

동시에 구조적이며 기능적인 해석의 개요를 요약하는 것, 그리고 미세섬유와 세포의 밀도에서 가변성을 보유한, 신체 전반에 걸쳐 퍼져있는 서로 꼬인 미세

섬유와 세포들의 그물망으로서 인간 신체를 생각하는 것도 이제는 가능하다. 그 모든 구성요소들은 함께 연결되며 움직임, 에너지 분포 그리고 신진대사 산물의 제거가 가능하다. 이것은 인간 신체를 살펴보는 새로운 방식이다.

그것의 외부적인 모습과 그것의 내부적인 구성에서 신체는 전통적인 모델과는 급격하게 다른 구성을 보유한다.

세포외부의 기질의 역할 – 형태를 책임지는 전신적인 그물망

신체는 결합조직에 의하여 함께 연결된 장기들과 함께 분리된 부분들로 구성된, 기계–비슷한 것으로 더 이상 생각 수 없다.

만약에 피부의 표면과 세포의 핵 사이에서 전체적인 연속성이 있다면(그림 7.4와 비디오 7.4), 그리고 그러한 연속성이 전체적인 형태와 신체 장기들의 형태 전반에서 퍼져있는 것이라면, 그때 조직 연속성과 형태 사이에서 연관성이 있다고 결론 짓는 것 그리고 새로운 패러다임을 제안하는 것만이 유일하게 논리적일 것이다.

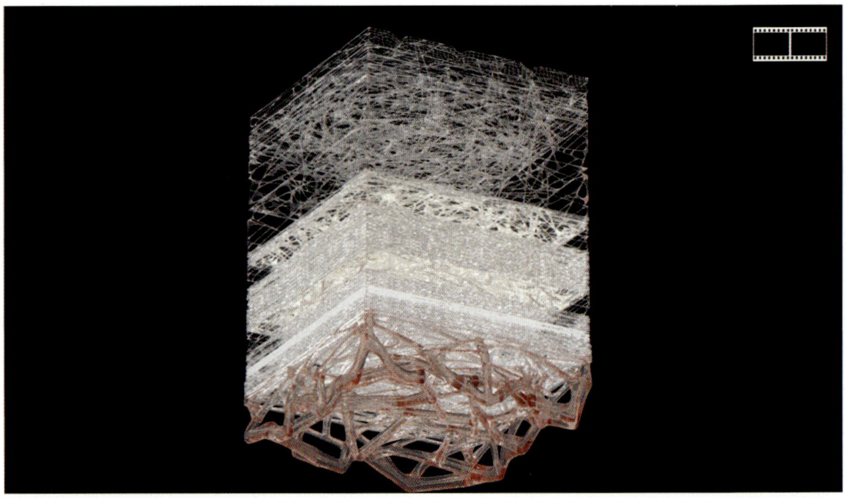

그림 *7.4*
이러한 미세섬유의 구조는 피부의 표면에서부터 뼈막과 뼈의 구조까지 이어지는 신체의 온전한 상태에서 신체 구성틀을 담당한다. 이것은 진정한 연속성이다. 이것은 단순한 연결조직 이상이며—바로 우리의 구성적인 조직인 것이다

비디오 *7.4*

핵심 주장

사실 결합조직은 구성의 조직이다. 이것은 상이한 부분들을 함께 이어줄 뿐만 아니라 – 거기에서 그 부분들이 발달하는 구성틀인 것이다.

근막을 재–정의하기

드디어 이러한 용어의 개인적인 용어 정의를 제안할 시점에 도달했다. 이것은 우리가 이미 관찰했던 그 사실에 따른 것이다. 이 정의는 반드시 이러한 분야에서 연구와 사고의 다양한 교육기관들 사이에서 우리가 마주치게 되는 어의론적

인 사용에 대하여 적용하는 것도 역시 가능해야 한다.

우리가 이미 보았듯, 세포는 그 연속성과 살아있는 형태의 완전성을 감당할 수 없다. 세포들의 존재는 지지해주는 체계와 구성적인 틀을 필요로 한다. 여러 가지 해부학적 용어들이 세포들 사이의 조직을 묘사하도록 사용된다: 세포외부의 기질, 간질성 조직, 다중미세공포의 콜라겐성 흡수 시스템, 성긴 또는 그물눈의 조직 그리고 종종 근막을 언급하는 결합조직이라고 알려진 조직 등등 — 그렇지만 이 모든 것은 혼란으로 이어진다.

해부학적 용어에서, 근막은 신체의 모든 부분을 이어주며 통합하는 물질적인 연결로서 정의된다. 사실, 이것은 받쳐줌에서 그리고 연결의 움직임에서 관여되고 있는 것으로 묘사되는 결합조직에 매우 유사하다. 그렇지만 이러한 정의는 종종 교육기관과 국가에 따라서, 상이하게 해석되며, 얇은근막처럼 조직의 단순한 치밀화로부터 넙다리근막긴장근과 엉덩정강근막띠와 같은 단단한 근육힘줄성 구조물까지 펼쳐진다.

'근막'이란 개념은 빈번하게 과도하게 사용되며, 오용되고, 구분없이 사용되고, 이것은 해부학적인 관점과 치료적인 관점 모두에서부터 혼란을 유발한다. 예를 들어, 근막염이란 정확하게 무엇인가? '우리가 근막을 치료하려고 합니다'라는 표현은 통상적으로 무엇을 의미하는가?

그렇지만 근막은 의학적 또는 유사의료분야의 어휘로부터 제거되기에는 너무도 일반적인 용어가 되었다. 그렇지만 근막의 일반적인 특징으로 인해서, 그것은 확실히 재 — 정의될 필요가 반드시 존재한다. 나는 다음의 정의를 제안한다.

핵심 주장

근막은 인체 내부의 긴장력의, 연속적인 미세섬유의 그물망이며, 피부의 표면으로부터 세포의 핵까지 이어진다. 이러한 전반적인 그물망은 가동적이며, 적응력이 있고, 프랙탈화되었으며 그리고 불규칙하다; 이것은 인간 신체의 기본적인 구조적 틀을 구성한다.

그렇게 정의된, 근막은 기능적인 요구에 따라서 그것의 미세섬유적 특징들을 수정할 수 있으며 — 그렇지만 그것은 여전히 동일한 시스템이다. 모든 사람들은 그들 자신만의 고유한 방식에서 근막을 치료하겠지만, 근막이라고 언급할 때, 그것의 의미는 모든 사람에게 분명해야 할 것이다.

형태는 가동성이 가능하다 Form is capable of mobility

형태동역학: 미세섬유의 그물망은 움직임을 도와준다

우리는 2장에서 근막의 미세섬유성 그물망의 구조를 정의했다. 3장에서 우리는 미세섬유의 그물망이 움직이는 방식을, 이어서 이러한 내인적인 움직임이 유기체 내부에서 가동성을 가능하게 만드는 방식을 살펴보았다. 우리는 구조가 변형되고 또 자체의 안정 상태로 되돌아가는 방식을 관찰할 수 있다.

근막의 미세섬유성 구성의 지식은 우리가 다음을 이해하도록 도와준다:

- 구조가 정보를 받아들이는 방법
- 서로에 대한 연관성에서 움직이는 동안 그것들이 자체의 완전성을 유지하는 방법
- 그것들이 조직 연속성의 상실과 파열이 없이, 힘쓰는 동안에도 에너지 분포를 가능하게 만드는 방법(그러한 상실이 기능적인 필요성이 있는 드문 사례만을 제외하고).

근막의 미세섬유성 기질은 움직이며, 살아가고 신진대사하는 물리화학적인 연속성을 구성한다. 구조를 이루는 요소들은 이러한 기능 모두에 참여한다. 이렇게 하도록 거기에서는 반드시 가장 큰 거시적인 해부학적 구조물로부터 가장 작은 미세해부학적 구조까지 완전한 조직 연속성이 존재해야 한다.

더욱이 이러한 미세섬유의 구조형성은 그 미세섬유의 구성틀 내부에서 완전한 물리적 연속성을 제공하며, 이것은 예를 들어, 엘라스틴, 콜라겐 등의 나선형의 단백질 그리고 물분자 등과 같은 현미경적인 구조까지 펼쳐지며 포함한다. 그렇지만 늘어나며 갈라지고 있는 미세섬유들에 대한 우리의 관찰을 설명하기 위해서, 우리는 콜라겐 분자가 어떤 특정한 방식에서 움직인다고 연상할 필요가 있다(그림 7.5와 비디오 7.5)

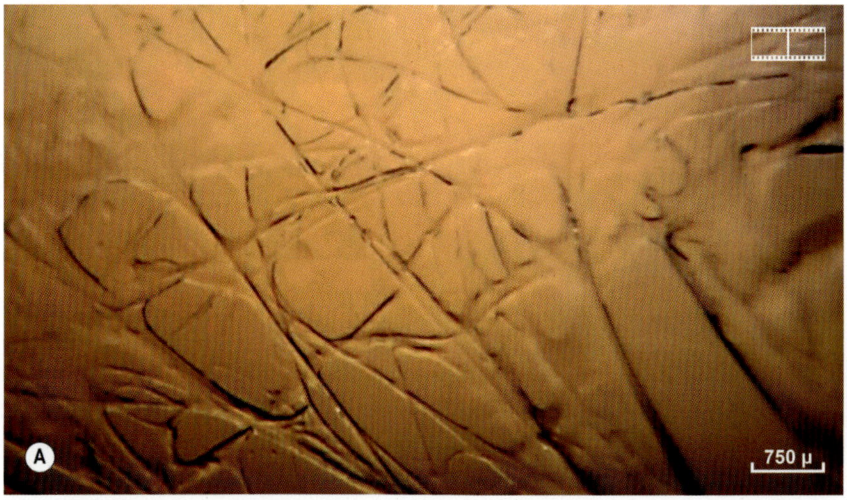

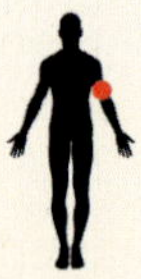

그림 7.5
A 가능한 미세섬유의 움직임의 전체 범위는 이러한 고도로 가동적인 그물망 내부에서 움직임을 착수시킨다. 분자의 내부까지, 모든 것이 움직인다(15×).

비디오 7.5

그림 *7.5*
B 형태동역학은 살아있는 물체의 분자간 가동성을 포함한 모든 수준에서 형태와 움직임을 연합시킨다.

비디오 *7.6*

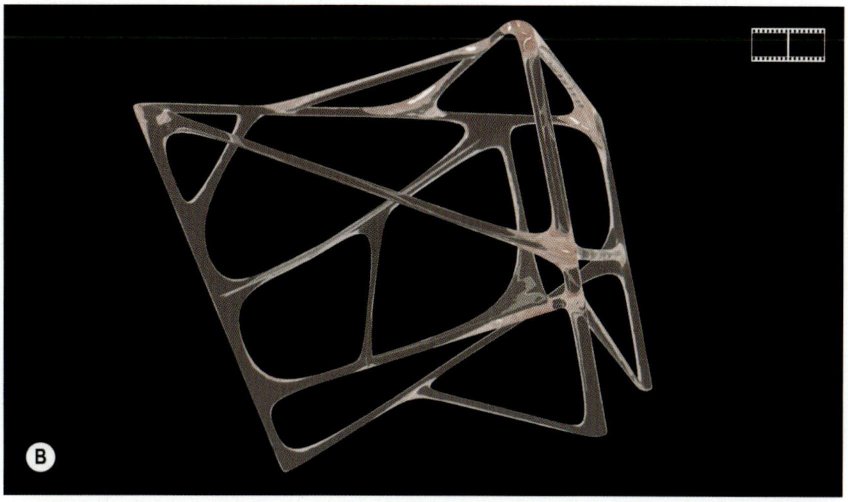

핵심 주장

해부학적인 구조의 형태와 가동성 사이의 연관성은 절대적이며, 이것은 형태의 외부적인 모습에 그리고 내부적인 분자간 구성에 모두 적용된다. 살아있는 물체의 구성을 설명하려는 그리고 형태동역학을 정의하는 모든 시도는 반드시 이러한 주장을 설명해야 한다.

형태동역학은 형태의 그리고 그것의 움직임 과학으로서 간주될 수 있다(그림 7.5B와 비디오 7.6). 이것은 과학적 관찰에서 파생되며 살아있는 물체 내부의 모든 수준에서 그 구성 요소들의 분포를 언급한다. 그것들의 공간상 구성형태는 역동적인 형태를 결정하며, 한 유기체의 세포성 기원에서 시작한다. 전통적인 화학적 정의는 분자의 가동성을 설명하지 못하며 그림설명에서 보인 그 형태는 잘해야 부정확하며 흔히 형태동역학적인 관점에서 아무 의미없다. 그리고 여전히 분자의 형태동역학적인 구조형태는 우리가 분자들이 기능하는 방식을 이해하도록 도울 것이며 역학적인 결합을 보장하기 위해서도 필요하다.

생체장력통합성

5장에서, 우리는 미세섬유 그물망과 그것의 세포성 내용물이 하나의 장력통합성 구조를 구성하는 방법을 보여주었다. 장력통합성은 구조적인 개념이다. 이러한 개념을 생물학의 영역으로 확대함— '생체장력통합성' —은 살아있는 구조가 스트레스와 움직임을 처리하는 방법에 빛을 던져줄 것이다. 생체장력통합성은 이해를 도와줄 수 있는 매우 유용한 작용 모델을 제공한다.

아무튼 생체장력통합성의 개념은 살아있는 형태 내부에서 에너지 전달에 대하여 그리고 의도적인 및 의도하지 않은 스트레스와 움직임을 처리하는 능력에 대하여 커다란 의미를 갖고 있다. 오로지 하중부하의 그 지점에 인접해서만 반응하는 것과는 반대로, 전체 형태에 걸쳐서 하중부하를 '공유하는' 장력통합성 구조의 능력은 해부학적 수행력의 종잡을 수 없는 측면의 일부를 설명한다.

Donald Ingber가 보여준 듯, 움직임과 힘의 이러한 광범위한 의사소통은 오로지 중간 규모의 수준에서 뿐만 아니라 세포 내부의 및 세포와 함께 작용한다.[1] 한 지점에서 역학전환의 영향은 그러므로 연관된 세포로부터 멀리 떨어진 자극에 의하여 유발될 것이다.

신체 내부에서 긴장력과 압박력 균형의 복잡성은 너무도 커서 확실하게 다른 생체역학적인 가설만이 이러한 개념을 보강하게 될 것이지만, 그 시점에서 중력의 작용에 저항하는 우리의 능력을 설명하는 것이 가능한 유일한 한가지로 남아 있다.

분산 패턴과 프랙탈화

근막의 미세섬유의 그물망의 관찰로부터 주된 결론은 그것이 특성상 불규칙하며 프랙탈적이라는 것이다(5장을 참조). 형태에서 구분할 수 있는 규칙성은 존재하지 않지만, 한 가지 확대영상에서 감지할 수 있는 패턴들은 그 자체를 반복적으로 더 높은 확대에서도 만들어낸다는 것— 고전적인 불규칙한 프랙탈과 다면체 그림 —이다.

이러한 미세섬유의 그물망은 하나의 복잡한 시스템을 구성한다. 복잡한 시스템은 변수들의 끊임없는 변환 설정에 반드시 적응해야 한다. 평형의 고정된 지점은 존재하지 않는다. 이러한 시스템은 평형을 성취하기 위한 시도에서 한 상태에서 다른 상태로 지속적으로 움직이지만, 그것들은 항상 불안정성의 상태에 남게된다. 불안정성의 이러한 영구적인 상태는 가장 효율적인 방식에서 그 시스템이 가능한 물리화학적인 해결책의 영역을 탐색하는 것을 가능하게 만든다.

프랙탈화는 다중미세섬유의 시스템의 카오스적인 특성 위에 쌓여지며, 카오스의 불규칙성 안에 규칙성의 한 형태를 유도한다. 우리가 보았듯, 프랙탈 물체는 생물학의 많은 영역에서 확인되며, 혈관성 그물망, 폐포, 담즙관 그리고 신경계 등의 가지 발생 방식을 포함한다.

이러한 발견에서부터 근본적인 의문이 생긴다. 우리가 순서와 선형적인 관계가 보다 효과적이라고 생각했을 때, 살아있는 유기체가 어째서 이러한 형태에 적응하는 것으로 보이는가? 다른 문화권보다 더 큰 범위에서 서양 문화는 한 시스템의 구성요소들 사이에서 순서와 평형에 그리고 직선적인, 결정적인 관계를 고수하는 경향이 있다. 그렇지만 여기 근막 안에서 우리는 불규칙한, 프랙탈의, 카오스적인, 비선형적인 시스템을 보게 된다. 그 시작부터 혼란스런 시스템의 존재로의 연구는 거의 또는 아무런 중요성이 없는 것으로 무시되는 경향이 있었다. 이러한 현상은 수학적인 공식으로 설명될 수 없으며, 그것들은 뉴턴식의 물리학의 법칙에 엄정하게 들어맞지 않는다. 지식에 대한 우리의 지속적인 탐색의 과정에서, 우리는 점차적으로 자연이 직선적인 방식에서 기능하지 않는다는 것을 그리고 그 비율이 일정한 두 개의 변수의 관계를 언급하는, 원인과 결과의 비례의 법칙이 사실 비-선형적인 규칙을 기반으로 할 수 있다는 것을 점차적으로 인정해야 했다.

그럼에도 불구하고 끊임없는 평형의 탐색에서, 이러한 복잡한 시스템은 엄정한 과학적인 방법을 사용해서 설명될 수 있으며 그 외견상의 혼란 속에서 분명하고 정해진 내재한 순서를 드러내서 보여줄 수 있다.

형태는 보다 복잡해질 수 있다 Forms can become more complex

기관형성

4장에서 설명한 듯, 세포는 그 자체가 살아있는 형태의 연속성과 완전성을 감당할 수 없다. 세포는 신체의 모양을 설명하지 못한다. 오로지 세포외부 근막의 미세섬유 그물망만이 이것을 할 수 있다(그림 7.6과 비디오 7.7). 세포의 존재는 받쳐주는 시스템과 구조적인 구성틀을 필요로 한다.

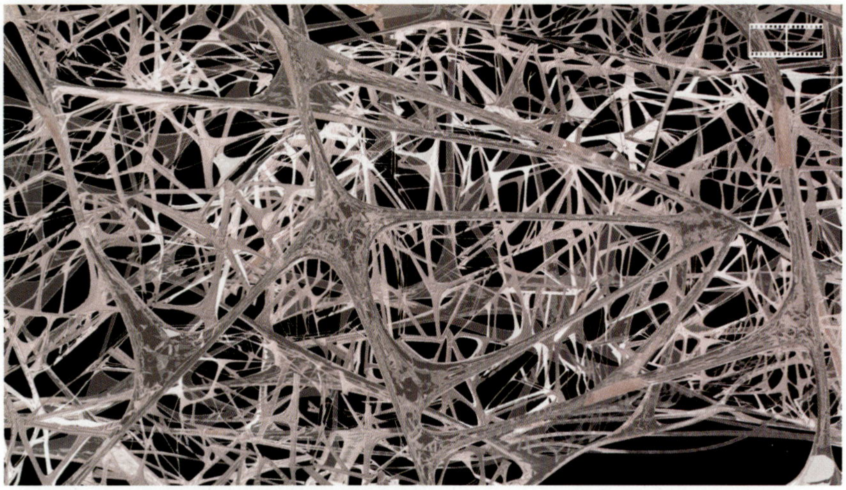

그림 *7.6*
분열번식— 개별 미세섬유의 갈라짐 —은 미세섬유 그물망 내부에서 빈번하게 관찰된다. 미세섬유 그물망의 프랙탈화와 내인적인 특성은 이러한 현상을 도와준다.이것은 우리가 성장, 장기 용적의 구성 그룩 중력에 대한 저항 등을 더 잘 설명할 수 있게 만든다.

비디오 *7.7*

인체는 그 안에서 특수화된 세포가 장기를 형성함에 의하여 특정한 기능을 시행하도록 진화한 전반적인 미세섬유 시스템이다. 비록 상이한 기능적인 필요에 의하여 유도된 특정한 차이가 존재할지라도, 모든 장기가 동일한 일반적인 미세섬유의 구성틀을 공유하는 것으로 보인다.

표피, 진피 그리고 피부밑조직으로 피부의 조직화는 세포의 기능적인 요구에 대한 이러한 틀형성의 적응성을 완벽하게 설명한다. 자체의 역할에 따른 미세섬유성 조직의 밀도 그리고 세포의 풍부함 또는 빈약함 등은 우리가 전통적으로 개별적인 피부 층으로 생각한 그 방식을 결정하고 구분해주는 요소인 것이다. 미세섬유의 구성틀 내부에서 세포의 동일한 기본적인 배열은 갑상샘 안에서, 근육과 힘줄 안에서 그리고 특정한 기능을 보유한 다른 해부학적 구조물들 안에서 볼 수 있다.

출현의 이론도 역시 이러한 내용과 연관성이 있을 것이다. 밀도, 양적인 면, 그리고 질적인 면에서 발달하는 미세섬유 그물망의 능력은 동일한 내재하는 구성의 규칙으로 형태의 다양성 출현을 허용한다. 이것이 장기발생이다.

지속적인 신진대사적 교환을 보장하는 형태적인 그리고 물리화학적인 평형은 반드시 존중되어야 하지만, 그것이 새로운 제약과 상이한 내인적인 복종을 받게 될 것이기 때문에, 형태학적인 의미에서 좀 더 높은 수준으로 이행은 낮은 수준으로 이행과 유사할 수 없다. 그러므로 이것은 새로운 가능성과 함께 부여받게 될 것이지만, 일차적인 틀은 그대로 유지된다.

다중미세섬유의 구성틀은 형태학적인 모습을 만들도록 다양한 강요의 영향 하에서 쉽게 전환될 수 있다(그림 7.7).

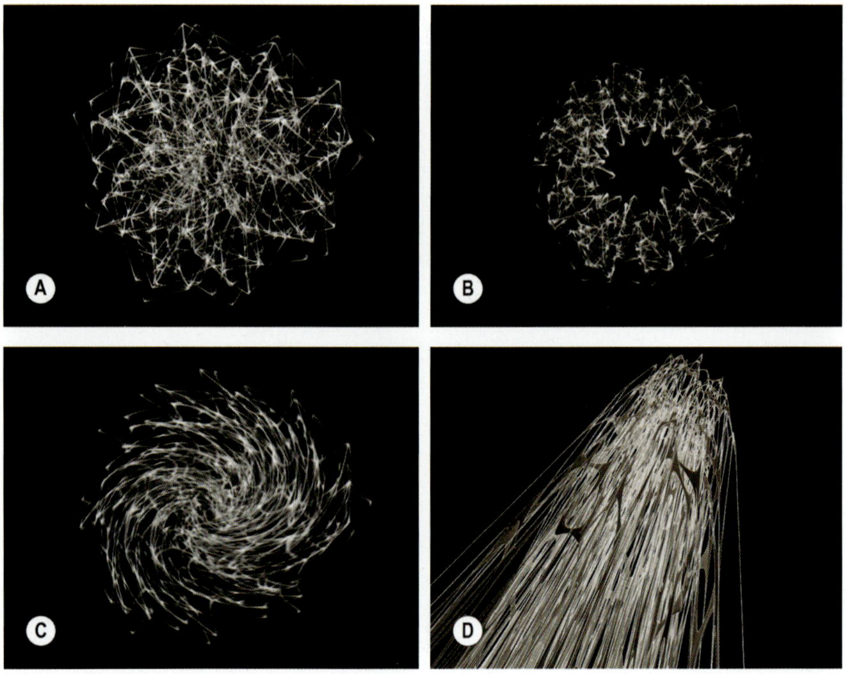

그림 7.7
삼차원적인 미세섬유 그물망의 컴퓨터 모형제작은 쉽게 형태학적인 모습의 다양함을 만들어 낼 수 있으며, 생명의 단순한 형태도 포함한다.
A 구분할 수 있는 특징이 없는, 분화되지 않은 모습
B 중앙에 공간을 보유한, 왕관 형태인
C 나선형의
D 원통형의

5장에서 설명한 듯, 살아있는 물체는 사각형, 마름모꼴, 둥근 원통형, 그리고 휘감킨 또는 소관의 형태 등과 같은 삼차원적인 형태를 만들어낼 수 있지만, 이러한 형태는 항상 단순하다(그림 7.8). 이것이 DNA를 구성하는 단순한 형태로부터 분자와 세포골격의 미세소관까지 이어지는, 전신에 걸친 모든 수준에서 볼 수 있기 때문에, 그물망의 완전하게 무작위한 구성이 이것을 허용한다. 이러한 구성틀은 이미 존재하는 다양한 형태를 보여주며 지속적으로 풍성해질 것이다. 발달의 특정한 연장선은 동일한 발달의 축 내부에 남아있는 동안 기존의 한 가지로부터 파생할 것이다.

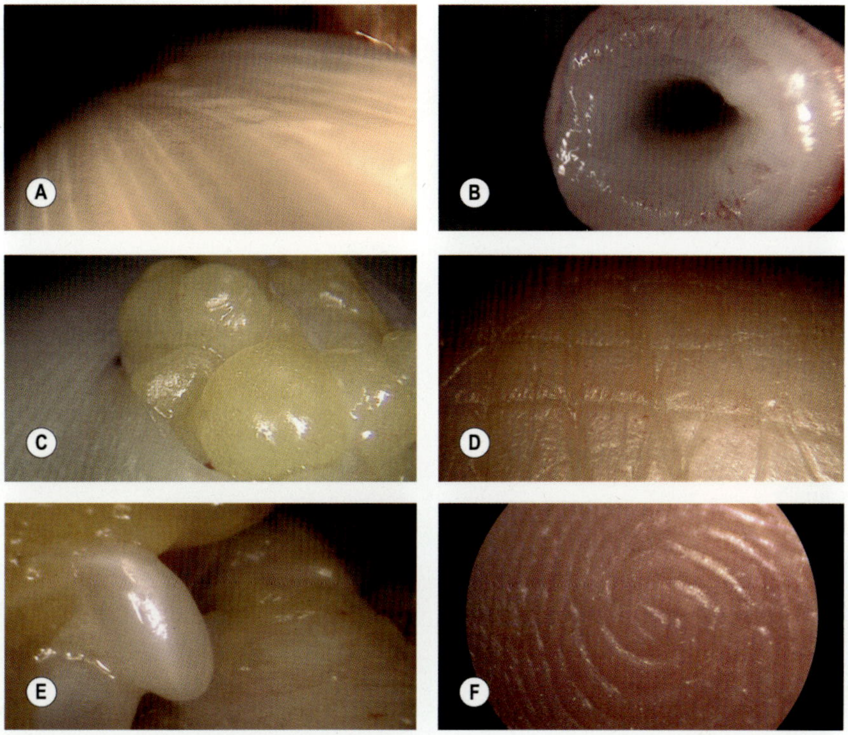

그림 *7.8*
생명은 오로지 우리를 구성하는 단순한 형태를 유지한다.
A 힘줄의 종방향 모습
B 중심관을 보유한 정맥의 관상면 구성
C 지방 덩어리의 둥근 모습
D 피부 표면의 사각형
E 파치니안 소체의 타원형 모습
F 손끝의 피부에서 타원형의 구성

우리는 상이한 구조의 성장 결과를 볼 것이다 — 모든 영역을 탐구할 준비의, 결정론적인 카오스(그림 7.9). 이것은 공동진화가 개입하는 장소이지만, 생명의 기본적인 특수화에 따라서 항상 존재한다.

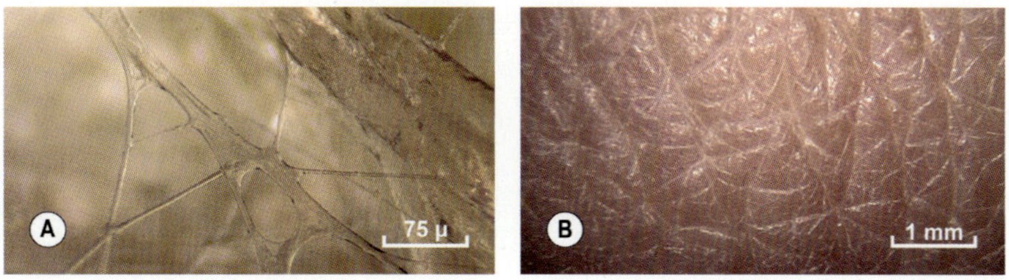

그림 *7.9*
일반적으로, 살아있는 조직의 구성은 고전적인 유클리드 형태를 사용하지 않는다. 대신 이것은 불규칙한 형태를 사용한다.
A 미세섬유의 불규칙한 패턴
B 표피의 표면의 불규칙한 패턴

새로운 구조적 존재론

우리는 하나의 전체로서 시스템의 행태를 결정하는 것과 함께 그것의 프랙탈적인, 카오스적인 구조형성과 함께 근막의 다중미세섬유의 시스템의 구성요소 모두를 살펴보았다. 그 시스템은 상호작용하는 요소들의 그물망을 구성하지만,

어떤 단일한 요소도 다른 것에 직접적으로 영향을 주지 않는다. 여기에는 그 시스템의 전체적인 역동적 행태를 예측하는 한 가지, 모두 포함하는 규칙은 존재하지 않는다.

우리는 세포의 핵과 피부의 표면 사이에서 완전한 미세섬유적 연속성— 전체 형태의 전반에 걸쳐 펼쳐지며, 참으로 그 형태를 *창조하는* 하나의 연속성 —이 존재한다는 것을 보았다. 이러한 개념은 전통적인 모델로부터 근본적인 결별이다. 결과적인 구조적 합리주의는 평형상태에 대한 영속적인 탐색에 놓인 하나의 역동적인, 중력-저항의 시스템으로서 살아있는 물체를 예상한다(그림 7.10 그리고 비디오 7.8).

그림 *7.10*
지금부터, 신체는 상이하게 간주될 수 있으며, 하나의 새로운 구조형성의 존재론으로서 제안될 수 있다. 모든 것이 연결되었고, 모든 것은 움직일 수 있다.

비디오 *7.8*

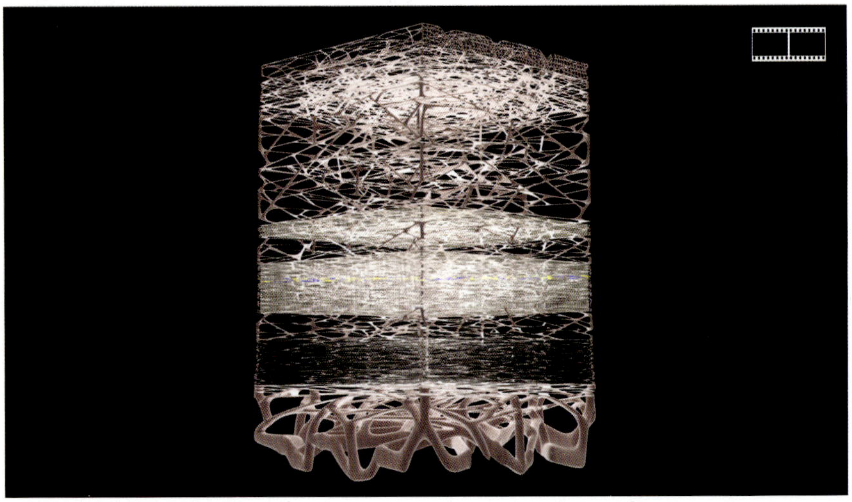

이 책의 초입에서, 우리는 전통적으로 '형태'가 오직 모습— 외부적인 형태 —의 관점으로부터 보여져왔다는 것을 주장했다. 그렇지만 이제 그 관점은 살아있는 유기체의 구조를 구성하는 결합조직— 근막성 다중미세섬유의 그물망 —의 본성에 대한 새로운 이해에 의하여 혁신되었으며, 변화했다. 이러한 이해에 대한 핵심은 *생체에서* 조직의 관찰이었다. *실험실에서* 연구는 살아있는 세계를 완전하게 설명하지 못한다. 장래에 내시경 도구들의 더욱 더 미세해짐으로, 바로 *그 자리에서* 살아있는 조직의 더욱 세밀한 탐구가 시행될 수 있을 것임을 그리고 *생체에서* 내시경 관찰로부터 이미 얻어진 그 지식에서 확장할 수 있을 것이라고 확인할 수 있다.

근막의 미세섬유성 그물망의 특성에 대한 이해는 우리에게 형태를 묘사하는 새로운 언어를 제공하며, 우리가 살아있는 신체에서 치료적으로 작업할 때 우리가 무엇을 하고 있는지 알려줄 것이다. 살아있는 물체의 이러한 구조적 시각은 우리가 분자의 그리고 물리화학적인 생체역학과 양자역학 등을 함께 다루도록 허용하며, 과학적 영역들을 통합한다. 이것은 상이한 연구 분야들 사이를 이어주는 연결로서 교량을 건설하는 것이 보다 분명해지도록 도움이 되어야 한다.

핵심 주장

이러한 관찰은 새로운 패러다임을 제기한다: 근막의 미세섬유성 그물망인 결합조직은 사실 구성의 조직이다. 더 이상 이것은 신체의 주요 장기들 사이에서의 연결이나 수동적인 덧댐으로 간주되지 않는다. 구성의 조직으로 이것은 구조를 창조한다. 이것은 그것 안에서 모든 신체의 구성요소들이 발달하며, 존재하고, 그것들의 존재를 보유하는 바로 그 구성틀이다. 이러한 무엇이 살아있는 형태를 구성하는가의 관점에서의 변화는 새로운 '구조적인 존재론'— 무엇이 유기체를 만드는가에 관하여 분류하고 이야기하는 새로운 방식 —을 만든다.

맺음말에서, 나는 관점의 그러한 근본적인 변화의 의미를 논의할 것이며 이러한 패러다임 전환과 연관된 몇 가지 개인적인 해석과 가설을 제공할 것이다.

PhD. Serge Gracovetsky의 견해

어렸을 적에, 나는 척추기전의 Bartelink의 묘사에 의하여 만들어진 그 모순을 해결하려고 노력했다. Bartelink는 등허리 근육들이 체간을 들어줌을 책임진다는 것, 그리고 그렇게 하므로, 등허리근막의 역할이 자신의 척추의 붕괴없이 진행중인 200㎏ 들기를 수행하는 역도선수를 위한 생리학적인 해법을 제공하는 근간이 된다고 믿었다. 그렇지만 수학적인 모델은 뼈에 대한 근막과 근육의 부착 지점의 매우 특정적이고 정확한 묘사를 요구했다. 한 가지 직접적인 결과는 가시돌기의 첨부로 향한 근막의 국소적인 부착 지점들에서 어떠한 작은 변화라도 거기에서 엉덩관절 폄근에 의하여 만들어진 그 힘이 상지까지 위로 향한 모든 경로로 전해지게 될 그 방식에서 현저한 차이를 가져오는 것이었다. 더욱이 이러한 영향은 콜라겐의 지극히 비-선형적인 그리고 점액 탄력적인 특성에 의하여 더 복잡해진다.

하나의 가벼운 손상도 잠재적으로 전체 근골격계를 무너뜨릴 수 있기 때문에, 미세한 해부학적 변화에 대하여 하중받은 척추의 반응에서 그 결과적인 민감성은 타당치 못했다. 그렇지만 이것은 우리의 일상적인 경험이 아니다. 2007년 10월의 한 아침에 보스톤에서 내가 Dr. Guimberteau에 의하여 제안된 조직배열의 모습을 처음 접했을 때까지, 나는 이러한 모순에 대하여 좋은 설명을 찾아낼 수 없었다.

이것은 내게 눈이 휘둥그래지는 경험이었다. 늘려지고 있는 콜라겐의 생체에서의 영상에 의하여 경이롭게 설명된 이러한 우아한 개념, 다양한 조직들 사이에서의 그 유연함 그리고 그 연속성 등은 내 마음속에 빛을 밝혀 주었다. 이제 최종적으로, 근막, 뼈, 그리고 근육 사이에서 상호작용은 이해되었다. 나는 신체를 통한 힘의 흐름을 그리고 전달 경로의 역동적인 구조형성도 볼 수 있게 되었다.

이것은 내게 이 책이 무엇에 관한 것인가를 요약 정리해준다. 이것은 경이롭게 저술되었고 설명되었으며 척추의 다양한 구성요소들의 고정된 벡터 부착에 지나치게 오래 의존해 온 생체역학적인 모델의 경직된 수학적인 공식에 대하여 신선한 접근방식을 보여준다. Dr. Guimberteau의 모델은 인체가 주어진 힘에 대해 반응하므로 국소해부학의 신속하고 손쉬운 형태전환을 허용한다. 그것이 제공하는 해법의 무한함은 그 재료의 이용을 최적화함에 달려있다. 그와 같이 Dr. Guimberteau의 개념은 단순한 해부학적 설명을 넘어서며 다윈에 의하여 그렇게도 멋지게 펼쳐진 진화론적인 원리와 조화를 이뤄서 종의 생존을 위하여 필수적인 변화를 성취하도록 요구된 잠재적인 기전들까지도 접근한다.

맺음말
Afterword

어째서 자연은 복잡한 형태의 폭넓은 다양성을 구축하도록
공간상으로 단순하지만 불규칙한 다면체의 형태를 이용하는가?

움직임은 미리-결정되는가 아니면 무작위한 것인가?

질서와 선형화가 그렇게도 효과적인 것으로 증명될 때
어째서 거기에 불규칙한, 카오스적인, 프랙탈의,
비선형적인 구성이 존재해야 하는가?

이러한 미세섬유의 시스템이 세포의 유전자
처리과정에 영향을 주는 능력을 보유하는가?

결 론

이 책의 이러한 마지막 단원에서, 나는 의학적인 또는 유사의학의 연구 중 거의 강조되지 않은 영역으로 나의 의견의 영역을 확장하고자 한다. 내가 말하려고 하는 주제를 조사할 수 있게 한 비판적인 마음을 발전시켜온 것은 한 사람의 외과의사로서 일해 온 30년이란 시간이 걸렸다. 나는 이것이 내가 일하는 동안 마주쳤던 문제들을 다뤄볼 수 있는 더 많은 자유를 그리고 호기심을 제공해기 때문에, 나는 내 자신의 배움이 이러한 순서에서 조금씩 발전해왔음에 기뻐한다. 나는 모든 것이 내가 예상했던 것보다 훨씬 더 복합적이었음을 발견한 것에 놀랐다.[36] 나의 연구의 논의는 당연히 다음의 네 가지 의문을 제기하며, 그것들은 나의 견해에서 바탕이 되는 것이다. 비록 내가 이러한 의문에 대하여 확실한 답변을 갖고있지는 않지만, 나는 그것들에 대한 논의가 더 생산적일 것이라고 믿는다.

1. 어째서 자연은 복잡한 형태의 광범위한 다양성을 구축하도록 공간상으로 단순하지만 불규칙한 다면체의 형태를 이용하는가?
2. 움직임이란 미리-결정된 것인가 아니면 무작위한가?
3. 질서와 선형적인 방법이 그렇게 효과적인 것으로 증명되었을 때도 어째서 거기엔 불규칙한, 카오스적인, 프랙탈적인 비선형적인 구성이 존재해야 하는가?
4. 이러한 다중미세섬유의 시스템은 세포의 유전자 처리과정에 영향을 주는 능력을 보유하는가?

어째서 자연은 복잡한 형태의 폭넓은 다양성을 구축하도록 공간상으로 단순하지만 불규칙한 다면체의 형태를 이용하는가?

우리의 관찰은 미세공포이든 또는 세포든 살아있는 조직 안에서 마주친 형태 모두가 다면체의, 불규칙한 구성틀(그림 Aft. 1)을 보유한다는 것을 밝혀주었다. 우리는 이것이 삼차원 공간에서 섬유들의 서로 엮임에 의하여 설명될 수 있다는 것을 보았다. 이러한 형태는 분자성 요소들의 구조형성의 결과이지만, 이러한 요소들은 그것 자체의 구분적인 형태로 스스로를 구성한다. 이러한 기본적인, 본질적인 형태는 세포골격 안에서의 사례에서 본 것처럼 매우 흔하게, 관모양의, 나선형의, 또는 타원형이다.

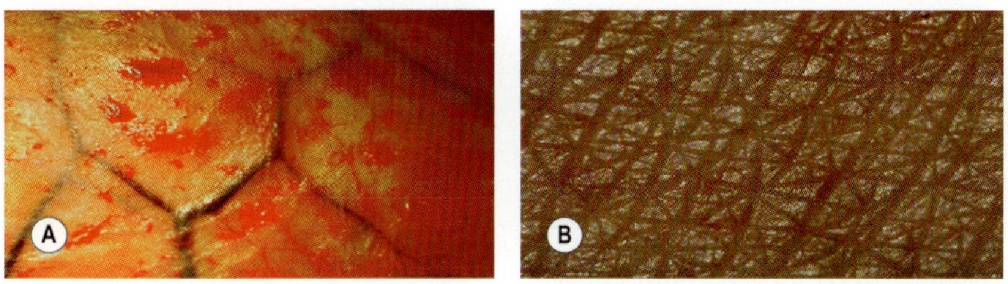

그림 *Aft. 1*
A 다면체의 혈관 패턴
B 피부의 표면에서 다면체

그림 *Aft. 1*
C 다각형의 세포들
D 다각형의 미세공포들
E 양배추 잎
F 스폰지
G 나비 날개의 일부

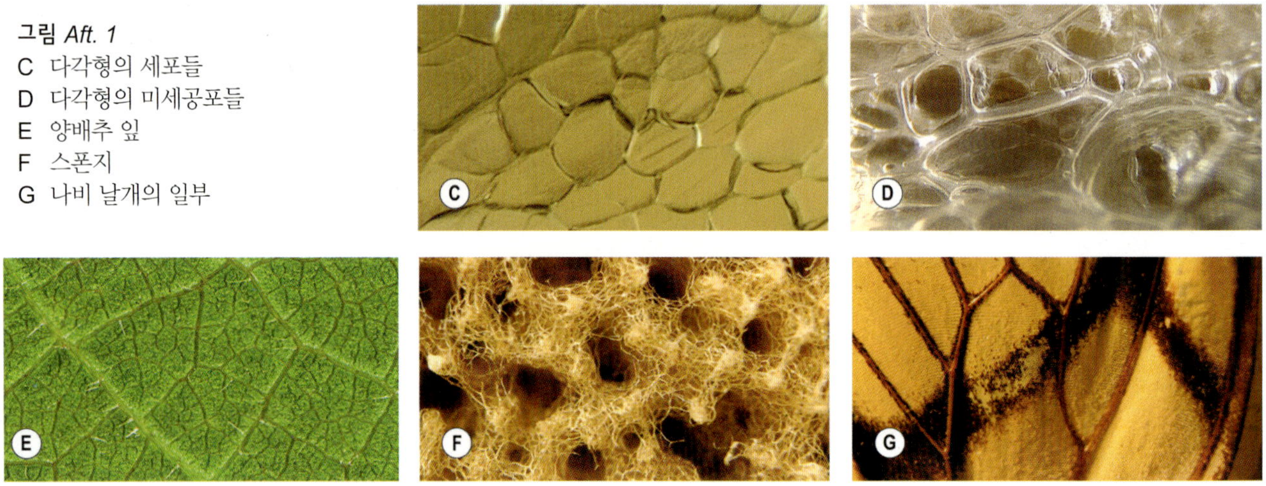

콜라겐 섬유와 염색체(DNA 분자)의 이중 나선의 구조는 다른 사례가 된다.[37]

살아있는 유기체를 구성하는 보다 복잡한 구조는 동일한 단순하고, 기본적인 형태를 채용한다. 이러한 형태 안에서 약간의 변화만이 존재하며, 이러한 변화는 주로 다면체, 원통형, 타원체의 그리고 나선의 모양, 그리고 드문 빈도에서 사각형, 직사각형, 타원의 그리고 별 모양의 형태 등으로 한정된다. 이러한 형태는 감킴, 풀어짐, 길어짐, 함입 그리고 경화 등과 같은 역동적인 행태의 상이한 유형을 보여주지만, 항상 동일한 기본적인 모양을 사용한다. 동물계와 식물계의 모든 종들이 동일한 방식에서 구성되는 것으로 보이는 것에 주목함은 흥미롭다.[38,39]

이것은 더 나아간 의문을 야기한다.

- 어째서 이러한 형태학적인 제한이 존재하는가?
- 어째서 모양에서 이러한 유사성이 존재하는가?

나는 이러한 의문에 대한 답변이 아마도 미세공포의 공간, 세포들, 그리고 다중미세섬유의 그물망 모두가 동일한 물리적인 힘에 노출되고 있으며 그것들을 지배하는 법칙을 받고 있다는 사실과 연관된다고 제안한다(그림 Aft. 2).

체액의 영구적인 존재, 조직의 불투명도에서 변화, 작은 방울의 증발, 미세공포 거품의 터짐, 체온, 전위차의 존재, 그리고 수술 중 혈관 압력 등 모두는 관찰 가능하고 측정할 수 있는 물리적 현상이다. 이러한 직접적으로 관찰할 수 있고 종종 촉진할 수 있는 현상에 더해서, 우리는 반드시 신체 내부에서 존재하는, 대기압과 삼투압, 전자기적 극성, 중력 그리고 핵력 등을 포함하는 훨씬 불분명한 물리적인 힘들도 존재함을 기억해야 한다.

그것의 프랙탈적인 특성과 그것의 구성요소들의 위치 상의 배열 등과 함께 다면체의 구조는 인접한 구조의 단순한 나란함이 아니다. 이것은 우리가 위에서 언급한 모든 물리적인 힘들의 조합된 영향을 결과이다. 이러한 힘들은 진화적

그림 *Aft. 2*
A 심전도 그래프
B 동맥 안에서 압력받은 혈액
C 내시경의 렌즈 위의 작은 방울
D 신체 내부의 체액

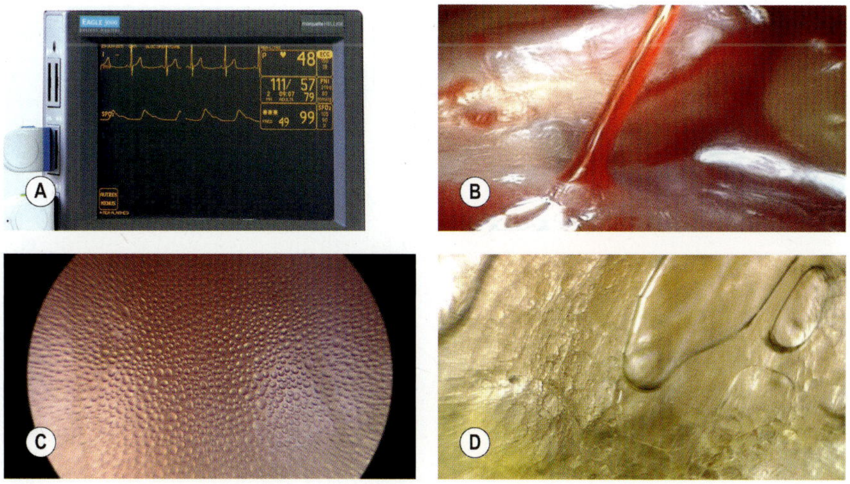

인 사슬 안에서 지속하게 될 주어진 형태를 보유한다. 그것들이 생명의 기본적인 구성 단위이기 때문에, 미세해부학적 요소의 배치와, 모양, 형태 그리고 용적의 다양성에 관하여 그 어떤 것도 무작위하거나 우연같은 것은 존재하지 않는다. 이것은 아마도 극히 일부분에 지나지 않겠지만, 이것은 살아있는 물체의 구조형성에 관한 매우 많은 대답없던 의문들로 이어지는 기본적인 결론이다. 이러한 요소들 모두는 우리가 인간 형태의 구조형성을 더욱 잘 이해할 수 있게 해주며 또한 식물과 동물 모두의, 다른 살아있는 종들로 역시 적용될 것이다.

신-다윈주의자들은 모양과 구조가 유전자 프로그램과 기능의 제 1 순위의 후생적인 표현이라는 것을 강하게 주장한다. 그렇지만 나의 의견은 이러한 관점이 내가 관찰한 그 무엇을 설명하기에 불충분하다는 결론으로 이어졌으며, 나는 100년 전의 D'Arcy Thomson의 연구로 향했다. 그는 살아있는 물체의 모양과 형태는 또한 자연적인 힘의 결과라는 것을 믿었다.

그는 우연이든 또는 진화의 법칙이든 절대로 형태의 발생, 조화로운 성장, 살아있는 모습의 제한된 수, 그것들의 형태에서 유사성, 그리고 살아있는 유기체의 부정할 수 없는 통합성을 설명할 수 없다고 믿었다. 그는 다윈의 자연 선택과정을 통한 적응성의 힘 만으로 형태의 발달을 설명할 수 있는가 의문을 품었으며, 그것들이 아마도 물리학적 그리고 기계적인 힘에 의하여 보완될 것인가 생각했다.

그 첫 번째 의문과 그것에서부터 생기는 의문들에 대한 답변에서, 가능한 결론은 **형태학적인 구조를, 생명의 구조를 구성하는 것은 처음 형태의 선택으로 결과하는 기본적인 물리학적인 힘에 복종한다는 것이며, 다양성에서와 마찬가지로, 동일한 구조적패턴 내부에서 진화를 허용하며, 시간의 경과에도 그것의 영속성을 보장한다.**

움직임은 미리-결정되는가 아니면 무작위한 것인가?

우리는 2장에서 미세섬유의 카오스란 개념을 소개했으며, 3장에서는 움직임을 허용하는 그 미세섬유의 내인적인 능력을 그리고 5장에서는 프랙탈화를 설명했다. 그렇지만 우리는 이제 이러한 관찰에 또 다른 현상을 더 추가할 수 있다: **역동적인 비예측성**. 이것은 우리를 예상할 수 없는 영역으로 데려간다. 당신이 움직임을 가능하게 만들도록 필요한 분자의 가동성을 생각할 때, 이러한 또 다른 미세섬유와 함께 활주하며, 순식간에 갈라지고 길어지는, 상이한 직경의 미세섬유를 지켜보는 것은 조금은 충격적이다. 이러한 현상이 수백 만개의 미세섬유들 안에서 동시에 발생하며, 그러므로 전신에 걸쳐서 수의적이든 불수의적이든, 움직임을 허용하는 그 방법을 이해하는 것도 역시 쉽지 않을 것이다. 우리의 촬영한 관찰은 예측하지 못한 과정을 담고 있다. 대략 1초정도인 매우 짧은 시간 동안, 당신은 다른 섬유 위로 또는 아래 움직일 것인가에 관하여 그 미세섬유의 '머뭇거림'을 볼 수 있다(그림 Aft. 3 그리고 비디오 Aft. 1A).

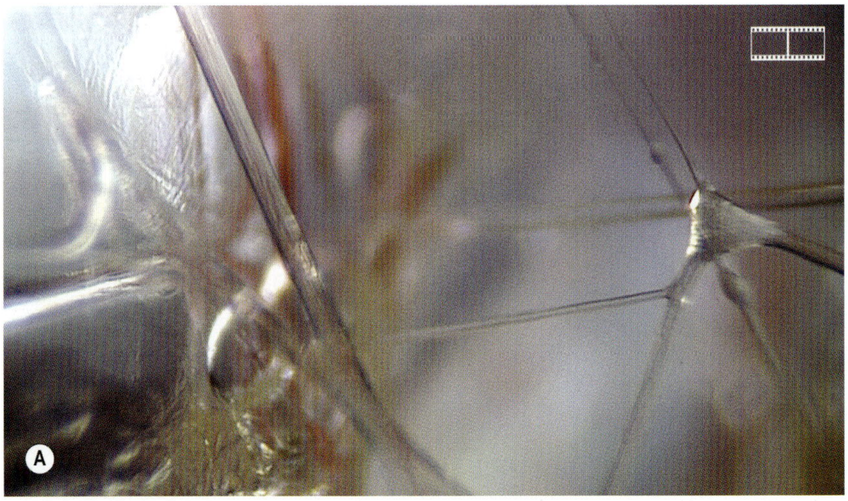

그림 *Aft. 3*

A 이러한 과정은 그것이 또 다른 미세섬유 위로 또는 아래로 움직일 것인가에 관하여 주저하고 있는 한 미세섬유인 것으로 드러나는 모습을 보여준다(100×).

비디오 *Aft.1A*

이러한 미결정성이 근본적인 관찰이다. 모든 움직임은 그리고 모든 움직임의 조합과 과정은 가능한 것으로 보인다. 이것은 또한 두 개, 세 개 또는 네 개의 미세섬유로 갈라짐이 발생할 때도 같은 경우이다. 이러한 행태를 그 어느 것도 예측할 수 없다. 거기에서 그 미세섬유가 이러한 방식에서 갈라질 시기와 장소의 아무런 경고 징후나 표식이 존재하지 않는다. 이러한 불확실성은 구조적인 기원인 것으로 보인다. 일부 미세섬유는 외부의 제약에 대한 반응에서 무작위하게 움직임이 가능한 것으로 보인다; 그렇지만, 다른 것들은 서로에 대하여 강력하고, 안정적인 연결을 보유하며, 결과적으로 그것들의 가동성은 피할 수 없이 제한된다(그림 Aft. 3B 그리고 비디오 Aft. 1B).

그림 *Aft. 3*

B 이러한 과정은 반대로 강력한, 안정적인 물리적 연결— 미리-결정된 구조적 연속성 —을 보여준다(130×).

비디오 *Aft.1B*

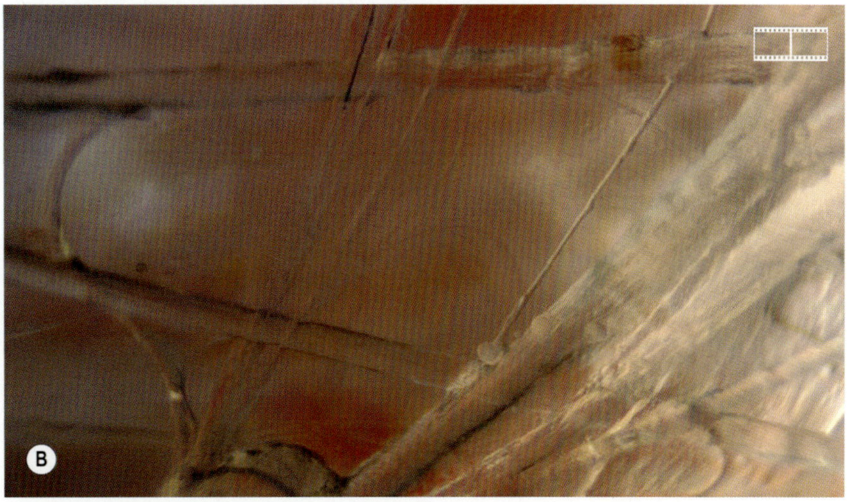

때로는 어떤 특정한 움직임은 예측할 수 없게 보일 것이지만 사실 이미 결정된 것이다. 이전에 숨겨져 있던 어떤 미세섬유가 갑작스럽게 나타나며 또 다른 미세섬유와 연속성에 놓인 것으로 드러나며, 그러므로 그 움직임의 미리-결정된 특징을 보여준다(그림 Aft. 3C 그리고 비디오 Aft. 1C). 오로지 그 특정한 움직임은 그것이 발생할 수 있었던 그 방식에서 정확하게 시행되었다.

그림 *Aft. 3*

C 이러한 과정은 외견상으로 예측할 수 없는 작용의 시작을 보여준다. 앞서 숨어있던 미세섬유가 갑자기 나타나며 다른 미세섬유와 연속성이 있는 것으로 밝혀진다. 이것은 그 특정한 움직임의 미리- 결정된 특성을 설명한다(100×).

비디오 *Aft.1C*

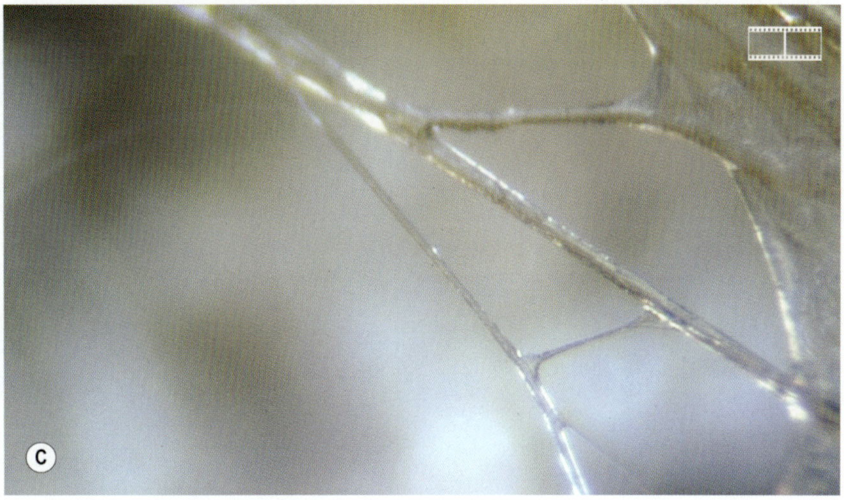

수백 만의 섬유와 미세섬유들을 포함해서 무작위한 그리고 미리-결정된 움직임의 이러한 혼합은 우리가 예를 들어, 당신이 숟가락을 잡고 먹기 시작할 때, 당신은 결코 정확하게 동일한 방식으로 이러한 몸짓을 반복할 수 없다고 주장하도록 허용한다. 그리고 당신이 다시 숟가락을 식탁에 놓을 때, 그 다중미세섬유

의 그물망 안에서 미리-스트레스 받은 섬유들이 자체의 원래 위치로 복귀할 것이지만, 그 첫 번째 숟가락질 이후처럼 정확하게 동일할 필요가 없다.

섬유의 움직임에 대하여 비-결정론적 가동성 요소의 소개는 우리에게 어떤 특정한 시점에 어떤 주어진 움직임이 독특한 것이며 결코 반복될 수 없다는 것을 생각해보도록 만들었다. 각각의 동작은 독창적인 것이다(그림 Aft. 3D 그리고 비디오 Aft. 1D)

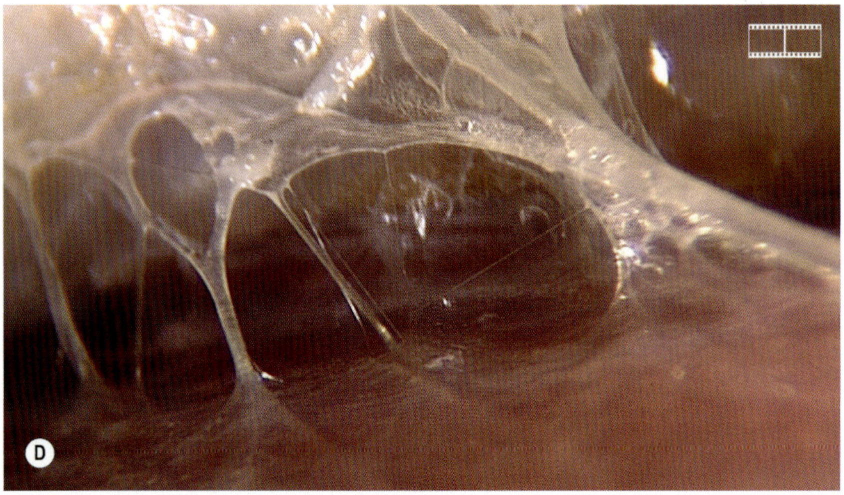

그림 *Aft. 3*

D 이런 과정은 10초 간격으로 촬영된 동일한 제약 하에서 그리고 같은 부위에서 하나에 뒤따라서 또 다른 것의, 두 개의 개별적인 미세섬유의 움직임을 보여준다. 이러한 두 개의 움직임은 서로 닮지 않았다. 외견상으로 비-결정론적인 그리고 미리-결정된 미세섬유의 행태의 동시적인 발생으로 인해서, 그 미세섬유 가동성의 시작은 각 사례에서 다르다. 각 동작은 독창적이다(100×).

비디오 *Aft. 1D*

미세섬유 구조의 가동성은 단일한 미리-결정된 기전의 결과가 아니다. 반대로, 이것은 상이한 잠재적 움직임의 범위로부터 무작위한 방식에서 발생하는 것으로 보인다. 하나의 특정한, 비-재생적인 동작을 시행하도록 한 가지 특별한 움직임이 어떤 주어진 시기에 선택된다. 이러한 비결정성은 놀랍게도 양자물리학의 비확실성의 원리의 떠올리게 한다.[40]

질서와 선형화가 그렇게도 효과적인 것으로 증명될 때 어째서 거기에 불규칙한, 카오스적인, 프랙탈의, 비선형적인 구성이 존재해야 하는가?

서양문화는 다른 문화권보다 더 중요하게 순서에 따르는 경향이 있다. 우리는 확신을 추구한다. 고대 그리스 철학자까지 추적될 수 있는, 인과관계의 원리는 사고의 이러한 연장선의 바탕이다. 인과관계는 그 결과가 그 원인의 결과인 것으로 이해될 때, 원인과 결과 사이의 연관성이다.

예측가능하며 확실한 순서의 해안을 떠나서 카오스적인 비예측성의 땅에 도달하는 것은 매우 어렵다. 나는 이것이 과학적인 관점에서부터 내딛기 지극히 어려운 발걸음이라는 것을 알며, 이러한 개념적인 도약을 만드는 것 역시 어렵다는 것을 알고 있다.

그 출발에서부터, 무작위한 시스템의 존재로 향한 연구는 거의 또는 전혀 가치없는 것으로 격하되는 경향이 있었다. 이러한 현상은 간단한 수학적 공식에 의하여 설명될 수 없으며, 그것들은 엄정하게 뉴턴식의 물리학적 법칙을 고수하지 않는다.[41,42]

지식에 대한 우리의 지속적인 탐색의 과정에서, 우리는 자연이 선형적으로 기능하지 않는다는 것, 그 비율이 일정한 두 개의 변수의 연관성을 언급하는 원인과 결과의 확률성의 법칙이 사실 비-선형적인 법칙을 기반으로 할 수 있다는 것을 점차적으로 수용해야만 했다. 그럼에도 불구하고 평형에 대한 끊임없는 추구에 놓인 이러한 복잡한 시스템은 엄격한 과학적인 방법을 사용해서 설명될 수 있으며 외견상의 혼란 가운데서 분명하고 한정적인 내재한 순서를 밝혀주도록 보여줄 수 있다.[43]

비-선형성의 증거

당신이 자신의 피부 아래를 살펴볼 때마다, 구조물의 분포와 일반적 배치는 규칙성이나 순수한 대칭성의 어떤 징후도 보이지 않는다. 때로는 세포들이 서로에 대하여 평행하게 배열되며, 익숙한, 확실한 기하학적 모습을 닮는다. 그렇지만, 세밀한 관찰에서 우리는 그것들의 분포가 보이는 것처럼 규칙적이지 않다는 것 그리고 그 패턴이 어디에서도 반복되지 않는다는 것을 발견한다.

선형적인 인과관계 원리의 논리에 의하여 틀이 지어진 마음은 인체 안에서 조화로운 움직임을 책임지는 활주시스템의 구조가 완전하게 불규칙하고 외견상으로 카오적이라는 것을 받아들이는 것이 어려움을 알게 된다. 그리고 여전히 우리의 관찰은 이러한 불규칙한, 카오스적인 그리고 프랙탈적인 시스템의 존재와 효율성을 확인한다.

살아있는 물체의 구성은 그러므로 우리가 지금까지 상상했던 것 보다 훨씬 더 복잡하며, 우리가 생각해왔던 것과 완전하게 다르다. 우리가 살아있는 물체가 조직된 방법을 완전하게 이해한다면, 우리는 반드시 우리가 이전까지 인식한 모든 생각을 버려야 한다. 우리는 그것들이 사고에서 우리의 전통적인 논리적 방식과 적합하기 때문에 접근하기 쉽거나 확신할 수 있다는 단순한 설명보다 훨씬 더 깊게 살펴볼 필요가 있다. 이것은 *생체에서* 관찰을 기반으로한 상이한 과학적 접근법을 요구한다. 우리는 *생체에서* 관찰이 특정한 생체 밖에서 관찰의 의문을 야기한다는 것을 반드시 수용해야 한다. 이것은 *실험실에서* 연구가 그 자리에서 살아있는 조직의 역동적인 특성을 복제하지 않는 죽은, 화학적으로 준비된 조직 샘플에서 시행되었기 때문이며, 그것들이 더 이상 내인성의 긴장력을 받지 않기 때문이다.

이제 우리는 불규칙한, 카오스적인 그리고 프랙탈적인 시스템이 효율적일 수 있다는 제안에 직면해있으며, 우리는 더 많이 발견하도록 노력할 것이다.

생물학에서 카오스적인 시스템: 모습과 내재한 순서[44]

카오스적인 시스템 내부에서 순서와 효율성의 외견상 모순의 문제는(그림 Aft 4) 그의 *확률에 관한 철학적 에세이(Essai Philosophique sur les Probabilités)*라는 제목의 에세이에서,[45] 결정론의 대가인 Laplace에 의하여 1795년에 처음 제기되었다. Laplace는 순서란 무작위한 사건에 의하여 창조된다고 주장한다. 그는 '무한정한 시간에 걸쳐서 발생하는 연속적인 사건에서, 규칙적이고 일정한 원인의 영향은 장기적으로 불규칙한 원인의 영향을 압도한다'라고 말했다. 이러한 주장은 20세기의 가장 위대한 수학자의 한 사람인 Andreï Kolmogorov(1903–1987)에 의하여 확인되었다.[46] 그는 '커다란 단위에서, 무작위한 현상의 집합적인 작용은 비–집합적인 규칙성을 창조한다'는 수학적인 증거

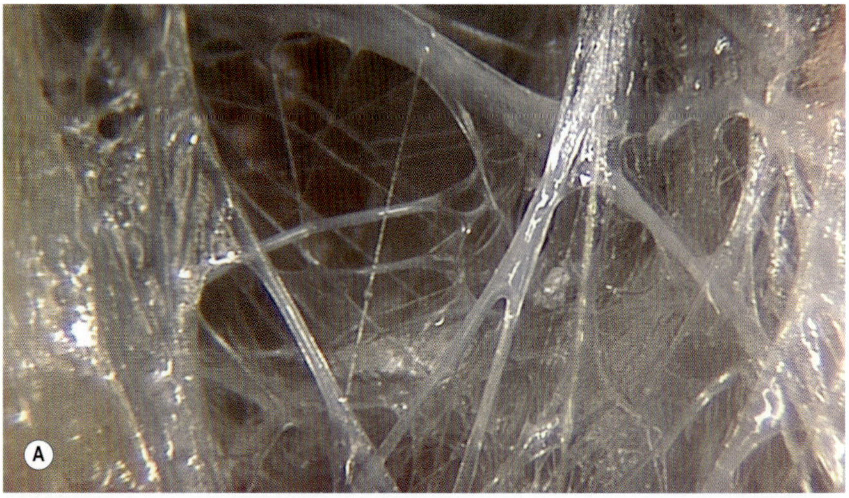

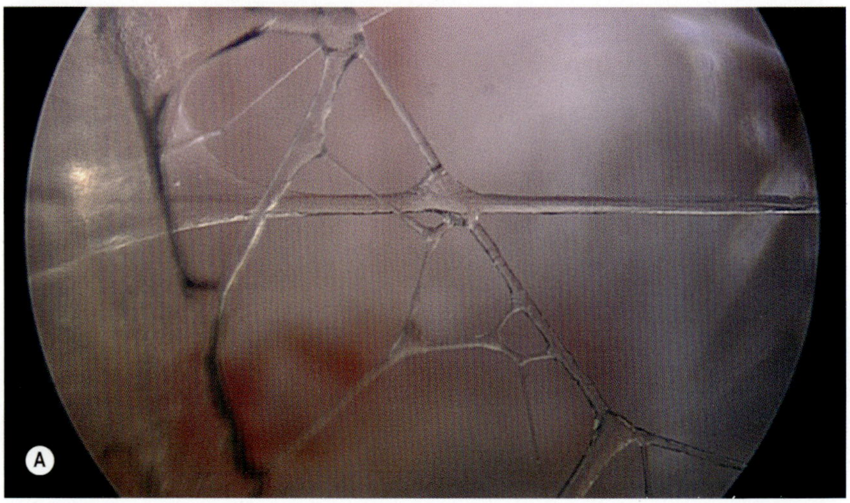

그림 *Aft. 4*

A 자연적인 구성의 미세섬유 구조형성은 기능적인 결정론을 보유한 구조적인 카오스이다.

B 프랙탈이란 모든 척도에서 반복되는 일종의 기하학적 패턴이다. 만약 당신이 하나의 프랙탈 패턴을 확대한다면, 그것은 유사성을 또는 본래의 모양처럼 정확하게 동일함을 보여줄 것이다. 이러한 특성은 자기–유사성이라고 불린다.

를 제공했다. 우리는 반드시 더 나아가도록 노력해야 하겠지만, 한발씩 나간다.

생물학에서 카오스는 거기에서 '모든 것이 진행하는' 상황을 언급하는 것이 아니다. 시스템의 선천적인 비-선형적인 특성으로 인해서, 역동적인 카오스는 고전적인 뉴턴식의 물리학의 법칙에 따르지 않는, 그리고 주기적이지도 않고 '준주기적이지도' 않은 행태에 의하여 특징지어지는 역동적인 시스템의 각인인 것이다. 이것은 우연한 또는 무작위한 행위의 결과는 아니다.

비-예측성과 비-무작위성 모두가 동시에 존재하기 때문에, 생물학적 과학의 거시적인 영역에서 카오스는 *결정론적인* 카오스로서 특징지어질 수 있다. 이것이 어떻게 가능한가? 어떻게 그리고 무슨 목적으로 두 개의 외견상으로 모순적인 현상이 동시에 동일한 시스템 안에서 작용하는가?

결정론적 카오스에 의하여 제공된, 더 높은 해법에 대하여 탐색할 능력은 완벽한 것이 아닌, 효율적인 시스템에 대한 필수적인 조건을 제공한다. 이것은 또한 자연계 안에서 존재하며, 특정한 역동적인 형상으로 새로운 구조의 출현에서 한 역할을 담당하게 될 역동적인 해법의 배치를 조장할 것이다.

즉, 평형을 추구하고 있는 복잡한 시스템은 항상 안정성과 변화 사이 어딘가 놓인 한 상태에서 존재함을 보게 될 것이다. 이러한 시스템은 그러므로 형상의 광범위한 가변성을 적용함의 가능성이 존재하며, 이것이 프랙탈화와 같은 다른 내인적인 특징을 사용할 수 있기 때문에 더욱 그러하다. 이것은 카오스적인 시스템이 언제든 움직임이 필요할 때마다 도움이 되도록 가용적인 공간의 더 큰 영역을 탐색하는 것이 가능하다는 것을 의미한다.

핵심 주장

결정론적 카오스의 행태는 자연의 잠재적인 역동적 가능성 중 하나이다. 이것은 가능한 해결책의 영역을 넓혀주며, 그것들이 더 효율적으로 탐색되는 것을 허용하며, 엄청난 복잡성을 허용한다(그림 Aft 5).

프랙탈화는 다중미세섬유 시스템의 카오스적인 특성에서 누적되며, 이것은 물체를 더욱 복잡하게 만든다. 우리는 미세섬유 구조물의 불규칙한 프랙탈화가 미세섬유의 그물망의 카오스적인 모습으로 당연하게 결과한다고 믿는다. 우리가 5장에서 보았듯이, 프랙탈 물체는 규칙성이 부족하다. 그렇지만 이러한 불규칙성은 무작위한 것이 아니다. **외견상 불규칙성 안에 내재하는 규칙성이 존재한다.** 프랙탈 물체는 확대에 관계없이, 그것들이 구성의 동일한 일반적인 패턴을 표현한다는 의미에서 척도 불변성을 드러낸다. 프랙탈 물체는 생물학의 많은 영역에서 확인된다.

선천적인 역동적 특성: 역동적인 그리고 불규칙한 프랙탈화, 그리고 형태학적

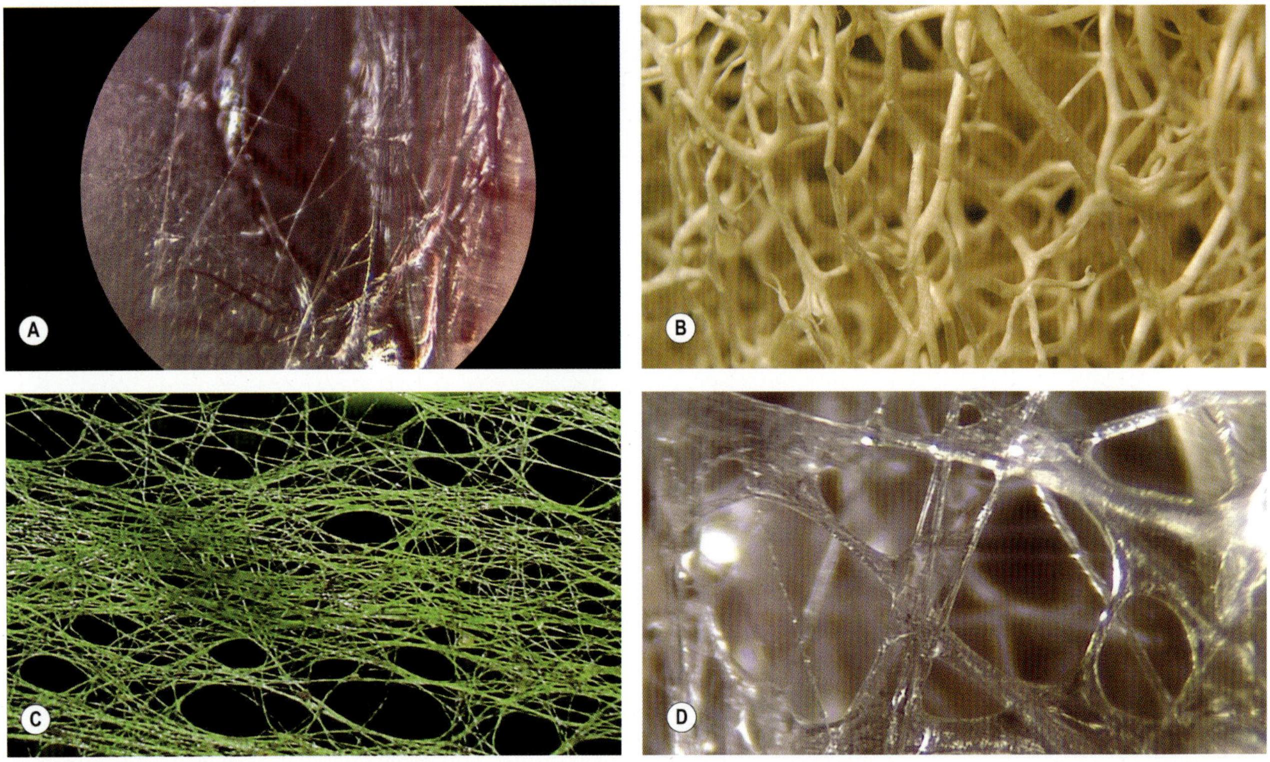

그림 *Aft. 5*
A 토끼에서의 미세섬유
B 골수 안에서 미세섬유
C 해초 안에서 미세섬유
D 인간의 미세섬유

카오스는 개별적으로 간주될 수 없다. 우리는 반드시 그것들의 조합된 영향을 설명해야 한다. 카오스적인 시스템의 특성이 되는 모든 가능한 해결책을 탐구하는 능력(탐험적인 실현 가능성)은 복잡성으로 이끌릴 수 있는 역동적인 행태의 폭넓은 범위를 제공한다. 이러한 복잡한 시스템은 흐름의 영구적인 상태에 놓이며 결코 쉬지 않을 것이다. 평형에 대한 탐색은 지속적이며 영원히 변화한다. 평형은 그 시스템 안에서 고정된 지점이 아닌 Plateau의 비누거품과 훨씬 더 비슷한, 변수들의 지속적으로 전환하는 상태이다. 평형의 탐색에 놓인 한 시스템의 이러한 상태는 (이것이 이전에 인정된 안정성 안에서 불안정성을 보여주는) 복잡성의 성장을 선호한다. 이것은 생명의 출현에 대한 예기치않은 제약을 더해줌에 의하여 생물학적인 진화로 이끌린다. 우리는 이러한 시스템을 **비-통합적인** 존재로서 묘사할 수 있다. 그것들은 반드시 비-예측적인 공식에 의하여 정의되어야 한다.

우리는 우리가 관찰해온 이러한 카오스적인 구성이 살아있는 물체에서 아마도 항상 존재해 왔던 기본적인, 다면체의, 구조적인 구성틀로 인해서 새로운 가능성을 만들어온 것을 절대로 잊지 말아야 한다. 시스템의 이러한 형태의 구분적인 특성은 그것의 행태의 전체론적 특성이다. 즉, 그것은 그것의 구조적인 구성요소들 사이의 상호작용의 총합의 결과인 것이다.

개별적인 요소들의 독립적인 행태를 구분하는 것은 불가능하다. 그것의 카오스적인 형상과 함께 이러한 전체적인 다중미세섬유의 시스템의 모든 구성요소는 하나의 전체로서 시스템의 행태를 말해주도록 동시적으로 함께 작용한다. 그 시스템은 반드시 그것의 전체성에서 연구되어야 한다. 이것은 상호작용의 요인들의 그물망으로 이루어지지만, 단일한 요소가 절대로 다른 요소에 직접으로 영향을 주지 못한다. 그 시스템의 전반적인 역동적 행태를 말해주는 하나의 포괄적인 규칙은 존재하지 않는다. 진화하는 종들 사이에서 상호작용에 통상 적용되는 공동진화라는 용어가 하나의 복잡한 살아있는 시스템에서 그 요소들의 다중적인 상호작용을 묘사하도록 사용될 수 있을 것이다. 이러한 역동적인 가능성은 움직임을 탐구하는 논리적인 방식을 보여주며, 그것들은 진화적인 과정에서 필수적인 요소가 된다.

우리는 이제 생물학적 시스템의 카오스적이며 불규칙한 측면에 대한 논리적인 설명을 제공해야 할 위치에 이르렀다. 이러한 통찰력은 또한 진화적인 시스템의 내재한 일반적인 기전에 그리고 그 복잡성이 살아있는 유기체의 성장과 발달을 허용하는 그 방식에 빛을 밝혀주었다.

이러한 미세섬유의 시스템이 세포의 유전자 처리과정에 영향을 주는 능력을 보유하는가?

우리는 이러한 프랙탈의, 카오스적인 미세섬유의 구조가 복잡성을 만들고 변화를 향한 길을 열어주는 것을 보았다. 그렇지만 이러한 구조형성이 그 어떤 것에서 나오는 것이 아니다. 이것은 세포의 작용의 결과이며 그러므로 이론적으로 유전적인 프로그램에 의하여 통제된다.

게놈은 한 유기체의 유전적인 정보의 전체를 담고 있으며, 그것의 형태를 건설하기 위해서 책임지는 유전적인 청사진을 포함한다.[47,48,49,50,51,52] 그리고 여전히, 비록 우리의 유전적인 유산이 불변적일지라도, 완료된 성인의 구조의 형태는 변화가 가능하다. 어떻게 이것이 가능한가?

정상적으로 돌연변이가 발생하지 않는다면, 변화는 고도로 특수화된 유전자 구조에 대하여 매우 느리며, 이것은 그 주변 환경에 대하여 신속하게 최적한 적응작용이 불가능하다. 그렇지만 이러한 원리에 외견상의 모순에서, 나는 유전자 돌연변이에 의하여 설명될 수 없는 변화를 보여주는 것으로 보이는 임상적인 사례를 마주했다.

기능의 상실과 성장

이러한 사진(아래, 왼쪽)은 7세 환자의 손을 보여주며, 거기에서 오로지 세 번째 손가락의 굽힘근 힘줄만이 아기 때 유리에 의하여 절개되었다(그림 Aft. 6A). 그것들은 수술적으로 복원되지 않았다. 4년 후, 그 손상된 손가락은 다른 손가락과 유사해졌지만 다른 손의 같은 손가락보다 약간 작고 짧았다. 그럼에도 불구하고, 그것의 모양은 정상이다. 그 손가락의 성장은 굽힘과 그 손가락의 규칙적인 사용을 담당하는 그 힘줄이 수술적으로 복원되지 않았다는 그 단순한 사실에 의하여 느려졌다. 오로지 힘줄의 일부만이 절개된 반면에, 어째서 그 손가락의 전체 구조물들이 영향을 받게 되었는가? 어째서 그 손가락의 성장에서 작은 국소적인 손상이 전반적인 영향을 보유했는가? 어째서 그 기능의 부족이 그 손가락의 크기의 감소로 이끌린 것인가? 이러한 경우, 건강한 혈관을 통해서 전해지는 성장 호르몬이 자체의 역할을 수행하겠지만, 형태학적인 결과는 불완전했다.

이러한 특정한 사례에서, 세포들의 성장 잠재력은 역학적인 자극의 부재에 의하여 느려진 것으로 보인다. 그렇지만 우리가 4장에서 보았듯, 세포들은 세포외부의 미세섬유 시스템의 구성틀을 형성하는 미세섬유에 의하여 직접적으로— 역학적으로 —영향을 받는다.

증가된 사용은 형태의 비후로 이끌린다

이러한 사례에서, 이 절단자는 인쇄소 작업에서 집게, 가운데 그리고 반지손가락이 절단되었다(그림 Aft. 6B). 오로지 새끼손가락만이 엄지손가락과 집는 움직임을 수행하도록 남겨졌다. 새끼손가락은 천천히 커졌으며, 규칙적인 방식에서 모든 그 구조가 용적에서 증가했다. 그 손가락의 증가된 사용의 결과로서 모양에서 전반적인, 조화로운 변화가 있었다. 기능적인 과사용이 세포들에서 증가된 역학적인 요구의 원인이 되었으며, 그것은 다시 한번 조화로운 방식에서 모든 구조적인 요소들의 정상 이상의 성장으로 반응했다.

어떻게 손가락의 전반적인 형태가 변화없이 유지된 반면, 전체 손가락의 성장이 변화하는 것이 가능한 것인가? 기능의 정도가 그 최종적인 형태의 발달에 영향을 주는가? 무엇이 성장에서 그 증가를 한정하는가?

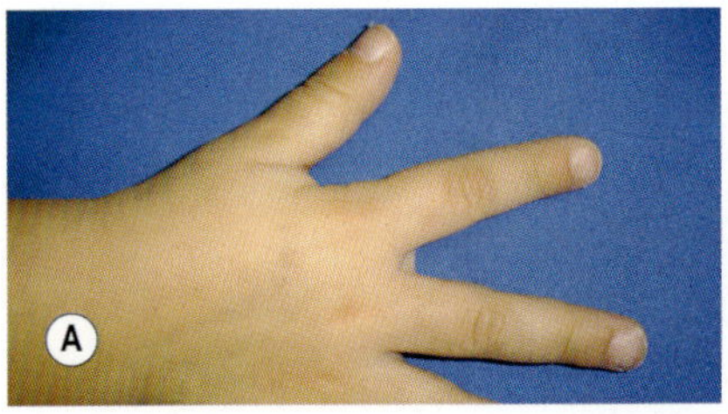

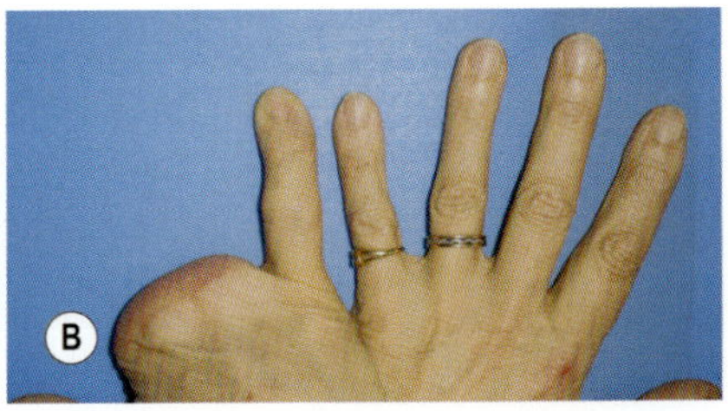

그림 *Aft. 6*
A (7세 환자의) 세 번째 손가락은 다른 손가락과 유사하지만, 다른 손의 세 번째 손가락보다 작고 더 짧다.
B 기능적인 과사용을 받았으며 길이와 폭에서 그리고 크기와 용적에서 모두 정상적인 한계 이상으로 발달한 새끼손가락의 최종 형태

팔꿈치 점액낭염

팔꿈치 점액낭염은 반복된 역학적인 스트레스를 받고있는 조직의 결과로서 수년에 걸쳐 점진적으로 발달하는 기능적인 적응의 한 사례이다(그림 Aft. 7A). 임상적인 증상은 없을 것이지만, 생리적인 그리고 신진대사적 행태에서 분명한 변화가 존재한다. 이것은 반복적인 부분적 제약에 대한 반응에서 거대공포의 반응인 것이다. 우리는 6장에서 가동성이 반복적인 부분적 제약과 연관될 때마다, 거기에서 거대공포의 반응이 존재할 것임을 보았다. 팔꿈치 점액낭염을 발달시킬 이러한 가능성은 한 세대에서 다음 세대로 전해지지는 않겠지만, 이것은 평생 지속된다. 이러한 상태의 지속은 그러므로 세포의 재생을 포함한다. 이러한 국소적인 역학적인 변화는 확실하게 그 점액낭염의 부위에서 주변 세포들에 영향을 주었으며 또한 그것들의 행태를 변화시켰고 아마도 점진적인 방식에서 그것들의 DNA도 변화시켰을 것이다.

이러한 거대공포의 반응이 굽힘 중 압력이 매우 높은 장소인 손목의 그리고 손가락 껍질의 광범위한 가변적인 해부학적 특징에 대한 설명을 제공할 수 있는가? 예를 들어, 손목과 손가락 껍질 안쪽에서 굽힘근 힘줄의 활주작용의 상이한 해부학적 묘사의 다중형태의 특성에 대하여, 어느 장소에서 굽힘시 압력이 매우 높은가(그림 Aft. 7B와 C)? 좀더 넓은 의미에서, 우리가 인간의 계통발달의 사슬을 살펴본다면, 역학적인 제약을 받고있는 손목과 손가락에서 그 미세섬유의 시스템의 전환 사이에서 연관성의 이러한 발달이 쥘 수 있는 능력의 출현과 동

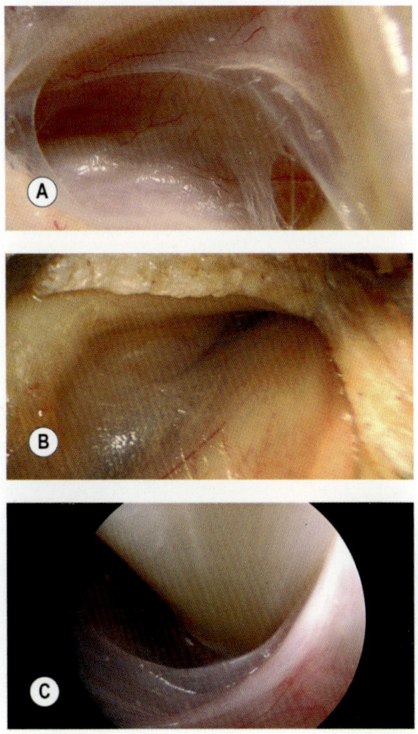

그림 *Aft. 7*
A 팔꿈치 점액낭염은 평생에 걸쳐 발달한다. 이것은 적응적인 행동 양식의 한 예이다. 이것은 전환적이지 않다.
B 손목굴은 반복적인 굽힘의 역학적인 적응작용이다.
C 손가락에서, 다른 활차가 나타나자마자 거대공포는 각 힘줄의 전체 둘레를 둘러싼다.

시적으로 발생한 것인가?

손가락과 손목의 활주작용 껍질의 선천적인 특성이 전환적이다. 그것들은 인간 해부학의 한정적인 구성요소이다. 그것들은 미세섬유로부터 미세공포까지 조직 구조형성의 가변성을 보여준다; 이러한 다양성의 창조는 계통발달의 과정 중 다수의 점진적인 변화를 요구했으며, 그것의 첫 단계는 아마도 점액낭염이었을 것이다. 이러한 변화는 쥘 수 있는 능력이 발달하므로 반드시 매우 느리게 나왔어야 했을 것이다. 반복적인 굽힘의 요구에 적응한, 조직 구조형성의 이러한 전환이 시간의 경과와 함께 유지되고 전해질 수 있는가? 나의 세포의 관찰에 비추어서, 나는 우리가 역학적인 요인이 우리의 유전적인 전환에서 일부 영향을 보유할 것이라는 그 주장을 완전하게 부정할 수 있다고 생각하지 않는다.

가 설

마지막으로, 이 책에서 이루어진 관찰을 기반으로 모든 이러한 사고를 함께 모아본다.

1. 우리는 이전에 미세섬유의 구조적인 구성요소들이 기본적인 물리적 힘의 직접적인 영향 하에 놓인다고 보았다. 이러한 요소들은 세포막과 인테그린을 경유해서, 세포골격을 통해서, 핵까지 직접적으로 이어진다; 이것은 역학전환에 의하여 가능해질 것이다(그림 Aft. 8A).
2. 우리는 외부적인 그리고 내부적인 요소가 서로간에 대하여 상반적인 영향을 부여하는 것을 보았다. 모든 것은 동일한 생화학적 법칙을 받으며, 최적한 구조와 기능은 이러한 생화학적인 요소의 범위 이내에서만 성취될 수 있다.
3. 우리는 세포 발생의 질적인 면과 양적인 면에서 역학적인 영향의 가능성을 배제할 수 없다. 우리는 적응적인 세포 복제(팔꿈치 점액낭염에서)의 개념을 배제할 수 없을 뿐만 아니라, 모든 세포들이 포함된다는 개념도 배제할 수 없

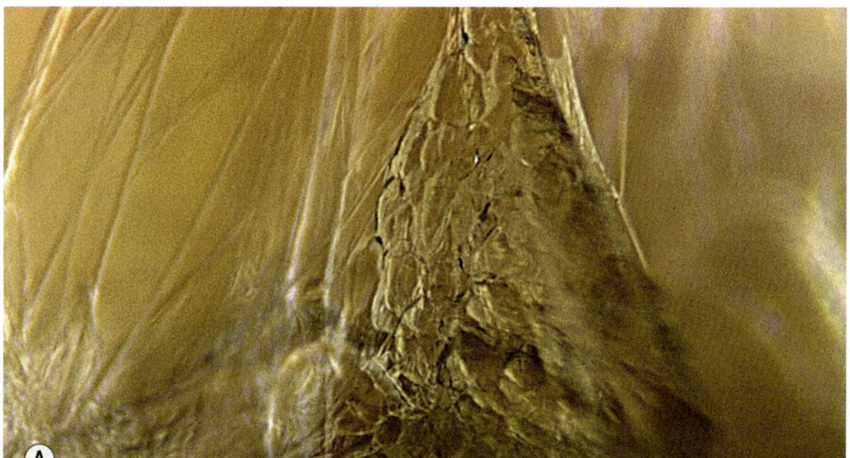

그림 *Aft. 8*

A 미세섬유의 긴장력에서 변화가 세포에서 역학적인 영향을 보유하기 때문에, 역학전환과 역학전도는 기본적이다. 미세섬유의 긴장력에서 변화는 세포를 왜곡시키며 그것들이 모양을 변화하는 이유가 된다.

비디오 *Aft. 2*

다. 그 변형은 국소적이다. 오로지 국소의 세포외부의 연결이 이러한 역학적인 영향을 전달하고 수정하는 것이 가능한 듯 보인다[53](그림 Aft. 8B).

그림 *Aft. 8*

B 세포와 미세섬유의 구성틀 사이에서 역학전도의 에니메이션

C 세포와 섬유들 사이의 연관성은 우리가 때때로 '세포의 섬유들'을 볼 만큼 너무도 밀접하다.

D 혈관의 그물망은 각각의 그리고 모든 세포로 직접적으로 혈액을 분배하는 것이 아니다.

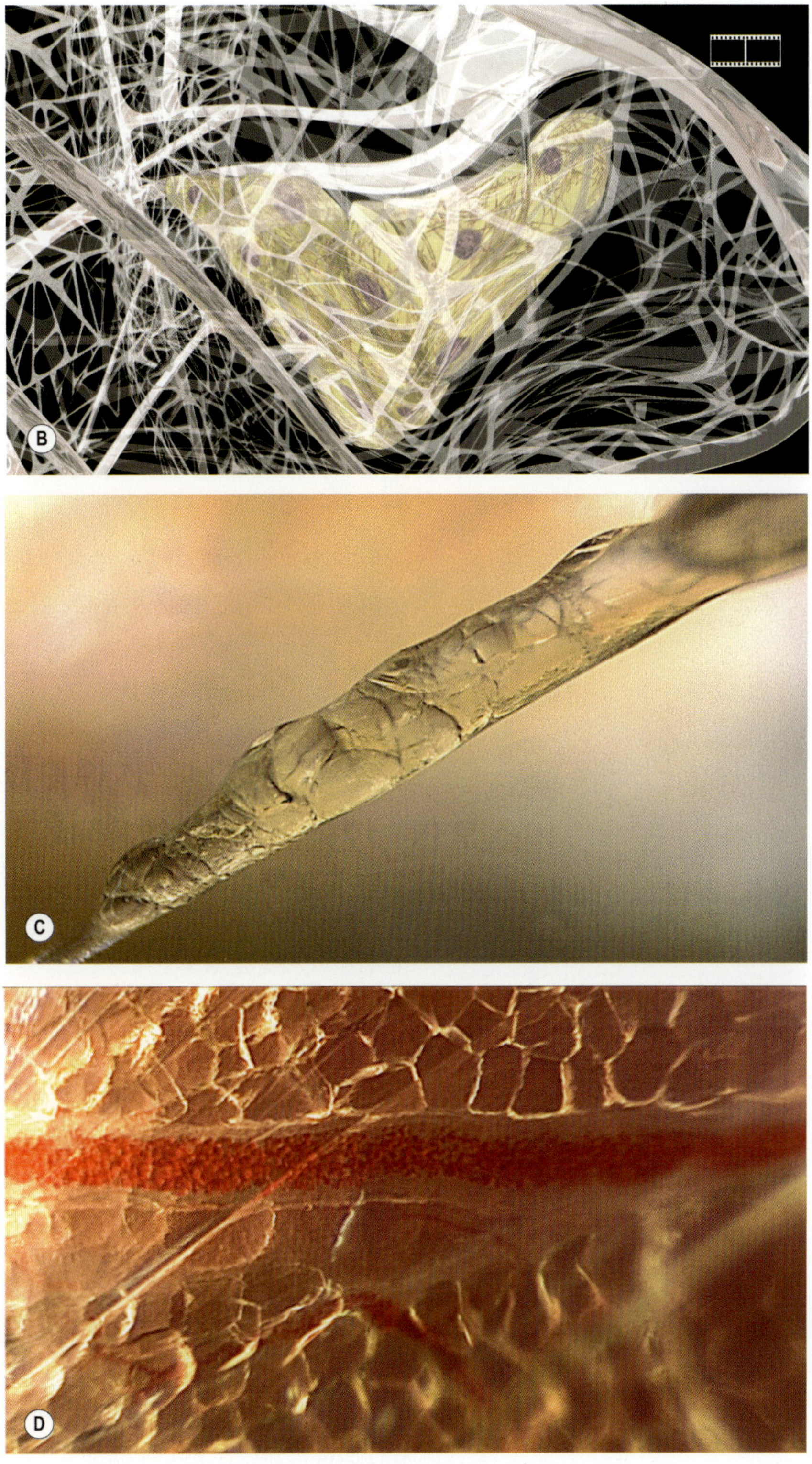

4. 모든 세포들이 혈관 공급에 직접적으로 연결된 것으로 보이지 않기 때문에, 세포의 행태에서 변화는 혈관을 경유한 정보의 분배에 의하여 설명될 수 없다(그림 Aft. 8C D).
5. 더욱이, 이러한 국소형태학의 변화는 시간-한정적이지 않다. 시간의 경과와 함께 정상적인 세포의 행태가 취해질 때, 이것은 흉터조직의 형성 중 발생하는 그 무엇과 대비된다. 반대로 위에서 논의된 세포의 행태에서 이러한 변화가 시간의 경과와 함께 이어지며 습득된 변형을 재발생시키는 국소 세포들의 피할 수 없는 재생을 포함한다. 이러한 세포들의 게놈은 그러므로 지속할 수 있는 그리고 전도할 수 있는 방식에서 영향을 받게 되었다.

이것은 다음의 의문을 야기한다: 세포외부의 환경은 줄기세포 기능과 유전자 형태에 영향을 주는가(그림 Aft. 9)? 그 대답은 아마도 세포외부의 환경의 영향이 유전적인 유산의 느린 전환을 유발하는 것이 될 것이다.

결 론

세포외부의 기질의 역할의 중요성은 반드시 재고되어야 하며 이것은 각별히 발생학, 형태발생 그리고 계통발생의 영역에서, 새로운 보다 논리적인 이론을 제공할 것이다.[54,55] 이것은 기본적인 일반적인 힘에 대한 자체의 복종을 드러내며 비-유전적인 요인의 중대한 역할을 설명하는 반면, 전지-전능한 게놈의 우월성에 도전한다.

마지막으로, 고전적인 그리스와 데카르트적인 철학의 서양 사고과정으로부터 실질적으로 달라지는, 효율성과 카오스 사이의 연결은 더욱 당황스럽게 만든다. 이것은 또한 동물과 식물계 안에서 기타 살아있는 유기체에 대한 인간 형태의 구조적인 유사성을 강조한다. **이것은 인간이 다른 살아있는 형태와 다르지 않다는 그 사실을 강조한다.**

이 장의 마지막에서, 우리는 핵심적인 깨달음에 도달한다 — 그 조직구성의 복잡성이 생명을 창조하도록 요구했다. 이러한 폭로는 새로운 것이 아니며; 고대로부터, 인간은 이러한 복잡성을 이해하려는 시도에서 형이상학으로 돌아가야 했다. 그렇지만 기술이 발달하면서, 과학은 이러한 복잡성을 그리고 그것에 대한 이유를 이해하는 다른 방법을 제공할 수 있게 되었다. 그렇지만 실험실에서 생물학적 연구의 여세는 과학의 필수적인 목적에서부터 지나치게 멀리 벌어지지 말아야 한다. 연구로부터 결과하는 새로운 지식은 반드시 인류에 대한 봉사를 위해서 사용되어야 한다. 인간의 지식은 인간을 위한 봉사에 있다.

이것이 살아있는 물체로서 그것이 진정으로 존재하는 인간의 해부학의 명료하고 정확한 설명을 제공하기 위한 유일한 방법이기 때문에, 나는 수술적인 탐험이 이러한 현대적 연구의 토대가 그리고 필수적인 기준점이 되어야 한다고 믿는다.

물체가 모든 것의 핵심이기 때문에, 진부하고 과도하게 사용된 용어이며, 흔히 멸시적으로 사용되는 물질(물체)는 과학적인 논재의 한 중심에서 그 지위를 다시 확보할 필요가 있다.

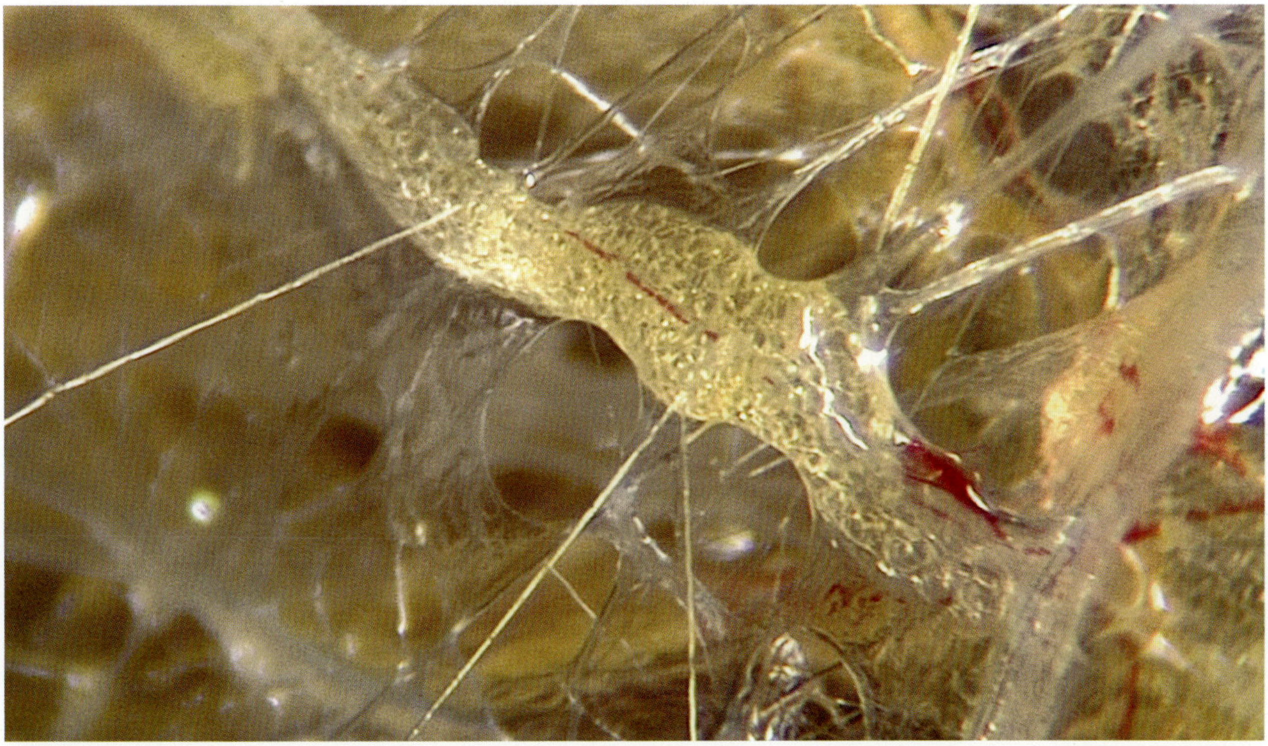

그림 *Aft. 9*
결론적으로, 세포외부의 기질의 역할의 중요성은 반드시 재-평가되어야 한다.

Torsten Liem, DO, MSc(Ost.), MSc(Paed. Ost.)의 의견

1543년 Andeas Vesalius가 해부학에 대한 첫 번째의 광범위한 현대적 교재를 출간했다: *De Humani Corporis Fabrica*. 오늘날까지 개별화된 사체 구조의 분석적인 표현에 대한 그 책의 접근법은 해부학 도해서의 거의 모든 책에서 찾아볼 수 있다.

우리는 그것이 전통적인 해부학 교육법에 존재했듯이, 분리된 구성요소로서 표현된 물체를 살펴보는 것에 익숙해졌으며; 지금까지 우리가 알았던 그 경험과 구조적인 패턴은 이것을 당연한 사실로서 받아들이도록 우리를 이끌었다. 그렇지만 이것은 사물을 관찰하는 많은 가능한 방법들 가운데 오로지 한 가지 방법이었을 뿐이었다.

우리는 사실 관계, 변화, 끌림 그리고 잠재력 등의 동역학을 지속적으로 그리고 동시에 처리해왔다. 그것들의 각인은 세상 안에서 우리의 삶을 특징짓는다. 우리는 색상의 원소를 보지 않으며; 우리는 다만 붉은 장미를 볼 뿐이다. 우리는 소리의 파동을 듣지 않으며; 우리는 빗방울의 똑똑똑 떨어지는 소리를 들을 뿐이다. 어떠한 환자들도 절대로 자극받고 있는 자신들의 피부의 신경수용기를 감지하지 않으며; 그들은 키스를 느낄 뿐이다. 그리고 도수치료사로서 우리도 분리된 것으로 해부학을 촉지하는 것이 아니라 그보다 Guimberteau의 표현에 따르면, 구조형성의 '불규칙한, 카오스의, 프랙탈의, 비-선형적인' 패턴을 감지한다.

해부학의 교재들 그리고 신체의 죽은, 분리된 조각의 해부학은 분리의 환상을 만든다. 대신 우리가 Jean-Claude Guimberteau에 의하여 묘사된 보다 복잡한 관점을 취할 때, 우리는 자신이 물질과 해부학의 조각난 파편이나 물질적인 덩어리를 다루고 있는 것이 아님을 보게 된다.

이것은 치료적으로 연관된다. 치료에서 핵심적인 질문은 '거기에 무엇이 있는가'가 아닌 '무엇이 발생하는가'인 것이다.

Guimberteau는 이것을 독창적으로 설명한다. 그는 이전에 보지 못한 조직의 생생한 역동성을 보고, 드러냄에서 실패의 베일을 들어올렸다. 그는 우리에게 '자체의 기능적인 요구에 따라서 스스로의 미세섬유 특성을 변화시키는 여러 층화된 그리고 모든 곳에 존재하는 — 그렇지만 그것이 항상 같은 시스템이 될 조직의…' 역동성을 보여주었다.

19세기의 초입에서, Bichat은 병리학적 해부학으로 그것들을 연관지어 증상과 질병의 수수께끼를 풀었다. Broussais는 질병이 내부의 또는 외부적인 요인에 대한 일종의 유기체 반응인 것을 보여줌에 의하여 반-자연적인 것으로서 질병의 착상에 반론을 제기했다.

Guimberteau의 책과 비디오는 우리에게 유사한 근본적인 패러다임 전환을 열어주었다. 우리의 피부 아래에서 여태까지 본적이 없는 세계를 덮고 있는 베일을 벗겨냄에 의하여 그는 그 안에서 경이적인 방식으로 우리가 근막성 구조의 서로 엮인 특성을 보고 경험하는 것을 가능하게 만들어준 새로운 차원을 제공했다. 이러한 그림들 그리고 Guimberteau가 말해주는 이야기들은 고립된 개별적인 구조의 해부학에서 비밀을 밝혀주며 새롭고 별로 의심할 것이 없는 내용에서 작성된 해부학 교재를 제공하며, 우리에게 살아있는 해부학의 직접적 경험을 제공한다.

이러한 것들은 접촉검사에 영향을 주는가? 그것들이 무언가를 변화시키는가? 당연하다. 그것들은 우리를 해부학 실습실의 죽어있는 해부학과 그것의 그림이 우리의 마음속에서 새겨져 있으며 우리의 접촉검사 소견의 감지와 해석을 왜곡시켰던 해부학 도해서 등으로부터 우리를 해방해준다.

Guimberteau는 우리에게 그 안에서 우리가 살아 있는 조직의 경험을 공유할 수 있는 새로운 내용을 제공한다. 여기에서 가장 앞쪽을 차지하는 것은 정적이거나, 고립된 개별적인 이미지들이 아니고, 그보다 조직 안에서 카오스적인 변화의 상호작용과 처리작용의 역동적인 과정인 것이다.

이 장(그리고 이것은 그가 공들여 만든 그 가설적인 답변을 무시하는 것이 아닌)에서, Guimberteau는 감히 해부학적 구조의 확립된 지식을 넘어서 나아간다. 그렇지만 우리는 여전히 스스로가 이러한 살아있는 해부학에 의하여 감동받으며 황홀해하고 있으며 — 그리고 자신의 노력을 통해서 이러한 황홀함을 넘어설 것이다.

참고문헌

1. Thompson DW. *On growth and form*. Vol. 1. Cambridge: Cambridge University Press; 1917.
2. Rouvière H. *Anatomie humaine descriptive et topographique*. 4th ed. Paris: Masson; 1948.
3. Testut L. *Traité d'anatomie humaine*. Tome 1. Paris: Octave Doin; 1921.
4. Bonola A, Caroli A, Celli A. *La Mano*. Padua: Piccin Nova Libraria; 1988.
5. Gray H. *Anatomy Descriptive and Surgical*. London: John W Parker and Son; 1858.
6. Ragan C. The physiology of the connective tissue (loose areolar). *Annual Review of Physiology*. 1952; 14: 51–72.
7. Bois Eric. *L' Univers sans repos ou l'essence première du mouvement*. Paris: Peter Lang; 2002.
8. Thuan Trinh Xuan. *Le chaos et l' harmonie. Le temps des sciences*. Paris: Fayard; 1998.
9. Gleick J. *La théorie du chaos*. Paris: Flammarion; 2001.
10. Arzt L, Zieler K. Anatomie und Histologie der Haut. In: *Die Haut- und Geschlechtskrankheiten*. Berlin: Urban & Schwarzenberg; 1934, Vol. 44–51. p. 7.
11. Richet A. *Traité pratique d'anatomie* 5th ed. Paris: Chamerot et Lauwereyns; 1877.
12. Bichat X. *Anatomie générale appliquée à la physiologie et à la médecine*. 1:11–114. Paris; Brosson, Gabon et Cie: 1801.
13. Plateau J. *Statique expérimentale et théorique des liquides soumis aux seules forces moléculaires*. Paris: Gauthier-Villars; 1873.
14. Gibbs JW. In: *The collected works of JW Gibbs*. Vol. 1. New Haven: Yale University Press; 1957.
15. De Gennes PG , Brochard-Wyart F, Quéré D. *Capillary and Wetting Phenomena—Drops, Bubbles, Pearls, Waves*. New York: Springer-Verlag; 2002.
16. Meisenberg G, Simmons WH. *Principles of Medical Biochemistry*. St Louis: Mosby Elsevier; 2006. p. 243.
17. Ingber DE, Prusty D, Sun Z, Betensky H, Wang N. Cell shape, cytoskeletal mechanics, and cell cycle control in angiogenesis. *J. Biomech*. 1995; 28,1471–1484.
18. Ingber DE. Tensegrity I. Cell structure and hierarchical systems. *Biology. J. Cell Sci*. 2003; 116(7): 1157–1173.
19. Ingber DE. Cellular mechano-transduction: putting all the pieces together again *FASEB J*. 2006; 20, 811–827.
20. Guimberteau JC, Sentucq-Rigall J, Panconi B, Mouton P, Bakhach J. *Introduction to the knowledge of subcutaneous sliding system in humans*. *Annales de Chirurgie Plastique Esthétique*. 2005; 50(1): 19–34 Microchirurgie.
21. Guimberteau JC. 2005 *Au coeur de la science* Available from: http://www.futura-sciences.com/comprendre/d/dossier533-1.php?word=720643944. [Accessed 26 June 2015].
22. Guimberteau JC. Entrée en matière vivante. *Annales de Chirurgie Plastique Esthétique*. 2012; 57(5): 415–530.
23. Kapandji A. *Qu'est ce que la Biomécanique?* Montpelier: Sauramps Médical; 2011.
24. D 'Alessio PA, Dhombres J. L'architecture de la vie: de Platon à la tensegrité. *Sciences et techniques en perspective*. II série. 2005; Vol. 9.
25. Mouette J. *Physique des surfaces et des interfaces*. D'après le cours d'Élisabeth Charlaix 2002; 2014. Available from: phymain.unisciel.fr/wp-content/uploads/2014/03/bonnel_meca_flu.pdf [Accessed 26 June 2015].
26. Hahn R. *Le Système du monde-Pierre Simon Laplace, un itinéraire dans la science*, Collection 'Bibliothèque des histoires'. Paris: Gallimard; 2004.
27. Fuller RB. *Synergetics: Explorations in the Geometry of Thinking*. London: Macmillan; 1975.
28. Ingber DE. Cellular tensegrity: defining new rules of biological design that govern the cytoskeleton. *Journal of Cell Science*, 1993. 104(3) 613–627.
29. Levin SM. Continuous tension, discontinuous compression: a model for biomechanical support of the body. *The Bulletin of Structural Integration*. 1982; 8(1).
30. Levin SM. The icosahedron as the three-dimensional finite element in biomechanical support. In: *Proceedings of the Society of General Systems Research on Mental Images, Values and Reality*. Society of General Systems Research, Philadelphia. 2 vols. Intersystems Publications; 1986.
31. Mandelbrot BB. *The Fractal Geometry of Nature*. New York: WH Freeman; 1982.
32. Mandelbrot BB. *Les Objets Fractals*. Paris: Flammarion; 1975.
33. Chaline J. *Quoi de neuf depuis Darwin?* Paris: Ellipses; 2006.
34. Dahan Dalmedico A, Chabert JL, Chemla K. *Chaos et déterminisme*. Paris: Editions du Seuil; 1992.
35. Nottale L, Chaline J, Grou P. *Les arbres de l' évolution*. Paris: Hachette; 2000.
36. Allegre Cl. *La défaite de Platon*. Paris: Fayard; 1995.
37. Laszlo P. *L' architecture du vivant*. Paris: Flammarion/Champs; 2004.
38. Halle Fr. *Eloge de la plante. Pour une nouvelle biologie*. Paris: Editions du Seuil; 2004.
39. Koch AJ, Meinhardt H. Biological pattern-formation-from basic mechanisms to complex structures. *Rev. Modern Physics*. 1994; 66: 1481–1507.
40. Chaline J, Nottale L, Grou P. *Des fleurs pour Schrödinger. La relativité d' échelle et ses applications*. Paris: Ellipses; 2009.
41. Lamy M. *Le grand livre du vivant; de la molécule à la biosphere*. Paris: Fayard; 2001.
42. Laszlo E. *Aux racines de l'univers*. Paris: Fayard; 1992.
43. Luminet JP. *L'Univers chiffonné*. Coll. Folio essais p. 441. Paris: Gallimard; 2005.
44. Ekeland I. *Au hasard, la chance, la science et le monde*. Paris: Editions du Seuil; 1991.
45. Laplace PS. *Essai philosophique sur les probabilités* 5th edition. Paris: Bachelier; 1825.
46. Kolmogorov A. *Foundations of the Theory of Probability* 2nd edition. New York: Chelsea; 1956.
47. Gouyon PH, Henry JP, Arnould J. *Les avatars du gène*. Paris: Belin;1997.
48. Dobzhanski T. *Génétique du processus* évolutif. Paris: Flammarion; 1977.
49. Dawkins R. *The greatest show on earth: the evidence for evolution*. London: Black Swan; 2010.
50. Monod J. *Chance and necessity: an essay on the natural philosophy of modern biology*. New York: Knopf; 1971.
51. Darwin C. *The origin of species by means of natural selection* or *the preservation of favoured races in the struggle for life*. London: John Murray;1859.
52. Lamarck JB. *Philosophie zoologique*. Paris: Librairie F Savy; 1809.
53. Morgan HD, Sutherland HGE, Martin DIK, Whitelaw E. Epigenetic inheritance at the agouti locus in the mouse. *Nature Genetics*. [Online] 1999; 23: 314–318. Available from: doi:10.1038/15490 [Accessed 27 June 2015].
54. Fleury V. *De l' œuf à l' éternité*. Paris: Flammarion; 2006.
55. Blechschmidt E. *The ontogenetic basis of human anatomy: a biodynamic approach to development from conception to birth*. Berkeley: North Atlantic; 2004.

찾아보기

색인

ㅅ

ㅈ

ㅊ

ㅋ

색인